임신부터
산후조리까지
한 권으로 끝내는
한방 백과

한의사 선생님이 친절하게 짚어주는
임신 열 달, 산후조리 열 달!

임신부터 산후조리까지 한 권으로 끝내는 한방 백과

인애한의원 정소영 지음

알에이치코리아

prologue

임신 열 달, 산후조리 열 달,
엄마 건강이 아기 건강입니다

일동맘과 남양아이 홈페이지 상담 한의사로 활동하면서, 또 여성 전문 한의원의 진료를 해나가면서 예비 엄마와 초보 엄마들의 많은 질문을 접했습니다. 임신과 출산은 누구에게나 새로운 경험이기에 궁금한 것이 많을 수밖에 없지요. 그런데 잘 몰라서 방치하다가 병을 키우는 경우도 있고, 병이 아닌데 괜한 걱정과 불안에 사로잡히는 경우도 있더군요. '임신과 출산에 관해서는 엄마들이 마음 놓고 물어볼 곳이 없구나.' 하는 생각이 많이 들었습니다.

그런데 막상 질문 내용을 자세히 보면 비슷비슷한 문제가 많더군요. 이런 상황을 여러 차례 겪고 나니, 엄마들이 자주 묻는 내용이 어느 정도 좁혀졌습니다. 이렇게 빈번한 질문과 그 해답을 모아 정리하면 엄마들에게 큰 도움이 될 거라는 확신이 들어 이 책을 구상하고 쓰게 되었습니다. 온라인 상의 상담을 비롯하여 5년 동안 여덟 군데의 산후조리원과 다섯 군데의 산모도우미 업체를 맡았던 경험을 바탕으로 궁금증에 최대한 해결책을 제시하려 하였으니, 이 책이 임신과 출산을 준비하고 산후조리를 앞둔 여러분께 도움이 되기를 바랍니다.

한의학 공부를 하며 산후풍의 원인과 증상 등을 배우고 들었지만, 아이를 낳고서도 몸이 쌩쌩해 산후풍을 직접 겪지 못했습니다. 20대에 아이를 낳았으니 당연히 건강할 수밖에 없었지요. 그래서 산후풍을 외상 후 스트레스처럼 생각한 때도 있습니다. 산후조리를 못 했다는 피해의식 때문에 산후조리와 무관한 통증과 질환을 산후조리와 연관시키는 건 아닐까 하고요. 하지만 진료를 하면서, 그리고 저 자신도 나이가 들어 산후풍 증상을 겪으면서, 산후풍이란 것이 정말 있는 것이며 고쳐야 할 병이란 것을 깨달았습니다. 저 역시 그때는 젊고 건강했기 때문에 산후풍을 잘 몰랐던 것입니다.

  한의사인 저도 이런데, 일반인이라면 자신이 직접 겪기 전까지는 산후풍은 엄살이고 꾀병이라는 생각을 하기 쉬울 겁니다. 진료실에서 대하는 환자 중에도 이렇게 생각하는 사람이 있습니다. 산후풍이 생기기 전에 산후조리 한약을 지으러 오는 경우는 더욱더 그렇습니다. 저 또한 예전에는 산후풍을 예방해야 한다는 것, 산후조리 한약이 필요하다는 것을 잘 이야기하지 못했습니다. 해도 되고 안 해도 되는 것으로 설명했었지요. 하지만 직접 겪은 지금은 꼭 필요하다고 강조하고 있습니다.

  건강했던 사람이 출산 후에 냉장고 문을 열 때 냉기를 맞아 통증이 생기고 나서 잘 낫지 않는 것을 무엇으로 설명하겠습니까. 젊고 건강해 산후풍을 겪지 못해서 산후풍 같은 건 없다고 생각하고 관리하지 않는 산모도 많습니다. 그래서 꼭 이야기해주고 싶었습니다. 조금 지나친 것 같아도 충분히 쉬고 찬 기운을 조심하며 몸을 더 튼튼하게 해야 한다고 말입니다.

  많은 여성을 진료하면서 뼈저리게 느끼게 되는 것이 있습니다. 여자의 몸은 혼자만의 것이 아니라는 점입니다. 엄마의 몸은 아기를 위한 것이기도 합니다. 임신과 출산을 경험하면 이것을 뼛속 깊이 느끼게 되지요. 스스로 몸을 돌보지 않으면 임신도 어려워지고, 태어날 아기의 건강도 나쁘며 수유나 아이를 돌보기도 어려워집니다. 엄마 몸이 힘들면 그것에 집중하게 되므로 아이에게 최고의 사랑을 주기 어렵겠지요.

하지만 결혼 전에, 아니 임신 전에 이런 생각을 하고 자신의 건강을 돌보는 사람은 많지 않습니다. 또한, 출산 후에는 온통 아기에 대한 생각뿐이지 자신에게는 지나치게 무관심해지기도 하지요. 이런 사람들은 건강을 잃고 나서야 자신과 아이를 위해 건강을 돌봐야 한다는 것을 깨닫게 됩니다.

모유 수유의 중요성이 많이 알려지면서 완전 모유 수유를 하려고 다들 열심입니다. 수유가 잘되면 엄마도 산후풍과 산후비만을 예방할 수 있어 좋습니다. 하지만 수유를 고집하는 것이 산모의 건강을 위협할 정도라면, 수유보다는 엄마의 건강을 챙겨야 합니다.

한의원에 내원한 한 산모는 조산 기운이 있어 2달 정도 입원했다가 출산했는데 출산 후에도 요실금과 산후풍으로 고생했습니다. 당연히 모유량도 적었지요. 엄마 몸이 너무 약해서 수유보다 몸을 돌보는 것이 중요한 상황이었습니다. 혼합수유를 하더라도 엄마 몸을 좀 챙기라고 아무리 이야기를 해도, 산모는 듣지 않았습니다. 아기에게 미안한 마음, 최고의 것을 주고 싶은 마음에 완전 모유 수유를 하려고 열심히 유축하고 마사지를 했습니다. 손목·손가락·어깨·허리·무릎 통증이 극심해지고, 피로도도 자꾸만 높아져서 결국은 입도 다 부르텄지요. 그러다 유선염도 걸려서 항생제를 복용했는데, 유선염이 낫고 나서 또 수유해 산후풍과 요실금이 심해졌습니다. 몸이 힘드니 하루도 울지 않는 날이 없고, 결국은 우울증이 심해져서 아이를 돌보기 어려워졌습니다.

"수유도 중요하지만, 엄마 자신이 건강해야 아이를 더 잘 돌보지 않겠어요? 분유를 먹여도 괜찮아요. 우선 엄마가 좀 쉬어야 해요."

산모에게 이렇게 말해주었지만, 산모는 마음이 무거운 모양이었습니다. 한의사라면 모유 수유를 권장해야 합니다. 하지만 무조건적인 모유 수유가 엄마를 얼마나 병들게 하는지, 이게 옳은 길인가 싶을 때가 잦습니다.

가능하다면 최대한 모유 수유를 하는 것이 좋습니다. 그러나 많은 산모를 대하면서 내린 결론은, 엄마가 건강해야 아기에게 더 많은 사랑을 줄 수 있다는 것이었습니다. 혼자만의 몸이 아니라 아기를 위한 몸이라는 것을 기억하세요. 모유 수유가 힘들어 아기를 원망할 지경이라면, 우선 자신을 돌아봐야 하지 않을까요. 무리한 모유 수유는 아기는 물론 엄마의 몸도 망칩니다. 모성은 소중하지만, 엄마의 몸도 소중하지요. 아기를 낳으면 모든 생활이 아기 중심으로 돌아가지만, 이럴 때일수록 더욱 몸에서 내는 소리에 귀를 기울이세요. 엄마 건강이 아기 건강이니 엄마들이 자기 자신을 좀 더 챙겼으면 합니다.

그간 국제 모유 수유 전문가 과정을 수료하고, 논문, 책, 그리고 임상 경험들을 통해 얻게 된 정보와 노하우를 이 책에 최대한 담았습니다. 책을 쓰도록 제게 궁금증을 물어 도움을 얻고자 했던 여러분께 감사한 마음을 전합니다. 이 책이 많은 정보 속에서 혼란스러운 엄마들에게 한 줄기 빛이 되었으면 좋겠습니다.

인애한의원 정소영 원장

CONTENTS

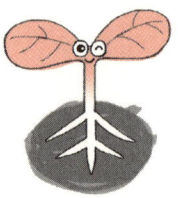

PART 01 아기가 찾아오기 전 건강한 몸 만들기

chapter 1 한의학이 말하는 임신 …… 16
chapter 2 임신을 위한 아기집 만들기 …… 19
chapter 3 엄마가 나이가 많다면 이것만은 조심하세요 …… 28
chapter 4 불임, 한방으로 극복하기 …… 31

아기를 갖기 전 Q&A

Q 생리주기가 불규칙하면 불임 가능성이 높은가요? …… 44

Q 생리는 규칙적인데 생리통이 심한 것도 불임의 원인이 되나요? …… 45

Q 예전에 인공중절수술을 받았습니다. 인공중절수술을 한 사람은 불임 가능성이 높다는데 사실인가요? …… 46

Q 질염을 방치하면 불임이 되나요? …… 48

Q 월경량이 적은 것은 임신과 상관없나요? …… 48

Q 결혼하고 특별히 피임하지도 않는데 임신이 안 됩니다. 불임인가요? …… 49

Q 남성 불임이 되는 원인은 무엇이며 어떤 검사로 진단하고 치료하나요? …… 50

Q 둘째 아이를 가지려고 하는데 임신이 되지 않습니다.
첫째 아이는 쉽게 가졌는데 왜 그런 것일까요? …… 51

Q 임신 시도는 많이 할수록 좋은 건가요? …… 52

Q 임신 시도를 하고 나서 바로 자리에서 일어나거나 샤워, 뒷물을 하면 안 된대요.
근거가 있는 이야기일까요? …… 52

Q 딸이 둘이라 이번에는 꼭 아들을 낳고 싶어요. 아들을 낳게 하는 한약이 있다는데 사실인가요? …… 53

Q 시험관 시술을 앞두고 있습니다. 한의원에서 임신하려면 착상탕이 좋다던데,
시술을 앞두고 복용해도 될까요? …… 54

PART 02 임신 주기별 한방으로 다스리기

chapter 1 임신 0~1개월(0~3주) …… 58
chapter 2 임신 1~2개월(4~7주) …… 63
chapter 3 임신 2~3개월(8~11주) …… 68
chapter 4 임신 3~4개월(12~15주) …… 73
chapter 5 임신 4~5개월(16~19주) …… 77
chapter 6 임신 5~6개월(20~23주) …… 80
chapter 7 임신 6~8개월(24~31주) …… 83
chapter 8 임신 8~9개월(32~35주) …… 85
chapter 9 임신 9~10개월(36~39주) …… 89

임신 중 Q&A

Q 임신 중 피해야 할 음식은 어떤 것이 있나요? — 98

Q 임신 초기에 임신인 줄 모르고 술을 마셨는데 괜찮을까요? — 101

Q 임신 초기, 피가 비치면 어떻게 해야 되나요? — 101

Q 임신 중 자꾸 질염에 걸리는데 치료는 어떻게 하나요? 아기한테 문제는 없나요? — 102

Q 임신 중 한약 먹어도 되나요? 산부인과에서는 먹지 말라고 하던데요. — 103

Q 임신 중 부부관계 가져도 괜찮은가요? 유의할 점은 뭔가요? — 104

Q 임신 중에 대중목욕탕에 가도 되나요? — 104

Q 임신 중 파마나 염색, 매니큐어 괜찮은가요? — 105

Q 임신 중 반려동물 키우면 안 되나요? — 106

Q 태동은 언제부터 느낄 수 있나요? — 106

Q 임신 중기인데 배뭉침이 있어요. 조산 위험이 있나요? — 107

Q 보습제를 꾸준히 바르는데도 가려워서 참을 수가 없어요. 임신 소양증도 치료할 수 있나요? — 108

Q 자고 일어나니 속옷이 젖었는데 양수가 새는 것은 아닐까요? — 109

Q 저도 남편도 알레르기 체질이라 아기에게 아토피나 천식 등이 생길까 걱정이에요. 임신 중 아이를 위해 무엇을 하면 좋을까요? — 110

Q 배가 너무 일찍 크게 불렀어요. 톡 튀어나온 느낌이고요. 제가 정상이 맞는지 모르겠네요. 정상 배 모양이 있나요? 그리고 배 모양으로 성별도 점칠 수 있는지요? — 111

PART 03) 한방으로 건강하게 산후조리하기

chapter 1 평생 건강을 좌우하는 산후조리 …… 114
chapter 2 산후에 반드시 살펴야 할 세 가지 …… 116
chapter 3 산후병 없는 황후의 산후조리법, 황후낭 …… 124
chapter 4 여러 가지 산후병 …… 128
chapter 5 산후풍 …… 146
chapter 6 산후비만 …… 153

산후 산모 건강 Q&A

Q 출산한 지 5~6일째인데 오로의 양이 오히려 늘었어요.
오늘은 갑자기 핏덩어리가 나와서 걱정됩니다. 왜 그런 건가요? ……… 156

Q 산후조리를 잘못했는지 1년이 지났는데도 손가락 관절 마디마디가 아픕니다.
발목도 그렇고요. 시간이 지나면 회복될까요? ……… 157

Q 둘째 아이 출산 후 제대로 쉬어보질 못해서 그런지
여름에도 조금만 시원하게 있으면 팔이 시리고 저립니다. 산후풍은 치료받으면 완치가 가능한가요? ……… 157

Q 제왕절개로 출산하고 이제 5개월, 몸무게는 예전보다 1kg 정도 더 빠졌는데
뱃살이 빠지지 않아요. 어떤 운동이 효율적일까요? ……… 158

Q 출산 후 소양증과 피부묘기증이 생겼어요. 피부과 치료도 효과가 없고,
밤이나 새벽이면 더 심해져서 잠을 못 잡니다. 무슨 방법 없을까요? ……… 159

Q 일정한 시간만 되면 외음부가 가려워서 힘듭니다.
산부인과에서는 아무 이상이 없다고 하는데, 가려움증으로 인해 생활하기가 불편할 정도입니다. ……… 159

Q 아이 낳고 냉이 심해져서 생리할 때 빼고 거의 계속 나옵니다. 방법이 있는지요? ……… 160

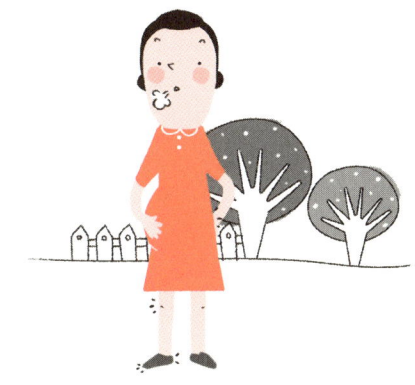

Q 자연분만으로 아기를 낳은 지 133일째인데, 소변을 자주 보게 되고
개운치가 않아요. 찌릿한 느낌도 있고요. 괜찮을까요?   161

Q 9월 초에 출산예정이에요. 산후 관리에 땀을 많이 빼야 붓기도 잘 빠진다는데 더위를 많이 타서
그 시기에 산후관리를 어찌 해야 할지 모르겠어요. 알려주세요.   162

Q 출산 후 10개월이 되었습니다. 완모를 하고 있어선지 살이 빠지긴 했는데,
출산 전 몸무게인 56kg까지 도달하기에는 7kg의 벽이 있네요.
현재 몸무게인 63kg에서 56kg까지 빼고 싶은데 출산 후 10개월이 지났다면
저 7kg은 이제 제 몸무게가 되어버린 건가요?
그리고 모유 수유 중인데, 살 빠지는 한약을 복용해도 되는지도 궁금합니다.   164

Q 출산한 지 4개월이 지났습니다. 감정 기복이 심하고, 왜 이렇게 살아야 하나 생각도 들어요.
산후우울증인가요?   166

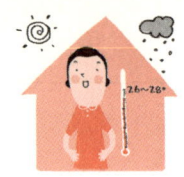

PART 04 엄마의 선물 모유 수유 성공하기

chapter 1 아기를 위한 최적의 음식, 모유 …… 170
chapter 2 모유 수유에 성공하는 방법 …… 175
chapter 3 모유 수유와 음식 …… 188
chapter 4 모유 수유와 다이어트 …… 199

모유 수유와 아기 돌보기 Q&A

모유 수유 편

Q 골다공증이라고 하는데 수유 중 칼슘 보충을 위해서는 어떤 음식을 먹어야 하나요? 202

Q 아이를 안고 수유하다보니 양쪽 어깨와 오른쪽 팔이 많이 저립니다.
집에서 쉽게 할 수 있는 운동법을 알려주세요. 203

Q 모유 수유를 할 경우 생리가 언제부터 나와야 정상인가요? 203

Q 모유 수유 중 피임하려면 어떻게 해야 하나요? 피임약을 먹어도 되나요? 204

Q 모유 수유 중 산후 배에 튼 자국을 고주파나 침으로 치료할 수 있나요? 205

Q 출산 후 머리카락이 한 움큼씩 빠지고 이가 시려요. 왜 그런 건가요? 205

Q 모유 수유 중 한약을 먹어도 될까요? 206

Q 모유 수유 중 X-ray 찍어도 되나요? 207

Q 모유 수유 중 치질 수술해도 되나요? 208

Q 모유 수유 중에 머리가 아픈데 어떻게 해야 하나요? 208

Q 모유 수유 중인데 냉이 많이 나와서 질정제를 넣었더니 피가 묻어나요. 209

Q 모유 수유 중인데 변비가 있어요. 어떻게 하나요? 209

Q 10일 후면 직장에 나가야 해서 젖을 말리려는데 어떻게 해야 하나요? 엿기름은 어떤가요? 210

Q 돌인데도 야간 수유를 3~4번씩 해요. 211

Q 가슴이 붓고 누르면 아프고 욱신거리는 부분이 붉어졌어요. 젖몸살인가요? 치료는 어떻게 하죠? 212

Q 젖꼭지가 아파요. 갈라지고 피가 나와요. 어떻게 치료하나요? 213

Q 열이 펄펄 나고 온몸이 불덩이인 데다 머리가 터질 듯 아프고, 오른쪽 가슴이 너무 아파요.
어떻게 하죠? 214

Q 아기가 황달이 있는데 모유 수유를 해도 되나요? 214

Q 수유 전에도 멍울이 있었는데 모유 수유 중에 더 커졌어요. 괜찮은가요? 216

Q 한쪽 젖만 많이 먹였더니 짝젖이 되었어요. 어떻게 하나요? 216

Q 젖을 뗀 지 한 달이 넘었는데 젖이 나와요. 괜찮은가요? 216

Q 모유 수유 중에 염색이나 파마해도 되나요? 216

아기 돌보기 편

Q 아이가 자다가 자지러지게 울어요. 자다 칭얼거리는데 달래지지 않아요. 217

Q 생후 150일인데, 감기에 장염까지 걸렸어요. 220

Q 생후 50일이 지났는데도 녹변을 봐요. 221

Q 우리 아기 똥은 냄새를 참을 수 없을 정도예요! 222

Q 돌이 지나고 수유를 끊었는데, 생우유를 안 먹어요. 223

Q 이유식을 4개월부터 시작해도 될까요? 224

Q 아기가 변비예요. 어떻게 해야 변을 볼까요? 225

Q 아이가 토를 자주 해요. 228

Q 공갈젖꼭지, 언제까지 써도 될까요? 229

Q 기저귀 발진이 심해요. 231

Q 심하게 울어 병원에 갔더니 영아산통이래요. 이걸 어떻게 해야 하나요? 232

Q 한약은 언제부터 먹여도 될까요? 233

Q 아이가 열이 나요. 언제까지 지켜봐도 되나요? 233

Q 감기만 들면 중이염에 걸려요. 236

찾아보기 …… 238

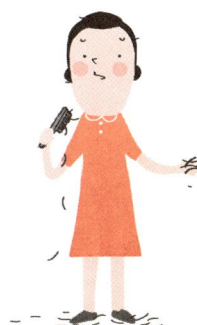

한방으로 임신을 준비한다고 하면 덜컥 겁부터 내는 사람이 많지요.
혹시 아기에게 해가 가는 건 아닐까, 엄마 몸에 이상이 생기진 않을까 걱정하면서요.
하지만 한방은 지난 반만년간 우리 민족의 곁에서 우리를 돕던 의학입니다.
또한 예부터 대를 잇기를 강조하던 우리나라였기에
임신과 출산만큼은 한방 관리가 더욱 세밀하게 발전할 수 있었지요.
난임과 불임 쪽에는 이미 한방의 효과가 양의학을 넘어서고 있답니다.

(PART 01)

아기가 찾아오기 전
건강한 몸 만들기

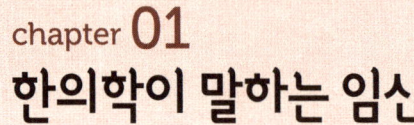

chapter 01
한의학이 말하는 임신

임신을 바라면서도 몇 차례의 유산 경험 때문에 임신이 두려웠던 습관성유산 환자. 자궁이 유착되고 한쪽 난관이 폐색되어 시험관 시도를 다섯 번이나 했지만 실패한 환자. 다낭성난소증후군으로 진단받고 배란 유도를 몇 차례 시도했지만 잘되지 않았던 환자.

한때 순조롭지 않은 임신으로 고통받았지만 모두 한방 치료를 받고 자연임신과 출산에 성공한 환자들입니다. 한방 치료를 거쳐 건강한 임신에 성공한 사례들은 듣기만 해도 가슴이 뭉클합니다. 생명이란 이런 것이구나, 이렇게 감동적인 것이구나 하는 생각과 함께 한방 불임 치료의 힘을 재확인하게 되지요.

한방 치료는 균형이 흐트러져 고생하는 사람들의 균형을 잡아줍니다. 건강한 몸에서 건강한 임신이 되는 것은 자연의 이치입니다. 그 때문에 한방 치료가 힘이 있는 게 아닐까 싶습니다.

부모가 물려주는 선천적인 에너지

평생 병원 한 번 가본 적 없이 건강한데 임신이 되지 않아 답답한 사람도 있고, 또 골골대며 늘 잔병치레가 많은데 임신은 잘되는 사람도 있다. 왜 이런 현상이 생기는 걸까. 신체의 모든 부분이 100% 건강한 사람은 없다. 누구나 어느 한쪽으로는 약하고 치우친 부분이 있다. 그런데 그 약하고 치우친 부분이 폐·소화기 등인 사람이 있고, 자궁·방광·신장과 같이 임신과 관련된 장부인 사람이 있다. 건강하다고 자부했는데 임신이 되지 않는 사람은 대부분 다른 장부는 튼튼하지만 자궁, 방광, 신장이 약한 경우가 많다. 예부터 신장은 선천적인 에너지가 저장된 장부라 불렸다. 그리고 이 에너지는 임신과 깊은 관련이 있다.

사람은 살아갈 때 두 가지 에너지를 가지고 살아간다. 바로 타고난 생명 에너지와 음식 등을 통해서 얻는 후천적인 에너지이다. 타고난 생명 에너지를 한의학에서는 선천지기(先天之氣)라고 하고 후천적 에너지를 후천지기(後天之氣)라고 한다. 임신은 엄마와 아빠의 선천지기가 만나서 생명이 잉태되는 것이다. 그런데 이때 엄마와 아빠의 생명 에너지가 너무 약하다면, 아이는 태어날 때 약한 선천지기를 타고

나게 된다.

　선천지기를 저장하고 있는 신장은 자궁과도 관련이 깊다. 자궁은 신장으로부터 에너지를 받아서 기능하기 때문이다. 따라서 선천지기가 약한 사람은 자궁 또한 약해 아기를 갖기 쉽지 않은 것이다. 이런 사람 중 일부는 건강한데 왜 임신이 되지 않느냐며 자신의 상황을 제대로 받아들이지 못한다. 검사를 하고 상담을 하며 약한 것이 드러나도, 그 사실을 있는 그대로 수긍하지 못한다. 건강하다가 병이 온 사람들이 대부분 이런 과정을 거치겠지만, 불임의 경우 자각증상이 없는 상태이므로 그럴 리가 없다며 극심한 화를 내곤 한다.

　하지만 원인이 없는 결과는 없다. 아무리 작은 원인이라도 그 원인을 찾아 바로 잡으면 임신이 가능하다. 왜 나만 이런지 억울해할 필요도 없다.

　길게만 느껴지는 난임 기간은 더 건강한 아이를 가질 수 있도록 몸이 알아서 조절하는 과정이다. 만약 몸이 좋지 않을 때 요행히 임신이 된다고 해도 부모의 선천지기가 너무 약한 상태에서 잉태한 아이이므로 아이 또한 약하게 타고난다. 그러니 아이를 위해서라도 몸을 돌볼 일이다. 물론 임신이 잘되는 사람이든, 잘되지 않는 사람이든, 임신하기 전에 자신의 건강을 잘 돌봐야 건강하게 임신할 수 있고, 건강한 아이도 낳을 수 있다.

아기의 평생 건강과 성품을 좌우하는 임신 열 달

　임신 기간 동안 아이는 오장육부가 자라고 경락과 마음과 생각이 자란다. 10개월의 임신 기간이 100년의 평생을 좌우한다고 볼 수 있다. 그 소중한 10개월을 아이는 여자의 자궁 속에서 자라게 된다. 10개월 동안 중요한 환경이 되어주는 자궁. 그래서 임신을 하기 전의 엄마 아빠의 건강은 물론 엄마의 자궁 건강이 중요한 것이다. 아기를 품는 것은 여자이므로 여자는 더욱더 자궁의 건강을 잘 관리해야 한다. 생명은 거룩한 것이기에 임신 기간 중에는 생명에 대한 외경심을 가지고 먹는 것, 생각하는 것들을 관리한다. 그래서 예부터 임신한 뒤로는 좋은 것만 먹고, 좋은 것만 보고, 좋은 것만 생각하라고 하는 것이다. 10개월이 100년을 좌우한다는 것을 늘 기억하자. 나중에 아이가 태어났을 때 그제야 때늦은 후회로 자책하지 말고, 임신 기간 중에 할 수 있는 최선을 다하자.

임신 전후 엄마의 건강도 꼭 챙겨야 한다. 임신과 출산을 겪으면서 여자의 몸에는 많은 변화가 생긴다. 그래서 첫째는 쉽게 임신이 되었는데 둘째는 임신이 되지 않는다는 둘째 불임도 생기고, 출산하고 나서 산후풍 증상이 찾아오기도 한다. 출산 과정을 거치면서 자궁은 약해질 대로 약해지고 어혈이 정체되기 쉬운 환경을 가지게 된다. 따라서 출산 후 산후조리를 잘해야만 산모도 건강해질 수 있다.

이렇듯 아이에게 좋은 선천지기를 물려주기 위해서는 임신 전부터 출산 후까지 준비하고, 관리해야 한다. 물고기를 주기보다는 물고기 낚는 법을 가르치라는 말처럼, 어떤 재물이나 지식보다 스스로 해나갈 수 있는 체력과 정신, 성품을 물려주는 것이 훌륭한 태교가 아닐까.

임신에 대해 지금까지 생각할 겨를 없이 달려왔다면, 이 책을 보는 지금이라도 늦지 않았다. 또 아이에게 좋은 선천지기를 물려주고 싶은데, 방법을 몰라서 답답했다면 그 물음에 대한 답을 얻을 수 있을 것이다.

chapter 02
임신을 위한 아기집 만들기

흔히 "남자가 씨, 여자가 밭"이라고들 하지요. 요즘은 이 말에 거부감을 나타내는 사람이 늘고 있지만 한의학에서 보자면 틀린 비유가 아닙니다. 남자의 씨와 여자의 씨가 만나 싹을 틔우는 곳이 자궁이기 때문입니다. 여자는 씨이기도 하고 밭이기도 합니다. 그리고 그 씨와 밭을 책임지는 장기가 바로 자궁이지요. 건강한 몸에서 건강한 임신이 되는 것은 자연의 이치. 임신을 위해서는 아기집인 자궁을 튼튼하게 만들어야 합니다. 자궁의 건강을 지키려면 그와 연관 있는 장기를 보하고, 자궁에 스트레스를 주는 요인을 제거하면 되지요.

자궁의 에너지 창고, 신장

한의학에서는 자궁이 신장에서 에너지를 받아 역할을 하는 장기인 만큼 그 관련성이 매우 깊다고 본다. 신장은 우리 몸에서 매우 근본적인 에너지를 저장하는 곳이다.

타고난 생명 에너지는 나이가 들수록 점차 약해진다. 나이가 많을수록 임신이 어렵다고 보는 까닭이다. 신장 에너지를 원래 약하게 타고난 경우도 있고, 이후에 과로나 과다한 성생활 등으로 신장 에너지가 많이 손상된 경우도 있다. 이렇게 신장 에너지가 약해지면 그 에너지를 받는 자궁 또한 약해져서 임신이 어려워진다. 이를 신허(腎虛)라고 한다.

신허가 오면 자궁이 차가워져서 어혈(瘀血)이 생기기도 하고, 습해져서 냉대하가 심해지기도 한다. 이런 어혈이나 습담(濕痰)은 월경량이 줄거나 주기가 느려지는 등의 생리불순을 초래한다. 신장 에너지가 약해진 틈에 어혈, 습담, 혈허(血虛), 기체(氣滯) 등이 생기면 자궁내막증, 다낭성난소, 무월경, 조기폐경, 습관성유산 등이 유발된다. 신장 에너지가 약한 경우, 피로를 쉽게 느끼고 방광까지 약해져서 소변을 자주 보며 무릎이나 허리의 통증이 동반되기도 한다.

음식을 통해서 얻는 에너지는 보충이 쉽지만, 신장 에너지는 타고난 생명 에너지이기 때문에 보충하는 것이 어렵다. 신장 에너지를 보충하는 것이 쉬웠다면 누구든 늙지도 않고 불로장생했을 것이다. 예부터 장수에 대한 관심은 많았기 때문에 신장 에너지를 보충하는 약이 많이 연구되고 만들어졌다. 그러나 신장을 튼튼히 하는 것은 쉽지가 않다. 그러니 손상되지 않도록, 약해지지 않도록 잘 보존하는 것이 최선이다.

신장이 손상당하지 않으려면 첫째, 과도한 성생활은 피해야 한다. 특히 남자의 경우 사정을 너무 많이 하면 안 된다. 임신 시도를 할 때에도 무조건 많이 하는 것이 좋은 결과를 얻은 게 아니다. 남자가 조금 금욕을 했을 때 임신 확률이 더 높다. 연구 결과를 보면 결과적으로 이틀에 한 번 정도 임신 시도를 해야 건강한 정자와 난자가 만나게 되어 임신 확률이 높아졌다.

둘째, 과로를 피해야 한다. 과로를 하면 기(氣)가 많이 허해진다. 기는 정(精)에서 만들어지므로 기를 많이 쓰면 결국 정을 소모하게 되는 것이다. 쉽게 말하면 타고난 에너지와 음식을 통해서 얻는 에너지 중 음식을 통해서 얻는 에너지가 모두 소진되면 타고난 에너지를 소모시킬 수밖에 없어진단 얘기이다. 과로해서 에너지를 너무 많이 쓰면 타고난 생명 에너지가 저장되는 신장은 약해지게 되므로 지나친 과

TIP

여자의 자궁을 위협하는 만성질환, 자궁내막증

자궁내막증은 자궁 안에만 있어야 할 자궁내막 조직이 자궁내막 이외의 장소에 있는 것을 말한다. 생리통, 성교통, 불임을 일으키고, 심하면 대변을 볼 때도 통증을 느끼는 경우가 있다. 한의학에서는 이 병을 어혈로 인한 것으로 보고 치료한다. 어혈은 간단히 말해 피가 뭉쳐 있는 것인데, 혈액이 잘 순환하지 못해서 생긴다. 겨울에 물이 얼듯이 자궁이 차가우면 어혈이 생긴다. 이것이 심해지면 자궁내막증으로 발전하니 자궁 건강은 자주 살피는 게 좋다. 스트레스로 기운이 울체되어도 혈액이 잘 순환하지 못해 어혈이 생기니 주의한다.

로는 피하는 것이 좋다.

셋째, 공포와 불안한 마음을 피해야 한다. 한의학에서는 희로애락이라는 감정이 오장육부에 영향을 미친다고 본다. 지나치게 화를 내면 간이 상하고, 지나치게 기뻐하면 심장이 상하고, 지나치게 생각이 많으면 비장이 상하고, 우울한 마음이 들면 폐가 상하고, 공포와 불안이 심하면 신장이 상한다. 그래서 불안장애가 심한 사람은 신장이 약해지며 방광, 자궁이 차례로 약해져 병이 찾아온다. 과민성방광증후군 같은 병도 그런 병이다. 이런 사람은 공포영화나 스릴을 느끼는 레포츠를 지나치게 즐기지 않는 것이 낫다.

자궁의 기운을 소통시키는 간

자궁의 기운을 악화하는 또 하나의 큰 원인은 스트레스다. 장부 중에서 간은 기운이 잘 소통되게 하는 장부인데, 스트레스를 받으면 간의 기운이 울체되는 간울(肝鬱)이 와서 우리 몸 전체의 기의 운행이 원활하지 않게 된다.

간의 기운이 울체되면 배란과 월경을 주관하는 '시상하부-뇌하수체-난소 축'의 균형이 깨져 무배란, 무월경 같은 심각한 증상이 일어난다. 배란과 월경은 호르몬의 변화로 이루어지는데 시상하부-뇌하수체-난소 축은 이런 호르몬 분비를 담당하고 있는 중요한 부분이다. 시상하부는 뇌하수체가 호르몬을 분비하게 만들고, 이 호르몬은 다시 난소, 난포의 성장을 일으키며 난소의 호르몬 분비를 조절한다. 이렇게 분비된 난소의 호르몬 농도가 시상하부에 작용하며 뇌하수체호르몬 분비를 억제하는 등 조절하게 된다. 그래서 시상하부-뇌하수체-난소 축 어느 한쪽에서라도 문제가 생기면 월경불순이 생기는 것이다. 또 골반강(骨盤腔, 골반의 내강. 복부 내장 가운데의 하부와 내생식기, 방광, 직장 등의 이른바 골반 내장이 포함됨) 안으로 기혈이 원활하게 공급되지 않아 난소에서 건강한 난포를 만들지 못하고 수정란을 자궁으로 이동시키는 것도 어려워져 임신이 힘들어진다.

기운이 울체되면 어혈이 생겨 자궁근종, 폴립, 내막증, 선근증 등 많은 종양의 원인이 된다. 생리하기 전에 가슴이 붓고 아프거나 비위 기능이 좋지 않아 속이 메스거린다든지 잘 체한다면 간울을 의심해야 한다. 심해지면 기체로 생긴 어혈이 경맥의 흐름도 막아서 두통, 복통, 요통 등의 다양한 통증을 유발한다. 우리 몸에서 전중 혈(膻中穴), 삼음교 혈(三陰交穴), 음릉천 혈(陰陵泉穴) 등, 기운이 모이는 부위에 흐름이 원활하지 않으면 눌렀을 때 아픔을 느끼는 압통이 생기는 경우가 많다.

간의 기운이 울체되지 않게 하려면 먼저 스트레스를 관리해야 한다. 할 수만 있다면 스트레스가 될 만한 것을 피하는 것도 좋지만 피할 수 없다면 줄여야 한다. 복식호흡이나 명상, 종교를 가지는 것도 좋고 취미 생활이나 단순 작업, 운동, 상담, 대화 등 방법을 찾아야 한다. 참고로 단맛은 이완하는 성질이 있어서 긴장되거나 할 때 도움을 주고, 매운맛은 발산하는 성질이 있어서 짜증을 풀 때 도움이 된다.

자궁을 무기력하게 만드는 습담

습담은 한마디로 몸에 쌓이는 습기와 물, 즉 병리적인 수분 대사물이라고 할 수 있다. 신장 에너지와 소화기인 비위가 약하거나 기가 허하면 우리 몸의 수분 대사

> **TIP**
>
> **자궁 건강을 알아보는 혈 자리**
>
> 전중 혈은 상기해(上氣海)라고도 해서 상초(上焦, 인후(咽喉)에서 흉격(胸膈)까지의 부위)의 기가 모이는 곳으로 상초의 모든 병을 주관한다. 이렇게 상초의 모든 기가 모여드는 곳이기 때문에 기운이 잘 소통하는지 울체되는지를 진단하는 데 주로 쓰인다. 산모의 모유가 부족할 때 쓰면 효과가 좋은 혈 자리이다. 삼음교 혈은 이름처럼 세 가지 음경(陰經), 즉 비장의 태음경, 간의 궐음경, 신장의 소음경이 교차하는 자리로, 삼음교 이 한 혈 자리로 세 가지 음경에 관한 병을 조절할 수 있다. 이 세 가지가 자궁에 가장 많은 영향을 주는 경락이기 때문에 옛 문헌에 삼음교 혈은 부인의 모든 질병을 치료한다고도 기록되어 있다. 월경불순이나 무월경, 불임증, 자궁내막염, 대하, 냉증, 갱년기장애 등 거의 모든 부인과 질환에 사용하면 효과가 있다. 음릉천 혈은 삼음교 혈과 함께 부인 생식기병, 비뇨기, 위장병에 흔히 사용한다. 그래서 부인병 전반과 요실금, 요폐(尿閉), 갱년기장애 등에도 큰 효과가 있다.

가 원활해지지 못해 하늘에 구름이 생기듯이 몸에 습담이 생긴다.

자궁을 밭으로 보자면 습담이 많은 자궁은 물이 잘 빠지지 않는 습한 땅이라고 할 수 있다. 밭은 지나치게 건조해도 안 되지만 너무 물이 많아도 곤란하다. 뿌린 씨가 다 썩을 수밖에 없기 때문이다.

습담은 체중 증가와 냉대하를 부르고, 소화 기능도 약해져서 속 쓰림이나 메슥거리는 증상이 생긴다. 몸이 잘 붓거나 어지럼증과 두통이 생기기도 하는데, 특히 눈썹과 이마, 앞머리 쪽의 담음두통이 잘 생긴다. 냉대하(질내 감염)는 임신을 어렵게 하는 원인이 된다. 살이 찌면 체지방세포가 호르몬 분비에 영향을 주어 월경불순을 야기하고 다낭성난소증후군을 유발하기도 한다.

습한 기운을 날리려면 몸을 따뜻하게 만드는 게 최고이다. 날씨가 맑으면 구름이 없어진다. 장마철 곰팡이가 생기면 일부러 방을 따뜻하게 만들어 습기를 날리고 곰팡이를 없앤다. 몸도 마찬가지다. 에너지를 보충해 몸을 따뜻하게 만들어야 습담이 없어진다. 신장 에너지를 보충하고 소화 기능을 높이면 음식에서 에너지를 흡수하는 힘이 좋아진다. 흡수한 에너지가 몸 구석구석 필요한 곳에 도달하면 습담은 자동으로 해결된다.

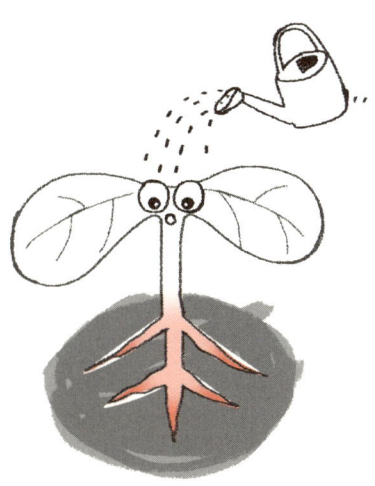

물이 빠지지 않는 습한 밭

생리로 알아보는 혈어(어혈)

피가 뭉쳐 생긴 덩어리, 어혈은 자궁이 차가워졌을 때나 스트레스로 기운이 원활하게 소통되지 않을 때, 혈이 많이 허해졌을 때 생긴다. 몸이 차거나, 소통이 원활하지 않거나, 혈이 부족한 것이 대표적인 원인이다. 몸이 차가워지면 겨울에 강물이 어는 것처럼 피가 덩어리져 어혈이 생기고, 기운의 소통이 원활하지 않을 때도 피가 뭉쳐서 생긴다. 물이 부족한 강바닥에 이끼가 더 잘 생기는 것처럼, 혈이 허해도 어혈이 생기게 된다. 어혈이 많으면 혀에서도 어반(瘀斑, 거뭇거뭇한 점 같은 형태의 반점)이 나타나거나 피부가 거칠어지고 착색되기도 한다.

어혈이 심한 자궁은 돌이 많은 밭과 같다. 돌이 많으면 씨앗을 뿌려도 제대로 뿌리를 내릴 수 없다. 종양이 있을 때 수정란이 착상을 잘 못하는 것과 같은 이유이다. 어혈로 인해 종양이 생길 수 있지만 종양이 없다고 해서 어혈이 없는 것은 아니

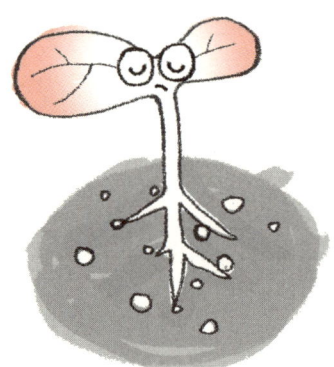

돌이 많은 밭

> **TIP**
>
> **습하고 열이 차는 습열**
> 많지 않은 경우이지만 습담에 열이 동반되는 경우에는 골반 염증성 질환이나 그로 인한 난관 복막 요인으로 불임을 초래한다. 루프, 성병 등 때문에 감염되어 발생한다. 분비물이 많아지고, 생식기나 아랫배에 통증을 동반하기도 한다. 습담을 제거하고 열을 내려주는 치료가 필요하다.

다. 그러니 의심되는 증상이 있다면 근처 한의원에 가서 문의하는 것이 좋다.

　사막에 바람이 많이 불면 모래 언덕이 옮겨진다. 사진을 찍어보면 바람은 보이지 않는다. 다만 모래 언덕이 옮겨진 것을 보고서야 바람이 많이 불었다는 것을 알게 된다. 사진을 찍어서 모래 언덕이 옮겨진 것을 확인하고 나서야 바람이 많이 불었다고 이야기하는 것이 현대의학이다. 반면 한의학은 지금 불고 있는 바람을 본다. 종양이 없어도 한의학적인 어혈의 징후들이 있다면 치료해서 병이 더 커지는 것을 막아야 한다.

신체 기능 저하, 기혈허약

　앞서 말했듯 기가 울체되면 피가 뭉친다. 반대로 기가 허하면 기운이 없고 피곤하며 잘 순환되지 않아 소화도 안 되고 여러 가지 기능이 저하된다. 여자일 경우 배란도 잘되지 않는다. 혈이 허하면 창백해지며 피부도 건조해지고 점막 분비물도 잘 생기지 않는다. 자궁내막도 잘 발달되지 않아서 생리량이 적어지고 월경이 늦어지거나 끊기기도 한다. 또 임신이 되어도 태아에게 충분한 영양을 공급할 수 없어 유산할 위험성이 높다.

　약하게 타고났거나 과로를 했거나 무리한 다이어트로 체지방이 너무 부족할 때 기혈허약이 오지만, 간혹 지난 출산 때 산후조리가 잘되지 않아 오는 경우도 있다. 밭에 영양분이 많아야 하는데 그렇지 못하니 씨앗이 싹을 틔울 리 없다.

　여성은 체지방이 22% 이하가 되면 무월경과 같은 월경이상이 올 수 있다. 몸이 마를수록 유리한 체조 선수나 마라톤 선수, 발레리나가 자주 월경이상을 호소하는 것도 바로 그 때문이다. 무리한 다이어트를 하다가 무월경이 오는 경우도 흔하게 볼 수 있다. 적당한 지방이 호르몬 분비의 필수 조건이기 때문이다.

　이미 출산을 경험했다면 다음 아이를 위해서라도 산후조리에 신경 써야 한다. 산후조리가 제대로 되지 않아 자궁 기혈이 허약해지면 다음 아이를 갖기 어려울 수 있다. 밭에서 1차 수확이 좋았다 하더라도, 그 후 쉬는 법 없이 거름도 주지 않은 채 계속 농사를 지으면 좋은 결실을 낼 수 없다. 밭은 휴경과 함께 거름을 주어야 한다. 산후조리란 엄마뿐만 아니라 태어난 아기, 그리고 다음 아기를 위해 꼭 필요한 것이다. 출산하고 나서 자궁을 튼튼하게 해주는 산후 보약을 권하는 것도 이 때문이다.

출산하고 너무 빨리 아이를 갖는 것도 문제이다. 임신과 출산이 반복되면 몸에 무리가 가니 적당한 기간을 두고 다시 임신을 계획하는 것이 좋다. 유산한 뒤에도 최소한 3개월 정도는 피임하고 나서 임신을 시도하도록 한다.

아기를 맞기 위한 엄마의 준비

기호품 및 음식
술은 매회 한두 잔 이상 마시지 말고 횟수 역시 주당 1, 2회를 넘기지 않아야 한다. 흡연도 여성의 임신율을 저하시키므로 중단하고, 간접흡연도 영향을 받으므로 주의한다. 카페인 함유 음료의 영향은 확인된 바 없지만 과도한 섭취는 건강 자체에도 좋지 않고 자연유산 가능성을 높일 수 있으므로 적절한 범위 내에서(하루 5잔 이하) 마시도록 한다.

체중 조절
비만이나 과체중이라면 임신에 앞서 체중 감량이 절대적이다. 그에 따라 임신 가능성도 높아지기 때문이다. 남자도 마찬가지이다. 반대로 저체중은 월경불순이나 무월경이 올 수 있으니 이런 경우는 체중을 늘려야 임신 확률이 높아진다. 임신이 되고 나면 적극적인 다이어트는 할 수 없다. 과체중은 임신중독증, 난산 등의 위험을 높이고, 산후비만도 더 많이 유발하므로 최대한 임신 전에 체중을 조절하는 것이 좋다.

운동량 조절
운동이 과도한 경우에도 체지방량이 너무 부족해서 임신이 어려워질 수 있다. 뭐든지 지나쳐서 좋은 것이 없다. 전문가에게 자신의 운동량을 점검해보는 것도 좋겠다.

약물 조절
많은 약물들이 성기능, 수정 능력, 임신율, 태아에까지 영향을 미치므로, 임신을 시도할 때부터 담당 의사와 미리 상의해나가야 한다.

a 비스테로이드성 소염진통제는 배란을 억제한다는 보고가 있다(부루펜(ibuprofen), 낙센(naproxen), 폰탈(mefenamic acid), 케토톱(ketoprofen), 트라스트(piroxicam) 등).
b 류머티즘성 질환을 치료하기 위해 사용하는 면역억제제와 비스테로이드성 소염진통제는 임신에 영향을 줄 수 있다.
c 갑상선호르몬 대체요법, 항우울제 치료, 안정제 치료, 천식 치료 경험이 있는 여성은 무배란성 불임 위험성이 높다.
d 세포 독성이 있는 약물로 화학요법을 받는 것은 악성도와 처방에 따라 다양한 비율로 난소 기능 장애를 유발할 수 있다.

풍진 예방 접종
임신을 시도하기 최소 한 달 전에는 산전검사를 한다. 이때 항체가 없다면 예방 백신을 접종한다. 접종 후 최소 1개월이 지난 후부터 임신을 시도하는 것이 좋다.

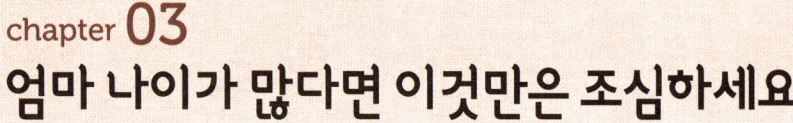

chapter 03
엄마 나이가 많다면 이것만은 조심하세요

최근 여성들의 결혼 시기가 늦어지면서 35세 이상의 고령임신이 크게 증가하는 추세입니다. 통계청 발표에 따르면 첫째 아이를 낳은 산모의 평균 연령이 2010년에 사상 처음으로 30대를 넘어 30.10세까지 높아졌다고 합니다.

나이가 많을 경우 임신에 성공하더라도 유산율이 높은 편이라 주의해야 해요. 국민건강보험공단의 발표에 의하면 41세 이상 임신부 1,000명 중 자연유산이 된 경우는 약 16%로 30대 초반 임신부에 비해 유산율이 6배 가까이 높았습니다. 이처럼 나이가 많을수록 유산율이 높은 이유는 여성의 몸은 35세를 기점으로 자궁을 비롯한 생식 기능이 빠르게 노화되기 때문이에요.

고령임신에 대처하는 엄마의 자세

여성의 나이가 35세를 넘어가면 난자가 노화되어 수정 확률이 떨어진다. 뿐만 아니라 자궁의 노화로 착상이 잘되지 않으며, 임신이 되었다 하더라도 태아를 유지하는 힘이 약해 자연유산될 확률이 높아진다.

나이가 많다면 임신 3개월 전부터 철저한 준비를 통해 계획임신을 시도하는 것이 중요하고, 임신에 성공한 뒤에도 건강한 아이가 태어나는 날까지 임신 중 건강 관리에 만전을 기해야 한다.

우선 임신 전에는 성인병이나 당뇨병 등의 질병 유무를 검사하고 그에 따른 적절한 치료를 받아야 한다. 비만인 경우 불임과 유산, 난산과 임신중독증의 원인이 될 수 있으므로 살을 빼고 건강한 몸을 회복한 뒤에 임신을 시도하는 것이 좋다.

더불어 자궁 건강을 체크하여 유산의 원인이 될 수 있는 자궁근종, 자궁기형, 자궁경관무력증 등도 미리 치료해두어야 한다. 평소 자궁이 약한 편이라면 자궁의 기혈을 보하는 한방 치료의 도움을 받는 것도 좋다.

고령임신의 경우 임신 전 3개월가량 약해진 난소 기능을 강화하고 자궁을 튼튼하게 하는 한방 치료를 한 뒤에 임신을 시도하는 것이 임신율을 높이고 유산을 예방하는 데도 효과적이다. 난임으로 시험관아기 시술을 시도하는 경우에도 한방 치료를 병행하면 임신율을 50% 가까이 끌어올릴 수 있다.

임신 초기에는 특별히 더 주의

임신이 확인되었다면 무엇보다 절대 안정이 중요하다. 유산의 70% 이상이 임신 초기에 발생하므로 몸도 마음도 편안하게 유지해야 한다. 임신 초기에는 무거운 짐을 든다거나 격렬한 운동, 힘든 일을 피하고 장거리 외출이나 피로가 누적되는 일은 삼가야 한다.

정기 검진에도 좀 더 신경 쓰는 것이 좋다. 고령임신의 경우 난자의 노화로 아기에게 이상이 생길 위험성도 높아지므로 임신 중 양수 검사 등을 통한 염색체 이상이나 기형아 진단도 필수이다. 혹시라도 정상적인 임신 반응 외에 특별한 증상이 나타나면 즉시 병원을 찾도록 한다. 하혈, 복부 통증 등 유산 징후가 있을 때는 적극적인 유산 방지 치료가 필요하다.

한의학에서는 유산의 징후를 태루(胎漏, 자궁에서 피가 흐르지만 복통은 없는 것), 태동(胎動, 복통과 함께 자궁에서 피가 흐르는 것)이라 하고, 자궁의 기혈을 보하여 태아를 유지할 수 있는 힘을 길러주는 유산 방지 한약, 안태약(安胎藥)으로 치료한다. 당장 유산기가 없더라도 고령임신의 경우 임신 확인 직후 유산 방지 한약을 복용하는 편이 안전하다. 유산 방지 한약을 복용한 임신부에 대한 여러 추적 조사 결과 유산율 감소와 임신 유지 효과가 입증된 바 있다. 기형아 출산 등 태아에 문제가 생긴 경우는 전혀 없었으니 안심하고 복용해도 된다.

또 일반적으로 고령임신은 제왕절개를 권하는데, 자연분만을 원할 경우에는 꾸준한 운동과 스트레칭 등으로 체력을 관리하고 출산예정일 직전에 순산을 도와주는, 달생산(達生散)과 불수산(佛手散)을 복용하는 것도 도움이 된다.

유산 방지 한약

한의학에서는 임신부의 혈기가 약해지고 손상되어 태아를 제대로 키우지 못하면 유산이 저절로 발생한다고 본다. 마치 나뭇가지가 마르면 열매가 떨어지고, 넝쿨이 시들면 꽃이 떨어지는 것과 같다.

세분하자면 비장과 신장이 약하거나 기혈이 허해서, 또는 음혈이 허해서 속에 열이 생기고 태를 유지하지 못하게 된다. 즉 산모가 약하게 타고났거나 과로나 스트레스로 비장의 기운이 상하거나, 과도한 성생활로 신장 에너지가 약해지면 태아를 키우지 못하고, 태를 잡아줄 힘이 없어서 유산이 발생한다는 뜻이다. 따라서 비장과 신장을 튼튼히 하거나, 기혈을 보하거나, 음혈을 보충하고 열을 내리는 방법으로 치료한다. 습관성유산은 임신 전부터 치료하는 것이 필수적이다. 임신 전에 미처 몰랐다면 임신이 확인되자마자 치료를 받아서 유산을 방지하고, 유산의 징후가 있을 때 치료해나간다.

chapter 04
불임, 한방으로 극복하기

불임. 아이를 원하는 여성이라면 말만 들어도 가슴이 덜컥 내려앉는 단어입니다. 1년 동안 임신 시도를 했는데도 아이가 생기지 않는 경우를 불임이라고 하는데, 기준 자체가 모호한 면이 없지 않지요. 불임보다는 노력하면 임신이 되는 난임이 많은데, 의학적으로는 이런 난임도 불임으로 보므로 불임 환자 수가 적지 않은 편입니다. 그런데 이런 불임 환자의 수가 47% 이상 증가했다고 합니다. 단일 질병 증가율로는 최고 수준이지요. 이렇게 불임이 늘어가니 아직 결혼도 하기 전부터 불임에 대한 걱정이 많습니다. 우선 불임의 원인이 무엇인지 알아보고 불임을 예방하는 생활 수칙과 임신 잘되는 방법을 알아봅시다.

임신의 조건

임신이 되려면 아래의 9가지 조건이 모두 충족되어야 한다.

1 부부간의 정상적인 성관계가 가능하다.

2 남성이 여성의 질 내에 사정할 수 있다.

3 정자가 자궁 경부를 통과해야 한다.

4 정자가 자궁 내강을 통과해 난관에 도달해야 한다.

5 난소에서 배란이 원활히 이루어진다.

6 배란된 난자가 난관에 도달한다.

7 난관 팽대부에서 정자와 난자가 수정된다.

8 수정란이 자궁내막으로 이동한다.

9 자궁내막으로 이동한 수정란이 올바로 착상된다.

이 중 하나라도 문제가 생기면 임신이 어려워지므로 불임 양상도 개개인에 따라 다르다. 배란이 되지 않는 경우도 있고 배란은 되는데 착상이 안 되는 경우도 있다. 불임의 주요 원인으로는 배란장애, 다낭성난소증후군, 황체기결함, 고령난임(난소 예비력 저하로 임신이 어려운 경우), 조기난소부전, 면역학적 요인, 습관성유산, 자궁내막증, 난관 요인 등이 꼽힌다.

불임의 원인

● 배란장애

배란은 난소에서 만들어진 성숙한 난자가 나팔관 안으로 배출되는 일이다. 배란장애는 호르몬이상, 다낭성난소증후군, 뇌하수체종양, 갑상선기능저하 혹은 항진, 스트레스와 무리한 다이어트 등으로 인해 발생하며 여성 불임의 원인 중 가장 많은 부분을 차지한다. 이때 한방 치료를 하면 배란을 개선할 뿐 아니라 자궁내막까지 좋게 해 임신 유지에도 도움을 준다. 불임 치료의 궁극적 목적인 건강한 출산에 한방 치료가 더 효과적이라는 연구 결과도 있다.

배란장애로 판정받은 만 36세의 환자가 내원한 적이 있다. 원래 월경불순이 있었지만 3년 동안 자연임신 시도를 하면서 기다렸다고 한다. 그런데 임신이 되지 않자 산부인과에 방문했고, 호르몬 불균형으로 인한 배란장애라는 말에 호르몬 약까지 복용했단다. 약을 먹어도 배란이 안 되자 산부인과에서는 시험관 시술을 권유했고, 결국 그에 대한 두려움으로 한방 치료를 받고자 내원했다. 살펴보니 몸이 많이 차고 땀도 많으며 기운이 약해 위장장애가 심한 상태였고, 자가면역질환인 결절성홍반도 가지고 있었다. 몸이 차가워서 생기는 어혈을 가장 큰 원인으로 보고 몸을 따뜻하게 해주고 소화 기능을 돕는 치료를 했더니 금세 자연임신을 하게 되었다.

불임 환자들 중에 양방 치료를 받다가 내원하는 사람들은 이미 배란유도제를 몇 차례 썼는데도 별 진척이 없는 경우가 대부분이다. 양방으로 단번에 임신이 되면 좋지만, 마음처럼 되지 않으니 한방 치료를 받기 위해 찾아온 것이다. 배란유도제로 인한 부작용도 만만치 않다. 여성 불임의 가장 큰 원인인 배란장애, 한방으로 다스리는 건 어떨까.

한방 치료는 호르몬을 주입하는 것이 아니라 신체에서 스스로 만들어내도록 돕는다. 이것이 느리고 약할 것 같지만 바람보다 해가 강한 것처럼 강제적인 것보다는 스스로 하는 것이 빠르고 강하다. 임상 연구에도 배란유도제를 썼을 때와 한방 치료를 했을 때 배란율은 비슷하지만, 불임 치료의 궁극적인 목적인 건강한 출산에는 배란유도제보다 한방 치료가 더 좋은 효과를 낸다는 결과가 발표되었다.

● **다낭성난소증후군**

난소는 한 번에 한 개의 난포를 성숙난포로 키워야 한다. 그런데 한 번에 여러 개의 난포가 함께 자라다가 성숙난포에 이르지 못하면 배란이 되지 않고 무월경, 희발월경을 일으킨다. 이것을 다낭성난소증후군이라고 한다.

다낭성난소증후군의 명확한 원인은 밝혀지지 않았지만, 환자의 대부분은 여성호르몬이 부족한 상태이므로 양방에서는 대부분 여성호르몬제를 투여해서 치료한다. 그런데 이것이 또 다른 문제를 야기하기도 한다. 가뭄으로 물이 부족할 때 댐의 수

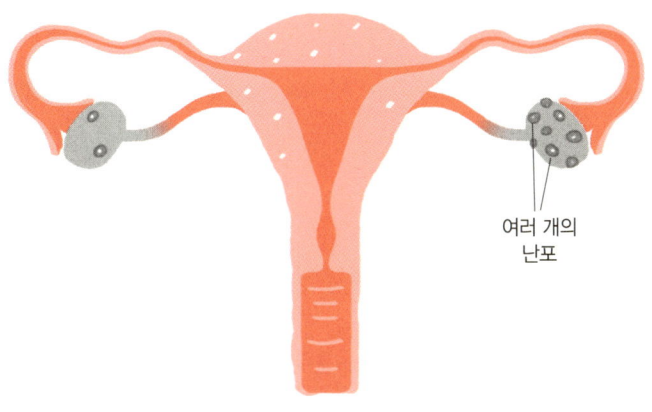

다낭성난소증후군

문을 한껏 열어 단번에 많은 물을 흘려보내면 생태계가 남아나지 않을 것이다. 호르몬제가 갑작스레 들어오면 우리 몸에는 여러 부작용이 나타난다.

한방 치료는 시상하부-뇌하수체-난소 축의 기능을 정상으로 만들어 호르몬 불균형을 해결한다. 한의학적인 접근은 가뭄이 들었을 때 구름을 만들어 강에 적당한 비를 내리게 하는 방법이라 할 수 있다. 이런 자연적인 균형을 꾀하여 문제를 해결해나가기 때문에 건강 전반이 좋아지면서 정상적인 월경을 되찾고 임신도 할 수 있게 되는 것이다. 다낭성난소증후군 역시 한방 치료 효과가 많이 입증된 질환이다.

● 황체기결함

황체기결함은 난포자극호르몬(FSH), 황체호르몬(LH)과 같은 여성호르몬에 문제가 있어 자궁내막 발달이 지연되는 것을 말한다. 배란으로부터 월경까지의 기간인 황체기는 보통 14일 정도이다. 황체기결함이란 이 기간이 10일보다 짧은 경우를 말한다. 주로 월경주기가 짧은 여성에서 볼 수 있다. 수정란이 뿌리를 박고 자라나야 할 자궁내막이 튼튼하지 못해 착상이 되지 않으므로 불임이나 습관성유산이 잘 생긴다.

이 외에도 자궁이 선천적으로 기형이거나 자궁내막의 근종, 자궁내막염, 자궁내막유착증, 기능적 황체기결함이 있는 경우도 있다. 이 중 자궁내막유착증은 자궁근종이나 임신중절수술 후에 생기는 예가 많고, 자궁내막염 이후에 후유증으로 생기는 경우도 있다. 이럴 때는 선천적인 신장의 에너지를 보충하고 근종이나 유착과 관련한 어혈에 대해 치료한다.

● 고령난임

35세 이상 여성 중 임신이 잘되지 않는 경우를 고령난임이라고 한다. 난소가 배란할 수 있는 힘인 난소예비력(AMH)이 높을수록(1.5 이상) 예후가 좋다. 흔히 조기

폐경이라고 불리는 조기난소부전도 난소예비력이 높을수록 예후가 좋다.

고령난임과 조기난소부전은 선천적인 신장 에너지를 보충하는 것을 기본으로 하고 기체, 습담 등의 전신 상태를 고려하여 치료한다. 일반적인 배란장애보다는 임신 성공률이 낮지만 임신을 포기한 것이 아니라면 그 가능성을 최대한 살려서 하루라도 빨리 임신을 도와주는 한방 치료를 시작하는 것이 좋다.

●면역학적 난임

면역학적 요인의 난임은 면역 요인으로 인해 반복 유산이 되는 경우이다. 자가면역 요인 중에서 항인지질항체는 체내에서 혈전을 유발하는데, 임신 중에 혈전이 생기면 태아에게 혈액 공급이 차단되면서 태아가 정상적으로 발달할 수 없게 된다. 그래서 계류유산이 나타나는 경우가 많다. 양방으로는 혈전 형성을 억제하기 위해 임신 중 저용량의 베이비 아스피린이나 헤파린 치료를 주로 하게 된다.

한의학에서는 혈전 형성을 어혈과 관련이 깊다고 본다. 따라서 임신 전 미리 피임하면서 어혈 제거 치료를 3개월 정도 받은 다음 임신을 시도하게 한다. 고령임신으로 시간이 부족하다면 월경주기에 따라 어혈 치료와 착상을 도와주는 치료를 해 나가는 것도 좋다.

양방의 면역글로불린 치료와 한방 치료를 병행하는 것도 좋다. 면역글로불린 치료를 할 때 한약을 꺼리는 경우가 많다. 면역글로불린 치료가 스테로이드와 길항적인 작용을 하는데, 한약에 스테로이드가 많다는 오해 때문이다. 한약에는 양방에서 쓰는 스테로이드 성분은 전혀 없다. 다만 스테로이드와 같은 작용을 하는 약재가 있을 뿐이다. 면역글로불린 치료를 할 때 그 약재는 빼고 치료하므로 전혀 걱정하지 않아도 된다. 자연살해세포 등의 다른 면역학적 요인도 전체적인 몸의 균형을 잡아주면 건강한 임신, 출산을 도와준다. 참고로 천식이나 건초열, 습진 등의 알레르기성 질환을 앓는 것은 수태능(임신하는 능력)에 영향을 주지 않는 것으로 나타났다.

● **습관성유산**

습관성유산은 연속적으로 발생하는 3회 이상의 유산을 말하며, 약 1%의 여성에게서 발생한다고 알려져 있다. 습관성유산의 원인은 일반적으로 유전적 요인, 해부학적 요인, 내분비적 요인, 감염(병원체) 요인, 면역학적 요인, 기타 요인으로 분류할 수 있다.

양방에서는 습관성유산을 치료할 때 임신유지호르몬을 투여하지만 성공률이 높지 않다. 그러나 습관성유산에 대한 한방 치료는 85%의 임신율로 높은 성공률을 보인다. 임신 전부터 유산의 원인이 되는 어혈이나 기혈허약, 신허 등에 대한 치료를 3개월 정도 시행한다. 이후 임신이 확인되면 바로 착상과 임신 유지를 도와주는 착상탕을 최소 한 달에서 안정이 될 때까지 복용한다.

● **자궁내막증**

어혈로 인한 질병 중 가장 대표적인 것이 자궁내막증이다. 자궁내막증은 자궁 내부의 내막 조직이 자궁 외까지 퍼진 것인데, 임신 전 미리 피임하면서 어혈 제거 치료를 3개월 정도 받고 나서 임신을 시도하는 것이 현명하다. 3개월 정도 한방 치료를 하고 6개월 정도 지켜보며 치료한다.

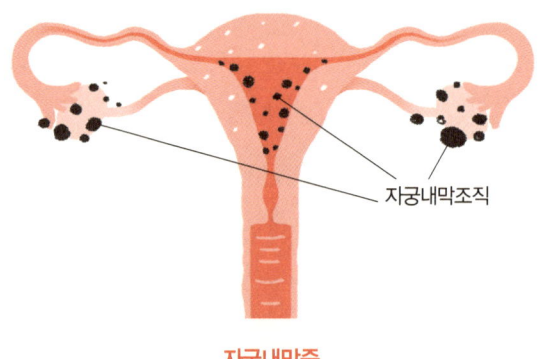

자궁내막증

● 난관 요인 난임

난관이 막히거나 좁아지고 또는 염증이 생기면 임신이 어려워져서 결국 수술이 필요한 경우가 많다. 하지만 난관에 문제가 있더라도 전체적인 원인을 살펴 기체, 어혈, 담 등에 대한 한방 치료로 임신에 성공하는 사례가 있으니, 먼저 한방 치료를 통해 임신을 시도해보는 것이 좋다. 또한 수술 후 한약을 복용하면 난관 기능을 회복시킬 수 있다.

한방 치료의 효과

난임일 경우 인공수정이나 시험관 시술과 같은 체외수정을 시도하는데, 이때 한방 치료를 병행하면 효과가 더 좋아진다는 연구 결과가 있다. 한방 치료는 건강한 난자가 배란되도록 몸의 기능을 돕고, 자궁이 아기를 키울 수 있는 좋은 텃밭이 되도록 만든다.

시험관 시술 후 착상탕 복용은 착상과 임신 유지를 돕는다. 한방 치료 후 시험관 시술을 했을 때 이식된 배아의 수가 눈에 띄게 늘고 배아의 질도 확연히 좋아졌다. 시험관 시술 중 한방 치료를 병행할 때도 자궁내막이 튼튼해지고, 난포가 잘 성숙해 배란과 임신율이 증가하는 것으로 드러났다. 시험관 시술 후 착상탕을 복용하면 임신율이 평균 45% 정도인데, 일반적인 20~30%보다 1.5~2배 이상 높은 결과이다. 시험관 시술 1회에 드는 비용으로 한방 치료를 3~6개월은 받을 수 있으니 비용 면에서도 더 효율적이다.

한방 불임 치료의 힘은 강하다. 한의학은 우리 몸을 기계적으로 바라보는 것이 아니라 전체적인 불균형을 해결하기 때문이다. 자연에 역행하지 않고 순응하는 방법으로 치료하기 때문에 부작용도 적다. 오랜 기간 가문을 중시하고, 아이를 낳지 못하는 것을 칠거지악으로까지 여겼던 문화 때문에, 한방 불임 치료가 더욱 발전해 온 것이 아닐까 한다.

한방 치료의 효과가 이처럼 좋은데도 잘 알려지지 않아 그동안 제도적인 지원을 받지 못했다. 많은 여성들이 시험관 시술이나 인공수정을 먼저 권유받고 쉽게 그쪽으로 마음을 결정해버리는 걸 보고 무척 안타까웠다. 그런데 이런 한방 치료도 지원 사업이 시작된다고 한다. 경기도와 보건복지부도 연구 사업을 시작했으니 곧 가시적인 결과가 있으리라 본다. 그 결과를 토대로 불임 환자에게 한방 불임 치료가 지원된다면 더 건강하게 임신하는 부부가 늘어날 것이라는 기분 좋은 기대를 해본다. 앞으로 한방 불임 치료가 더 많이 알려져 많은 가정에 행복이 찾아왔으면 한다.

엄마가 챙기는 임신 수칙

● 건강한 자궁 만들기

생리가 불규칙하고 양이 너무 많거나 혹은 너무 적으며 생리통이 심하고 냉이 많다면 자궁에 문제가 있는 것은 아닌지 살펴봐야 한다. 문제가 있다고 다 불임이 되는 것은 아니지만, 이런 징후가 있으면 임신 가능성이 현저히 낮아지기 때문이다. 평소부터 자궁에 문제가 있는지 살피는 습관을 들이고, 문제가 있다면 적극적으로 치료해서 건강한 자궁을 만들도록 한다. 진통제나 수술, 호르몬 투여라는 극단적인 선택 전에 자궁을 보하는 것이 우선임을 기억해야 한다.

● 한 살이라도 젊을 때 임신 계획을 가지고 시도해야 한다

결혼 연령이 늦어지면서 고령출산이 늘고 있다. 신혼의 여운을 더 즐기겠다며 임신을 미루는 경우도 많다. 여기에 이혼율, 재혼율이 높아지면서 늦은 나이에 임신을 원하는 사람들이 증가하고 있다. 그러나 아이를 낳을 생각이 있다면 되도록 일찍 낳는 것이 산모와 아이에게 좋다. 나이가 들수록 난소도 노화되는데 그 속도가 의외로 빨라 35세가 넘으면 임신 확률이 50% 이하로 떨어질 정도이다. 그러니 한 살이라도 젊을 때 시도하자. 둘째, 셋째를 준비한다면 터울을 3년 이상 두지 않는다.

● **적극적인 비만 치료와 예방**

　비만한 사람 중 아이를 쉽게 가진 사람은 드물다. 지방세포 때문이다. 몸에 축적된 지방세포는 여성호르몬인 에스트로겐을 만들어낸다. 에스트로겐은 난자를 성숙하게 하고 자궁벽을 두껍게 만들어 임신을 대비하는 호르몬이다. 그런데 에스트로겐이 너무 많아지면 생리가 불규칙하게 되어 임신 가능성이 떨어진다.

　또 비만은 남성에게도 정자의 수를 줄어들게 만드는 경향이 있으며 남녀 공히 성욕을 감퇴시킨다. 특히 여성은 임신중독증이나 산후비만을 피하기 위해서라도 적극적으로 비만을 치료하고 예방해야 한다. 임신 전부터 과체중인 경우, 임신 중 체중 증가율이 평균보다 훨씬 높고 임신중독증의 위험이 높으며 산후비만 발생률도 높다. 임신이 잘되게 하기 위해서도, 임신중독증과 산후비만의 예방을 위해서도, 임신 전의 적극적인 비만 치료와 예방은 필수이다. 하지만 무리한 다이어트는 오히려 무월경 등을 발생시키기도 하므로 주의한다.

● **주 2~3회 관계 가질 수 있는 체력 만들기**

　하늘을 봐야 별을 딴다고, 관계를 많이 가질수록 임신 가능성은 높아진다. 그러나 대부분 시간도 없고, 체력도 부족해서 주 2~3회 관계를 가지는 것도 쉽지 않다. 특히 남성은 과로 등으로 피곤하면 발기가 잘 안 되거나 사정이 힘들어진다. 운동도 꾸준히 하고 필요하다면 보약도 먹어서 주 2~3회 관계를 가질 수 있는 체력을 만들면 횟수가 늘어 임신 확률도 증가하고 정자 활동력도 좋아져서 임신 가능성이 높아진다.

　단, 임신 시도를 너무 자주 하는 것도 신장 에너지를 많이 소모하게 되어 건강을 해칠 수 있으므로 주의한다. 그렇다고 어느 정도 금욕하는 것이 건강한 정자를 많아지게 하지만 지나친 금욕도 좋지 않다. 정자와 난자의 생리를 따져보면 2~3일에 한 번 임신 시도를 할 때 임신율이 가장 높다.

● **마음을 편안하게**

검사상 이상이 없는데 배란일을 아무리 맞추어도 아이가 생기지 않다가 마음을 비운 후 불현듯 아이가 들어서는 경우가 많다. 그때 다들 이구동성으로 하는 말이 배란일을 맞출 때 스트레스가 심했다가 마음이 편하니까 아이가 생긴 것 같다는 것이다. 실제로 스트레스가 심하면 호르몬 분비에도 이상이 생겨 생리주기가 불규칙해지기도 한다. 마음을 편안하게 가질수록 임신 가능성은 높아진다. 스트레스가 많다는 것이 또 스트레스가 되면 안 된다. 생명은 하늘로부터 온다. 하늘에 맡기면 오히려 더 쉽게 일이 풀린다.

● **여자는 아래를 따뜻하게, 남자는 아래를 시원하게**

남성은 너무 난방이 잘되는 곳에 있으면 고환이 따뜻해져 정자 제조에 방해를 받는다. 한편 여자는 자궁이 차면 문제가 된다. 자궁을 따뜻하게 하는 뜸을 뜨거나 핫팩을 해서 평소에 아랫배를 따뜻하게 하자.

● **골반 내 혈액순환이 잘되도록**

요가, 필라테스 같은 고관절을 풀어주는 체조는 골반 내 혈액순환을 돕고, 임맥(任脈), 독맥(督脈), 간경(肝經), 신경(腎經) 등, 임신과 관계된 경락의 기운을 원활하게 해 임신을 돕는다. 골반 내 혈액순환이 잘되지 않는 것은 생리통의 원인이 되기도 한다.

불임을 예방하는 식이요법

트랜스지방 섭취를 제한하고, 동물성 단백질 섭취를 줄이는 대신 채소 섭취를 늘린다. 당지수(GI : Glycemic Index)가 높은 달콤한 음식보다 당지수가 낮은 현미 등의 탄수화물을 섭취한다. 유제품은 임신을 도우니 저지방화 가공 과정을 거치지 않은 고지방 유제품인 우유, 요구르트, 치즈 등을 섭취한다. 종합 비타민제를 먹어도 되지만 되도록 평소 식단에서 영양소를 고루 섭취한다.

철분 섭취 부족으로 불임이 온 사람도 간혹 있다. 이럴 때는 식물에 든 철분을 섭취하거나, 어려울 경우 보충제 투여도 한 방법이다. 소간, 소고기, 돼지고기, 닭고기 등 육류와 감자, 사과, 딸기, 당근, 포도, 살구, 콩류, 굴, 대합, 해조류, 깻잎, 미나리, 쑥, 시금치, 파슬리, 우유, 아몬드, 계란, 호박씨, 해바라기씨, 참깨, 땅콩 등은 평상시 섭취할 수 있는 훌륭한 철 공급원이다.

아빠가 지켜야 할 생활 수칙

건강한 임신을 위해 남성 자신의 건강을 관리해나가야 하는 부분도 살펴보자. 첫 번째로 임신 가능한 나이를 살펴보면, 70세까지 생식이 유지되지만 기능이 감소하는 것을 알 수 있다. 나이가 들면 정자의 형태이상 빈도도 높아지고 정자 운동성도 감소하는 것이다. 여성이 35세 이후 임신 가능성이 현저히 감소하듯이, 남성도 40세 이후가 되면 임신이 늦게 될 위험이 120% 증가하고 1년 내 임신이 안 될 위험이 200% 증가한다. 그러므로 부부 중에 여성의 나이가 35세가 넘고 남성의 나이가 40세 이후라면 불임이 될 위험이 특히 높다고 할 수 있다. 그리고 아버지의 나이가 많으면 출생아의 유전성 질환도 증가한다.

건강 관리 두 번째는 정상 체중 유지이다. 여성의 과체중, 비만이 여성 불임의 중요한 요인이듯이 남성의 저체중과 과체중도 정자의 질에 악영향을 미친다. 덴마크에서 평균 19세의 남성 1,558명을 대상으로 한 연구에서 체지방지수가 20 이하인 경우 정액 농도와 총 정자수가 각각 28.1%, 36.4% 적었다. 또 체지방지수가 25 이상일 경우에는 정액 농도와 총 정자수가 각각 21.6%, 23.9% 감소했다. 그리고 체지방지수가 20 이하이거나 25 이상일 경우 정자의 운동성도 감소하는 경향을 보였고 정자의 형태이상도 증가했다. 특히 고환과 연결된 혈관이 팽창하는 선천적 질병인 정계정맥류를 가진 남성이 살이 찌면 불임 가능성은 더 높아지게 된다.

건강관리 세 번째는 금연과 금주, 무카페인 생활이다. 흡연은 정자 운동성을 감소시키고 기형 정자의 비율을 증가시키며 정자수를 평균 22% 감소시킨다. 2006년 프랑스에서 행해진 연구에 따르면 흡연

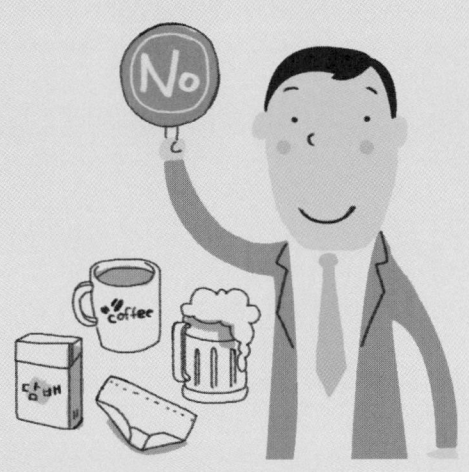

자의 정자는 숫자, 운동성이 통상적 검사법으로 정상인 경우라고 할지라도 정자핵의 질을 악화시키고 DNA 결함을 일으킬 위험이 더 높아진다고 했다. 또한 다량의 알코올은 혈중 남성호르몬 농도를 감소시키고 정자의 숫자와 질을 악화시킨다. 불임 남성 650명과 정상 남성 698명을 비교한 연구에서 알코올 섭취자는 불임이 될 위험이 60% 증가하는 것으로 나타났다. 커피는 기형 정자 비율을 높이고 숫자, 운동성을 증가시키지만 수정 능력은 감소시킨다는 연구 결과가 있다. 또 남성이 카페인을 음용하면 체외수정 시술 시 쌍둥이 임신 가능성이 120% 증가한다는 보고도 있다.

네 번째는 생활 습관 체크이다. 남성 불임 환자 650명을 대상으로 한 환자–대조군 연구 결과에 의하면 전기담요를 사용하면 불임이 될 위험이 640% 증가하고 물침대를 사용하면 340% 증가된다고 했다. 고환의 온도 상승을 가져와 정자 형성에 악영향을 미치기 때문일 것이다. 동일한 이유로 뜨거운 목욕탕에 들어가거나 뜨거운 사우나에 들어가는 것도 정자의 질을 나쁘게 한다. 속옷도 딱 붙는 삼각 대신 트렁크 팬티를 입고, 아주 춥지 않다면 내복도 피하는 게 좋다. 오랜 시간 다리를 꼬고 앉아 있거나 열감기에 자주 걸려 체온이 올라갈 때도 정자 생산력이 떨어지므로 주의한다.

임신은 여자만의 일이 아니다. 남자들도 적극적으로 임신, 출산, 산후조리 과정에 참여해야 한다. 부부관계 계획을 세우고 최소한 3개월 이전부터라도 위와 같은 관리를 하면 임신 성공률이 높아질 수 있다. 건강한 임신을 준비하며, 아빠가 될 마음의 준비도 같이 해보자. 나를 닮은 아이, 나를 필요로 하는 아이를 어떻게 만나고 어떻게 키워나갈지, 자녀 양육에 대한 공부를 미리 하는 것도 아주 좋다.

Questions & Answers
아기를 갖기 전 Q&A

 생리주기가 불규칙하면 불임 가능성이 높은가요?

여자의 인생에서 자연적으로 생리가 불규칙할 때가 두 번 있습니다. 초경 직후와 폐경 직전인데요, 초경 직후에는 생식 기능이 미숙해서, 폐경 전에는 난소 기능의 퇴화로 생리주기가 불규칙할 수 있습니다. 이 경우 대부분 특별한 치료가 필요하지 않습니다. 그러나 그 외의 경우에는 치료가 필요한 생리불순으로 볼 수 있는데, 오랜 시간 방치할 경우 불임의 원인이 되기도 합니다.

정상적인 생리주기는 일반적으로 26~35일 간격이며 주기가 21일 이하일 때는 빈발월경, 40일 이상일 때는 희발월경이라고 합니다. 물론 월경주기는 몸의 컨디션이나 환경 변화, 과로와 스트레스, 체중 변화 등으로 변동이 있을 수 있습니다. 예를 들어 평소 생리주기가 30일인데 이번 달 시험 스트레스가 심해서인지 40일 만에 생리를 하고 그다음 달부터 다시 생리를 30일 만에 한다면 잠깐의 컨디션이 나빠져 그런 것으로 볼 수 있으며 큰 문제가 되지는 않습니다.

그러나 이와 같은 생리불순이 계속되거나 생리주기가 들쑥날쑥하다면 자궁이나 난소에 무슨 이상이 생긴 것은 아닌지 검사가 필요합니다. 불규칙한 생리가 지속되는 경우 무배란성 월경 또는 무월경이 되거나 심한 경우 조기폐경, 불임으로 진행될 우려가 있습니다.

한의학적으로 생리불순의 원인은 다양하게 진단됩니다. 첫째, 체내에 습담이라는 노폐물이 혈행을 막아서 발생할 수 있습니다. 둘째, 자궁이나 하복부의 어혈 정체가 원인이 될 수도 있습니다. 셋째, 과도한 설사나 땀, 소변 등으로 진액이 고갈되어 제대로 혈을 만들어내지 못할 때도 발생합니다. 넷째, 심한 정신적·육체적 노동 및 불규칙한 식생활 등이 비기(脾氣)의 손상을 가져온 경우에도 발생합니다. 다섯째, 생식 기능을 담당하는 신장의 기능이 떨어져 자궁과 난소의 기능이 원활하지 못한 경우에도 생리가 불규칙해집니다.

생리불순에 대한 한방 치료는 이러한 세부적인 원인 진단을 통해 몸 상태와 체질에 맞게 이루어집니다. 또한 인위적인 호르몬제 투입 등 일시적인 방편이 아닌, 자궁의 환경을 근본적으로 개선하는 데 주력합니다. 자궁의 노폐물을 제거하면서 자궁 쪽 모세혈류의 흐름을 원활하게 하여 자궁 및 난소가 정상적인 생리 기능을 회복하면 생리는 자연스레 규칙적이 됩니다.

Q 생리는 규칙적인데 생리통이 심한 것도 불임의 원인이 되나요?

 가벼운 생리통은 특별한 치료가 필요치 않지만, 생리통 자체가 자궁 및 난소 질환을 나타내는 신호일 수 있습니다. 이러한 질환이 불임의 원인이 될 수도 있으므로 생리 기간 중 반복되는 통증이 있다면 정확한 검진이 필요합니다.

신체에 아무런 이상이 없으면서 2~3일가량 골반이나 허리·아랫배 주위로 통증이 지속되는 원발성생리통과, 자궁·난소 등의 생식기 문제로부터 유발되는 이차성생리통이 있습니다. 불임과 관련이 있는 것은 이차성생리통입니다. 자궁근종이나 자궁내막증이 있는 경우 생리통이 발생할 수 있으며, 골반염이나 자궁내막염, 나팔관염 등의 염증성 질환도 생리통을 유발할 수 있습니다. 또한 난소 난관에 농양이 있어 염증이 심한 경우에는 발열과 함께 심한 통증이 발생합니다. 자궁경부암, 난소암, 자궁내막암 등의 경우에도 병이 진행되면 하혈과 함께 하복부 통증이 나타나기도 합니다.

이러한 여성 질환은 모두 불임과 밀접한 관련이 있으므로 평소와 다르게 생리통이 심해졌다면 검진을 받아보는 것이 좋습니다.

원발성생리통의 경우 진통제를 복용하거나 방치하는 여성들이 대다수인데 통증이 심하다면 한방 치료의 도움을 받아보는 것도 좋습니다. 진통제는 한의학적으로 봤을 때 차가운 성질의 약제라, 지속적으로 복용하거나 과량 복용할 시 아랫배의 혈액순환장애를 일으키고 자궁과 하복부를 차게 해서 자궁이나 난소에 문제를 야기하고 심화시킬 수 있습니다.

한방에서는 생리통과 더불어 개인의 여러 증상을 참고하여 변증하고 그에 따라 치료합니다. 기체혈어(氣滯血瘀, 기혈이 손상되거나 기가 정체되어 어혈이 생김)가 원인이라면 어혈을 제거하고 기운을 원활히 순환되도록 치료하고, 습열(濕熱, 습하고 뜨거운 나쁜 기운)로 인한 통증일 때는 습열을 제거하는 처방을 합니다. 아랫배가 많이 냉하여 자궁까지 냉해진 경우에는 한사(寒邪, 양기를 손상시키고 기혈 활동을 방해하는 차가운 기운)를 제거하고 따뜻하게 하는 치료를 하며, 몸이 전체적으로 많이 약하여 생리통이 발생한 경우에는 기혈을 보하는 약을 사용합니다.

Q 예전에 인공중절수술을 받았습니다. 인공중절수술을 한 사람은 불임 가능성이 높다는데 사실인가요?

A 본인 또는 배우자에게 유전학적 문제나 감염성 질환이 있는 경우, 임신으로 산모의 건강이 위험한 경우, 혹은 계류유산 등의 이유로 불가피하게 중절수술(소파수술)을 해야 하는 경우가 있습니다.

중절수술이 꼭 불임의 원인이 되는 것은 아니지만 중절수술을 받은 후 자궁이 제대로 회복되지 못하면 향후 불임이나 자연유산, 자궁내막증, 자궁근종, 생리불순, 산후풍 등의 발생 위험이 있습니다.

중절수술 시에는 자궁내막이 어느 정도 손상을 받게 됩니다. 그런데 여러 번의 수술로 자궁내막의 손상 정도가 심하거나 수술 직후 제대로 몸조리를 못해 자궁내막이 약해졌다면 나중에 착상이 잘되지 않습니다. 또한 수술 후에는 자궁 내의 벽끼리 붙어버리는 유착이 발생할 우려가 있습니다. 이러한 경우 또 다른 수술이 필요하거나 치료를 해도 원 상태로 회복되기 힘들고, 이후에 임신하게 되더라도 초기 자연유산의 위험성이 증가하게 됩니다.

따라서 되도록이면 중절수술을 피하는 것이 가장 좋지만 불가피하게 중절수술을 하게 된 경우에는 출산 후와 마찬가지로 일정 기간의 몸조리를 하는 것이 좋습니다. 출산이 아니라 할지라도 중절수술을 비롯한 유산 후에도 여성의 몸에서는 급작스런 호르몬 변화가 일어나기 때문에 자칫 관리를 소홀히 하는 경우에는 여러 가지 후유증에 시달릴 수 있습니다.

한방에서는 유산을 반산(半産)이라고 해서 '밤 껍질이 익어서 저절로 터지는 것이 아니고 발로 밟아서 터뜨리는 것과 같다.'라고 비유합니다. 이는 정상적인 출산보다 유산이 여성의 몸을 더 상하게 한다는 의미이지요. 따라서 유산 후 몸조리는 산후조리 이상으로 중요하다 할 수 있습니다.

중절수술 이후에도 출산 후처럼 2~3일은 푹 쉬어야 합니다. 수술 후 2주까지는 세균 감염의 우려가 있으므로 목욕을 피하고 간단히 샤워만 하는 것이 좋습니다. 더불어 커피나 홍차와 같은 카페인이 들어가 있는 음식을 삼가고, 건강 회복을 위해 미역국이나 철분이 많은 달걀, 간, 소고기, 견과류, 푸른잎채소 등을 섭취하는 것도 도움이 됩니다.

또한 인공유산 후에는 정상 출산보다 어혈이 정체되기 쉬우므로 어혈을 풀어주고 자궁의 빠른 회복을 돕는 한방 치료가 필수적입니다. 향후 발생할 수 있는 후유증을 최대한 예방하고 안정적인 자궁 환경을 만들어두는 것이 좋습니다.

Q 질염을 방치하면 불임이 되나요?

A 질염 자체는 불임의 원인이 되지 않지만 질염을 방치하여 염증이 자궁과 난관, 난소로 전이되거나 더 진행되어 골반염 등을 일으키게 되면 불임이 될 수 있습니다. 염증으로 인해 자궁, 난소, 난관 등에 유착이 발생하면 배란, 수정, 착상의 과정에 문제가 생겨 임신이 어려울 수 있습니다.

특히 수정이 이루어지는 난관은 골반염에 매우 취약합니다. 난관의 내부는 섬모로 이루어져 있는데 염증이 섬모에 영향을 미치게 되면 좀처럼 제 기능을 회복하지 못하는 경우가 많습니다. 이러한 경우, 수정란이 자궁으로 이동하지 못하고 난관에 착상되어 자궁외임신이 되거나, 아예 수정이 이루어지지 않아 불임이 되기도 합니다.

따라서 질염이 발생할 경우 초기에 잘 치료하여 낫도록 해야 합니다. 질염이 무서운 이유는 재발이 잦아 계속 치료해야 한다는 점에 있습니다. 만일 양방 치료를 받아도 계속 재발하는 경우라면 한방 치료가 좀 더 효과적입니다. 항생제나 소염제는 당장의 감염균 제거에는 도움이 될지 몰라도 면역력을 떨어뜨리고 감염균의 저항력은 높여주게 됩니다. 결국 계속적인 감염에 노출시키며 자꾸 강력한 항생제를 써야 하는 악순환을 가져옵니다. 한방 치료는 체질과 몸 상태에 따라 약해진 면역력을 강화하고 감염균에 대한 저항력을 높여 스스로 악성 세균에 대항할 수 있는 환경을 만들어줍니다.

Q 월경량이 적은 것은 임신과 상관없나요?

A 생리량이 적다고 반드시 임신이 어려운 것은 아니지만 임신과 어느 정도 관련은 있습니다. 일반적으로 생리량이 적으면 자궁내막이 얇게 형성되기 때문에 착상이 쉽지 않은 것 아닌가, 생각하기 쉽습니다. 그러나 초음파상으로 자궁내

막 두께가 정상으로 확인되더라도 생리량이 적은 경우가 있기 때문에 생리량이 적다고 반드시 임신이 힘든 것은 아닙니다.

다만, 평소와 달리 갑자기 생리량이 줄었거나 총 생리 기간이 2일 이하로 생리량이 매우 적은 과소월경의 경우에는 자궁내막 유착이나 염증, 무배란성 월경, 조기 폐경 등의 우려가 있으며 이러한 경우 임신에도 영향을 끼치므로 반드시 치료가 필요합니다. 특히 자궁 수술을 한 경험이 있다면 유착 가능성이 높습니다.

과소월경은 한의학적으로 혈허, 어혈 등이 원인이 됩니다. 갑작스러운 체중 감량, 과도한 설사나 땀, 소변 등으로 인해 진액이 고갈되면 제대로 혈을 만들어내지 못해 생리가 줄어들기도 합니다. 이런 사람들은 대체로 손발이 차가우며 피부가 거칠고 건조합니다. 부족해진 진액을 보충하는 치료를 통해 과소월경을 치료합니다. 또한 탁한 혈로 인해 자궁이나 하복부에 어혈이 정체된 경우에도 과소월경이 발생할 수 있습니다. 이때는 어혈을 풀어주고 자궁과 하복부 혈류를 원활하게 하여 치료합니다.

 결혼하고 특별히 피임하지도 않는데 임신이 안 됩니다. 불임인가요?

불임이란 1년간 피임하지 않고 1주일에 평균 2~3회 이상 정상적인 부부관계를 유지했는데도 임신이 안 되는 경우를 말합니다. 따라서 피임하지 않았더라도 주말부부 등의 이유로 정상적인 부부관계를 유지하지 못했다면 꼭 불임이라 진단하기 이릅니다.

만일 위 조건에 해당되어 불임이라고 의심된다면 검사를 통해 임신이 되지 않는 원인을 찾아 이를 해결해야 합니다. 다만 35세 이상인 경우 1년까지 기다리는 것보다는 6개월 이상 시도했는데도 임신이 되지 않는다면 적극적으로 검사를 받거나 한방 치료를 받는 것이 좋습니다.

불임의 원인은 매우 다양해서, 간단한 치료만으로도 임신이 가능한 경우도 있고 검사상 아무런 이상이 없는데도 불임인 경우도 있습니다. 우리나라 부부의 불임률은 10~15% 정도라고 알려져 있습니다.

Q. 남성 불임이 되는 원인은 무엇이며 어떤 검사로 진단하고 치료하나요?

A. 남성 불임 검사는 비교적 간단하고 몸에 무리가 가지 않으므로 불임이 의심되는 경우 아내보다는 남편을 먼저 진찰해보는 것도 좋습니다. 남성 불임은 전체 불임의 약 40%를 차지합니다. 원인은 정자 생성의 장애로 정자가 아예 없는 무정자증이거나, 정자의 운동성이 떨어지거나 정자가 기형인 경우, 그 외에 사정장애(조루, 지루), 발기장애 등이 있습니다.

정자에 대한 이상은 기본적으로 정액검사를 통해 정자의 수, 형태, 운동성 등을 진단하게 됩니다. 세계보건기구(WHO) 기준에 의하면 1회 사정 시에 정액량이 2.0cc 이상, 정자수가 1cc에 2,000만 개 이상, 정상 형태의 정자가 30% 이상, 운동성이 있는 정자가 50% 이상 되어야 수정 가능한 것으로 봅니다.

또한 내분비 기능 이상이 있을 때도 정자의 생성 및 상태에 이상을 일으키므로 호르몬검사를 통해 진단하기도 합니다. 성선자극호르몬(gonadotropin)인 황체호르몬(LH)과 난포자극호르몬(FSH), 남성호르몬(testosterone)을 측정하여 불임의 원인이 고환에 있는지, 혹은 시상하부-뇌하수체에 있는지를 알아볼 수 있습니다.

남성 불임은 지나친 스트레스, 환경호르몬, 지속적인 음주와 흡연 등으로 인한 것이 해부학적 구조 이상보다 훨씬 많습니다. 한의학적으로는 아래와 같은 원인을 진단할 수 있습니다.

정한(精寒) 신의 양기가 부족한 경우

정소(精少) 정이 부족한 경우

기쇠(氣衰) 과로로 인해 기혈이 부족한 경우

기울(氣鬱) 스트레스로 인해 기의 운행이 울체된 경우

담다(痰多) 과음, 과식, 불규칙한 식생활 등으로 기혈 순환이 저해된 경우

상화성(相火盛) 성욕항진, 빈번한 부부생활로 진액이 고갈된 경우

남성 불임은 '양정'을 기본으로 치료합니다. '정'이란 몸을 구성하는 가장 기본적인 물질로 정이 약해지면 흔히 정력이 약하다고 표현하는데, 남성의 생식 능력에서 가장 중요한 위치를 차지합니다.

Q 둘째 아이를 가지려고 하는데 임신이 되지 않습니다. 첫째 아이는 쉽게 가졌는데 왜 그런 것일까요?

A 둘째 불임은 나이가 많아서 불임이 된 경우와 첫째를 낳고 산후조리를 제대로 하지 못해서 임신이 되지 않는 경우로 나누어볼 수 있습니다. 최근에는 초혼 연령이 점차 높아지고, 그에 따라 고령임신도 증가하는 추세입니다. 특히 첫아이를 30대 초반에 낳은 후 35세가 넘어 둘째를 낳으려고 하면 난소 기능이 떨어져 임신이 되지 않는 경우가 많습니다.

여성의 가임력이 가장 높은 시기는 25세로, 그 이후 점차 난소 기능이 퇴화하며 34세를 기준으로는 속도가 매우 빨라집니다. 따라서 이러한 경우 고령임신에 맞추어 최소 3개월 이상의 임신 준비 기간을 거친 후 계획임신을 시도하는 것이 좋습니다.

첫째를 낳고 산후조리를 제대로 하지 않은 것도 둘째 불임의 원인이 됩니다. 임신은 농사에 많이 비유되는데, 어혈이 많은 자궁은 돌이 많은 밭으로, 산후 보양을

제대로 해주지 않아 허약해진 자궁은 거름이 부족한 척박한 땅으로 비유됩니다. 따라서 어혈 치료와 산후조리는 둘째 불임 예방을 위해서도 반드시 필요합니다.

Q 임신 시도는 많이 할수록 좋은 건가요?

A 부부관계를 무조건 많이 한다고 임신율이 높아지는 것은 아닙니다. 건강상 무리가 될 만큼 지나친 횟수는 남성의 기혈 부족이나 여성의 골반염 발생 확률을 높일 수 있으므로 조심해야 합니다. 그렇다고 배란기에만 딱 맞춰서 부부관계를 하는 방법도 좋지 않습니다. 가장 이상적인 방법은 2~3일 간격으로 일정하게 부부관계를 유지하는 것이지요.

임신이 되려면 배란기에 부부관계를 해야 하지만, 임신 성공률을 높이기 위해서는 정자의 질과 운동성, 정자의 수도 중요합니다. 정자는 하루 7,000만 마리 정도 생산되는데 정액 속 정자의 수가 1억~2억 마리 정도가 되어야 임신 성공 확률이 높아집니다. 따라서 2~3일 간격으로 부부관계를 하면 신선한 정자가 많아지며 정자의 운동성과 수정 능력도 좋아집니다. 또한 난자는 배란 후 24시간 이상 살아 있기 힘든데, 2~3일 간격으로 일정하게 부부관계를 유지하면 배란일을 놓칠 확률이 그만큼 줄어듭니다.

Q 임신 시도를 하고 나서 바로 자리에서 일어나거나 샤워, 뒷물을 하면 안 된대요. 근거가 있는 이야기일까요?

A 부부관계 후에 여성은 적어도 20~30분간 편안히 누워 있는 것이 좋습니다. 관계 후 바로 일어나거나 샤워, 뒷물을 하는 경우 정액의 손실이 훨씬 크게 됩니다. 아무래도 중력의 힘에 의해 정액이 질 밖으로 흘러나올 수 있기 때문입니

다. 특히 질 안으로 손을 넣어 씻는 것은 절대 금물입니다. 사정된 정자가 자궁 안으로 충분히 진입하기 위해서는 20~30분 정도 걸리므로 부부관계 후 여성은 편안히 누워 쉬는 것이 임신율을 높이는 데 효과적입니다.

Q 딸이 둘이라 이번에는 꼭 아들을 낳고 싶어요. 아들을 낳게 하는 한약이 있다는데 사실인가요?

A 《동의보감》 등의 한의학 의서에 아들 낳는 방법이나 처방이 수록되어 있긴 합니다만 그 해석에 대해서는 논란의 여지가 있습니다. 최근 아들 낳는 방법으로 가장 많이 알려진 것은 '셰틀스 방법(Shettles method)'입니다. 미국의 생식 생리학자이며 컬럼비아 대학 산부인과 교수였던 셰틀스 박사는 1963년 사람의 정자에 크기와 모양이 다른 두 종류의 성염색체가 있다는 사실을 처음으로 발견했습니다. 이에 따르면 아들이 되는 Y정자는 산성에 약하고 알칼리에 강하며 가볍고 속도가 빠른 반면 지구력이 약하고, 딸이 되는 X정자는 산성에 강하며 크고 지구력이 강하다고 합니다.

셰틀스 박사의 선택임신법은 이러한 전제를 기초로 아들 낳는 방법을 제안하고 있습니다. 여성의 질은 강한 산성이지만 배란일이 되면 알칼리성으로 바뀌므로 아들을 원한 경우 배란 당일에 관계를 가지되, 그 전에 여성의 질을 소다수로 세척해 Y정자가 활동하기 좋은 알칼리성으로 만들어두라고 합니다. 또한 여성의 질은 원래 산성이지만 자궁 깊숙이 경관으로 갈수록 알칼리성을 띠므로 되도록 깊은 체위를 하면 Y정자가 살아남을 확률이 높다고 합니다.

한방 문헌에서도 이와 비슷한 방법을 찾을 수 있습니다. 임신하기 전에 여성의 몸은 알칼리성, 남성의 몸은 산성이 되게 하는 처방입니다. 그러나 이 방법으로 선택임신이 가능한지에 대한 과학적인 근거는 밝혀진 바가 없습니다.

시험관 시술을 앞두고 있습니다. 한의원에서 임신하려면 착상탕이 좋다던데, 시술을 앞두고 복용해도 될까요?

난관폐쇄(수정이 이루어지는 나팔관이 막혀서 임신의 통로 자체가 차단됨)처럼 시험관아기 시술이 불가피한 불임도 있습니다. 그런데 시험관 시술을 한다고 모두 아기를 가질 수 있는 것은 아닙니다. 시험관 시술의 임신 성공률은 20~30% 밖에 되지 않습니다. 의학이 발달했음에도 시험관아기 시술의 임신 성공률이 크게 높아지지 않는 이유는 무엇일까요? 시험관 시술의 호르몬 요법을 통해 과배란을 유도하고 수정률을 높일 수는 있지만, 자궁 내에 이식 후 착상률을 높이는 방안이 여전히 부족하기 때문입니다. 즉 수정란을 배양하여 자궁 내에 이식하더라도 착상이 잘되지 않고, 착상이 된다 하더라도 유지가 되지 않아 결과적으로 임신 성공률이 떨어지는 것입니다.

착상탕은 부득이하게 시험관 시술을 해야 할 경우 챙겨 먹는 게 좋습니다. 수정란이 자리잡을 수 있도록 자궁을 비옥하고 힘 있게 만들어주는 약이기 때문이지요. 임신 성공률을 높이기 위한 한의학적 처방이라고 보면 됩니다. 시험관 시술에 실패했다고 반복적으로 시술을 계속 받기에는 비용적인 부담 외에도 신체적·정신적으로도 부담이 큽니다. 따라서 되도록 최소한의 시술로 임신 성공률을 높이 끌어올리기 위해서는 한방 치료와 병행하는 것이 훨씬 효과적입니다.

한방에서는 시험관 시술 전부터 약 3개월 정도의 치료를 통해 건강한 난자가 배란이 되도록 몸의 기능을 돕고 자궁을 튼튼하게 만들어줍니다. 시술 후에도 착상탕으로 착상과 임신의 유지를 돕고, 임신 확인 직후에는 안태약으로 초기 유산을 방지하고 태를 견고히 하지요.

3개월 정도 한방 치료를 받은 후에 시험관 시술을 했더니 한방 치료 전과 비교하여 배아의 수와 질이 유의하게 증가했다는 연구 결과도 있습니다. 또 시험관 시술

시 한방 치료를 병행한 결과 자궁내막기질세포가 증식하고 난포란의 성숙 및 수정과 배발생을 촉진하는 효과가 나타났습니다. 착상탕을 복용했을 때는 10명 중 4.5명이 임신에 성공하여 일반적인 시험관아기 시술에 비해 임신율이 1.5배 이상 상승했습니다.

임신 중에는 되도록 약을 쓰지 않는 것이 좋지요.
하지만 치료가 필요할 때 쓸 수 있는 약이 있다면 참 감사한 일입니다.
한약 치료는 임신 중 쓸 수 있는 약재와 쓸 수 없는 약재를 구분해서 처방합니다.
약재 중에는 식품으로 분류된 약재들이 있는데, 그런 약재들을 사용하는 것이지요.
임신 시기별로 나타날 수 있는 증상들과
그에 대처할 수 있는 한방 관리에 대해 알아봅시다.

PART 02
임신 주기별 한방으로 다스리기

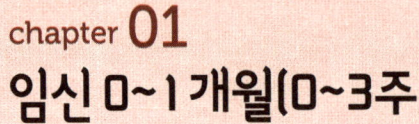

chapter 01
임신 0~1개월(0~3주)

자각증상이 거의 없어서 임신 사실을 모르고 지나치는 경우가 많습니다. 예민한 사람은 몸이 나른하고 한기를 느끼거나 감기 혹은 변비 등의 증상을 경험하기도 하지요. 그러나 대부분 임신 사실을 모르고 지나치곤 한답니다. 평소 기초체온표를 만들어두면 임신 사실을 빨리 확인할 수 있어요.

임신의 징후

● 기미, 주근깨가 두드러진다
임신으로 유방뿐만 아니라 얼굴, 복부, 외음부, 겨드랑이 밑 등에 색소 침착이 나타난다. 이것은 멜라닌 색소가 증가한 데 따른 증상으로서 빠른 사람은 임신 초기부터 생긴다.

● 이상할 정도로 피곤하다
임신하게 되면 몸이 노곤하고 쉽게 피로해지며, 잠이 많아진다. 이것은 여성호르몬인 프로게스테론의 영향인데, 생명을 잉태한 몸을 보호하기 위한 호르몬의 자연스러운 변화라고 할 수 있다.

● 미열이 계속된다
황체호르몬의 영향으로 기초체온이 올라가서 37.2℃ 전후의 고온기가 계속된다. 감기 기운이 있는 것처럼 몸이 나른하고 열이 있는 것 같은 느낌을 갖게 된다.

● 입덧이 시작된다

식욕이 떨어지면서 헛구역질, 구토 등의 증세와 함께 입덧이 시작된다. 다른 원인일 수 있지만, 생리일이 지나서 이런 증세가 나타나면 산부인과를 먼저 찾아야 한다.

●소변이 자주 마렵다

임신하면 임신호르몬인 융모성선자극호르몬이 분비되어 골반 주위로 혈액이 몰리게 된다. 이렇게 몰린 혈액과 시간이 지날수록 점점 커지는 자궁이 방광을 압박하게 되어 조금만 소변이 차도 요의를 느껴 화장실에 가고 싶어진다.

● 생리가 멈춘다

대부분의 경우 생리 예정일이 지났는데도 생리가 시작되지 않는 것으로 임신 사실을 짐작하게 된다. 임신이 되었는데도 출혈이 있을 수 있다. 이것은 낭포가 자궁막을 파고들어 가는 착상 과정에서 출혈이 발생한 것으로, 출혈량이 평소보다 적고 기간도 짧다.

《태교신기》로 보는 태교 적정 시기

태교는 합방을 할 때부터 시작해야 한다. 엄마와 아빠의 선천지기가 만날 때부터 바른 몸가짐을 가지고 주변도 정돈하며 서로를 존중하고 사랑하는 마음으로 이루어져야 한다. 전통적인 태교법이 잘 드러난 것이《태교신기(胎敎新記)》이다. 한의학적 개념이 근본이 되었던 시기이기 때문에《태교신기》안의 태교법은 한의학적으로도 추천할 만한 방법이 된다.

공자는 성품이나 기운을 바꿀 수 없다고 했는데,《태교신기》에서는 그렇게 보지 않는다.

"배 속의 자식과 어머니는 혈맥이 이어져 있어서 호흡을 따라서 움직이는데, 기뻐하며 성내는 것이 자식의 성품이 되며, 보고 듣는 것이 자식의 기운이 되고, 마시며 먹는 것이 자식의 살이 되나니, 어머니 된 자가 어찌 삼가지 않겠는가. 형체가 아직 이루어지기 전의 가르침은 마음을 따를 수 있으나 이미 형체를 이룬 후의 가르침은 습관이 되어 그 성품을 고칠 수 없다."

태교의 중요성을 강조한 대목이다.

민간의 태교는 권고 사항이지만 궁중에서는 반드시 그렇게 하라는 법도였을 정도로 엄격한 태교를 실천했다. 나라와 백성이 태평성대를 누리기 위해서는 위대한 지도자를 길러내야 하고, 이런 지도자는 태교를 통해 만들 수 있다는 것이 왕실 태교의 목표이자 신념이었기 때문이다.

흔히 태교는 엄마만의 몫이라 생각한다. 그러나 《태교신기》는 온 집안이 함께 태교를 해야 한다는 사실을 전제로 삼고, 태교의 가장 중요한 요소로서 태아를 만드는 아버지의 역할을 강조했다.

"스승의 10년 가르침이 어머니가 임신하여 열 달 기르는 것만 못하고 어머니가 열 달 기른 것이 아버지가 하루 낳는 것만 못하다."

"자식을 낳는 아버지의 도리로 부부가 되거든 매일 공경하는 마음으로써 서로를 대하여야 하며, 행여 상스럽거나, 우스갯소리로 대하지 말아야 한다. 한지붕 아래나 침상 위에 단둘이 있을 때라도 하지 않아야 할 말이 있으며, 부부가 거처하는 방이 아니면 함부로 드나들지 말며, 몸에 질병이 있으면 잠자리를 같이하지 않아야 한다."

지금으로부터 200년 전에 쓰인 《태교신기》의 당부이다.

이 시기에 주의할 일

- 임신 가능성이 있을 때는 약물 복용 전에 반드시 전문의와 상담한다. 그러나 3주 후반까지 복용한 약물은 태아에게 아무런 영향을 미치지 않으니, 임신 사실을 모르고 약물을 먹었다고 해도 마음 놓아도 된다.
- 담배나 술 등 해로운 것은 끊는다.
- 톡소플라즈마에 감염되지 않도록 고양이 같은 애완동물을 멀리한다.
- 무리한 다이어트나 편식은 금물이며, 균형 잡힌 식사를 한다.
- X-ray 촬영을 해야 한다면 다음 생리 예정일 10일 전에 한다.

《태교신기》가 제안하는 임신부 생활법

《태교신기》에서 강조하는 생활법은 바르게 생각하고, 바르게 말하고, 바른 것을 보라는 것이다. 그런데 사상체질의 창시자인 이제마는 거기서 더 나아가 이런 감정이 남을 위해 발동하면 오장육부의 기운이 더 충만해진다고 했다. 아이를 위한 가장 특별한 태교는 남을 위해 희로애락을 발동하며 사는 삶인 것이다. 다른 사람의 고통을 함께 아파하고 그들을 돕고자 애쓰며 그들이 기뻐할 때 함께 기뻐하는 것이 아이를 위해서도 가장 좋은 태교가 아닐까. 《태교신기》에 나와 있는 임신부 생활법은 아래와 같다.

1 귀인, 호인, 흰 벽옥, 공작과 같이 빛나고 아름다운 것을 보아야 한다. 물이 넘치거나 화염에 쌓이고 나무가 부러지거나 집이 무너지는 것, 병들고 상한 것, 더럽고 역겨운 벌레들은 보지 않아야 한다.
2 음란한 풍류, 저잣거리의 떠드는 소리, 부인네의 잔격정과 술주정, 분하여 욕설하는 소리, 서러운 울음소리 등은 듣지 말아야 한다.
3 공경으로서 마음에 두고 혹시라도 사람을 해치며 산 것을 죽일 마음을 먹지 말며, 간사하고 탐하며, 도적질하고 시새움하며 훼방할 생각이 가슴에 싹트지 못하게 하여야 한다.
4 말할 때는 화가 나도 모진 소리를 하지 말며, 성나도 몹쓸 말을 하지 말며 사람을 속이지 말며 근거가 분명치 않은 말을 전하지 말며 자기의 일이 아니면 말을 많이 하지 말아야 한다.
5 임신부가 이미 아기를 가졌으면 부부가 함께 잠자리를 아니하며 옷을 너무 덥게 입지 말며 음식을 너무 배부르게 먹지 말며 너무 오래 누워 잠자지 말며 반드시 때때로 가벼운 행보를 하며 찬 곳에 앉지 말고, 더러운 곳에 앉지 말며, 악취를 맡지 말며 험한 곳을 건너지 말며 무거운 것을 들지 말며 과로해서 몸을 상하게 하지 말며 침이나 뜸을 함부로 사용하지 말며 탕약을 함부로 먹지 말 것이다. 항상 마음을 맑게 하고 고요하게 거처하여 온화하게 하며 머리 몸 입 눈이 하나와 같이 단정하게 하여야 한다.
6 임신부는 일을 맡길 사람이 없다 하더라도 할 만한 일만 가려 해야 한다. 반찬 만드는 일을 조심하여 그릇이 떨어져 깨지지 않게 하고 물과 국물이 찬 것을 손에 대지 아니하며 날카로운 칼을 쓰지 말며 자르기를 반드시 바르게 하여야 한다.

7 앉을 때도 단정히 옆으로 기울이지 말며 바람벽에 기대지 말며 두 다리를 뻗고 앉지 말며 걸쳐 앉지도 말며 마루 가장자리에 앉지 말며 앉아서 높은 곳의 물건을 내리지 말며 서서 땅에 있는 것을 잡지 말며 왼편의 물건을 오른손으로 잡지 아니하며 오른편의 물건을 왼손으로써 집지 아니하며 어깨 너머로 고개를 돌려 돌아보지 말아야 한다.

8 임신부가 서거나 다닐 때는 한쪽 발에만 힘주지 말며 위태로운 데를 밟지 말며 기울어진 샛길로 다니지 말며 급히 달리지 말며 뛰어 건너지 말아야 한다.

9 잠잘 때는 엎드리거나 몸을 굽히지 말며 몸을 드러내 눕지 말며 한더위와 한추위에 낮잠 자지 말며 배불리 먹고 자지 말며 만삭이 되면 옷을 쌓아 옆을 고이고 밤의 절반은 왼쪽으로 눕고 밤의 절반은 오른쪽으로 눕는 것을 법도로 삼아야 한다.

10 임신부는 과일 모양이 바르지 아니하면 먹지 않으며 벌레 먹은 것을 먹지 않으며 썩어서 떨어진 것을 먹지 않으며 익지 않은 열매와 푸성귀를 먹지 않으며 찬 음식도 먹지 않으며 빛깔이 좋지 않은 것을 먹지 않으며 냄새가 좋지 않은 것을 먹지 않으며 때 아닌 것을 먹지 않으며 고기가 많아도 밥보다 많이 먹지 말아야 한다. 또한 자식이 단정하기를 바라거든 잉어를 먹으며 자식이 슬기롭고 기운 세기를 바라거든 소의 콩팥과 보리를 먹으며 자식이 총명하기를 바라거든 해삼을 먹으며 해산에 임해서는 새우와 미역을 먹는다.

11 임신부가 해산에 당도하면 음식을 충분히 먹고 천천히 다니기를 자주 하며 잡사람을 만나지 말며 아이를 돌볼 사람은 반드시 가려서 정하고 아파도 몸을 비틀지 말며 뒤로 비스듬히 누우면 해산하기 쉽다.

chapter 02
임신 1~2개월(4~7주)

대부분의 임신부는 이 시기에 임신을 확인하고 기뻐합니다. 그러나 임신의 기쁨이 채 가시기도 전에 입덧이 찾아오지요. 처음에는 지하철이나 버스에서 멀미가 나는 증상이 나타나다가 이내 냄새에 민감해지고 음식을 가리게 됩니다. 아예 입덧을 하지 않거나 가볍게 끝나는 사람도 있지만 음식을 거의 못 먹는 사람도 있을 정도로 천차만별이에요.

입덧의 시작

임신 초반기에 많은 엄마들이 경험하는 것이 바로 입덧이다. 가볍게는 헛구역질 정도로 지나가고 몇 주 흐르면 자연히 개선되는 증상이기도 하다. 그러나 평소 소화기관이 좋지 않았거나 불규칙한 식생활로 위기(胃氣, 한의학에서 소화·흡수하는 본질적인 힘. 명을 영위하는 가장 중요한 힘의 하나)를 손상한 경우 입덧은 이러한 가벼운 증상의 정도를 넘어서게 된다. 심하면 물 한 모금 삼키기도 힘들게 되는데, 이런 경우 수액에 의존해서 입덧이 멈출 때까지 기다리는 안타까운 상태가 되기도 한다.

임신 중 태아는 엄마에게서 모든 영양을 공급받으며 급속히 자라난다. 최근의 연구에 의하면 임신 중 엄마가 식사를 제대로 하지 못하는 경우 태아가 나중에 성인이 되었을 때 비만과 성인병에 걸릴 확률이 매우 높다고 한다. 모체 내에서 영양을 제대로 흡수하지 못하는 태아는 스스로 생존하기 위해 에너지 저장 능력을 강화하게 된다. 모체 내의 강한 내분비계를 통해 훈련된 아이들은 태어나서도 그러한 경향이 지속되어 결국 비만하게 되고 성인병에 걸린다는 얘기이다. 이와 같이 임신 중 영양 섭취는 생각보다 훨씬 중요하다. 그런 만큼 모체의 영양 섭취를 방해하는 입덧은 반드시 다스려줘야 한다.

입덧의 증상은 사람마다 다르지만 차고 상큼하며 신맛이 나는 음식이 입덧을 잠재우는 데 좋다. 미역이나 파래 같은 해산물에 레몬을 곁들여 먹으면 상큼한 맛을 즐길 수 있어 좋다. 설탕이나 조미료를 가미하는 것보다 소금·식초·고추장 등으로 간하는 담백한 음식이 좋고, 조리 시간이 짧아 냄새를 풍기지 않고 음식을 먹을 수 있어야 입맛을 찾을 수 있다. 공복일 때 증세가 더욱 심해지므로 속이 비지 않도록 간식을 마련한다. 입덧이 계속되는 동안에는 구토 때문에 체내에 수분이 모자라니 주기적인 수분 공급이 필요하다.

입덧이 있더라도 음식의 종류와 먹는 방법을 잘 조절하면 입덧으로 인한 괴로움을 덜 수 있다. 특히 생강과 귤피는 입덧을 치료하는 한약재 중에 빠지지 않고 들어가는 것으로, 생강차나 귤피차만으로도 웬만한 입덧은 다 잡을 수 있다. 특히 생강은 멀미약보다 멀미 억제 효과가 두 배 이상 뛰어나다고 보고되었다. 생강 속의 진저롤이라는 물질은 위의 수축을 억제하고 장의 활동을 활성화하며 침, 담즙, 위산의 분비를 촉진시켜 오심이나 구토, 멀미를 예방해주는 효과가 있다고 한다. 임신부의 입덧을 완화하는 효능도 뛰어난데, 멀미약이나 구역질 치료약처럼 뇌에 작용하지 않고 장에 직접 작용하기 때문에 졸음과 같은 부작용을 가져오는 법이 없다고 한다. 진하게 달여서 마실수록 효과는 더 강한데 생강차의 경우 많이 맵기 때문에 하루 40g을 넘지 않는 것이 좋다. 이런 노력으로도 해결되지 않을 만큼 입덧이 심하다면 더 적극적인 한방 치료가 필요하다. 임신 중에 쓸 수 없는 약재들은 입덧 치료에 쓰이지 않으므로 걱정하지 말고 한의사에게 맡기자.

한방으로 치유하는 입덧

한방에서는 입덧의 원인에 따라 몇 가지로 나누어 치료한다. 첫째, 평소 위장이 좋지 않던 사람의 경우이다. 이런 사람들이 임신하면 위의 경락들이 자극받아 구토가 일어난다. 주로 가슴이 답답하고, 음식을 먹은 후에 곧 토한다. 음식 냄새가 싫어지고 몸이 무력해지며 안색이 창백해지는데, 이럴 경우 위를 튼튼히 해서 구역질을 멈추게 하는 탕약을 쓰게 된다.

둘째, 평소 속이 답답하고 화를 잘 내는 사람의 경우이다. 이런 사람들은 몸에 불필요한 화가 발생하고, 불꽃이 위로 올라가듯 그 화가 위로 올라가면서 구토가 일어나게 된다. 신물을 토하고 가슴이 답답하고 머리가 어지럽기도 하며, 입이 건조해지고 토한 다음 찬물을 찾게 된다. 이때는 화를 꺼주면서 위를 편안하게 해주는 한약을 사용한다.

셋째, 평소 인체 내의 불필요한 수분이나 찌꺼기를 대사하는 능력이 부족한 사람의 경우이다. 이런 사람들은 습이나 담이 많이 발생하는데, 임신 중에 이러한 습과 담이 위로 올라가 구토하게 된다. 주로 담같이 걸쭉한 물을 자주 토하고 가슴이 답답하고 두근거리는 증상이 나타난다. 이럴 경우 찌꺼기를 제거하고 구토를 멈추는 방법이 사용된다.

주의해야 할 것은 입덧이 끝날 때이다. 지금껏 먹지 못했던 것에 대한 반작용으로 갑자기 많이 먹어 체중이 급격히 늘어나는 사람이 무척 많다. 식욕이 회복된 후에라도 먹고 싶을 때 먹고 싶은 만큼 먹는다는 생각은 금물이다. 한번 체중이 불면 출산 후에도 다시 옛날의 몸매로 돌아가기가 쉽지 않다. 못 먹었다고 아쉬워하지 말자. 오히려 입덧 덕분에 임신 중 체중 관리했다고 생각하자. 그리고 입덧하는 엄마에게서 태어난 아기가 오히려 기형 발생률이 적다는 연구 결과도 있으니, 입덧한다고 너무 걱정하거나 우울해지지 말자. 걱정과 근심이 입덧을 더 심하게 만들고, 태교에도 좋지 않다.

임신부의 과반수 이상이 겪게 되는 입덧, 걱정하지 말자. 음식의 종류와 먹는 방법만 잘 조절해줘도 훨씬 편하게 다스릴 수 있다.

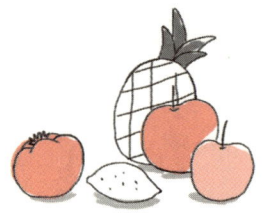 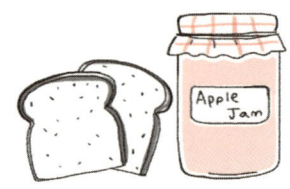 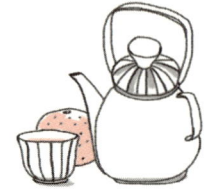

입덧을 더는 식습관

●시원하고 새콤한 과일 챙겨 먹기

과일은 비타민과 수분을 동시에 섭취할 수 있는 좋은 음식이다. 식사 후보다는 식사 전에 먹는 것이 변비를 예방할 수 있는 비결이다. 단, 수박이나 참외 같은 수분이 많은 과일은 너무 많이 먹으면 설사를 할 수 있으므로 주의한다.

●비스킷으로 공복감 해결

입덧은 아침에 더 심해지는 '아침병'이다. 공복일 때는 입덧이 더 심해지므로 식사 전 간식을 먹는 것도 방법이다. 잼을 바른 토스트나 비스킷 등 과자류로 간단하게 공복감을 해결해주면 입덧이 훨씬 덜해진다.

●생강차, 귤피차 수시로 마시기

임신 중에는 수분이 부족해지기 쉬우므로 수시로 물을 마시는 것이 좋다. 하지만 지나치게 물을 많이 마실 경우 위장 기능이 떨어져 입덧이 더욱 심해질 수 있으므로 생강차, 귤피차를 시원하게 해서 자주 복용하면 좋다.

●조금씩 자주 먹기

입덧 기간 중에는 소화가 잘되지 않으므로 입맛 당기는 음식을 한꺼번에 많이 먹

45일	월	일	요일	D + (	)
1) 시 분	좌 우	분 분	유축		㎖
2) 시 분	좌 우	분 분	유축		㎖
3) 시 분	좌 우	분 분	유축		㎖
4) 시 분	좌 우	분 분	유축		㎖
5) 시 분	좌 우	분 분	유축		㎖
6) 시 분	좌 우	분 분	유축		㎖
7) 시 분	좌 우	분 분	유축		㎖
8) 시 분	좌 우	분 분	유축		㎖
9) 시 분	좌 우	분 분	유축		㎖
10) 시 분	좌 우	분 분	유축		㎖
11) 시 분	좌 우	분 분	유축		㎖
12) 시 분	좌 우	분 분	유축		㎖
아기 kg	소변	회	대변		회

46일	월	일	요일	D + (	)
1) 시 분	좌 우	분 분	유축		㎖
2) 시 분	좌 우	분 분	유축		㎖
3) 시 분	좌 우	분 분	유축		㎖
4) 시 분	좌 우	분 분	유축		㎖
5) 시 분	좌 우	분 분	유축		㎖
6) 시 분	좌 우	분 분	유축		㎖
7) 시 분	좌 우	분 분	유축		㎖
8) 시 분	좌 우	분 분	유축		㎖
9) 시 분	좌 우	분 분	유축		㎖
10) 시 분	좌 우	분 분	유축		㎖
11) 시 분	좌 우	분 분	유축		㎖
12) 시 분	좌 우	분 분	유축		㎖
아기 kg	소변	회	대변		회

43일

	월	일	요일	D + (	)
1) 시 분	좌 우	분 분	유축		㎖
2) 시 분	좌 우	분 분	유축		㎖
3) 시 분	좌 우	분 분	유축		㎖
4) 시 분	좌 우	분 분	유축		㎖
5) 시 분	좌 우	분 분	유축		㎖
6) 시 분	좌 우	분 분	유축		㎖
7) 시 분	좌 우	분 분	유축		㎖
8) 시 분	좌 우	분 분	유축		㎖
9) 시 분	좌 우	분 분	유축		㎖
10) 시 분	좌 우	분 분	유축		㎖
11) 시 분	좌 우	분 분	유축		㎖
12) 시 분	좌 우	분 분	유축		㎖
아기 kg	소변	회	대변		회

44일

	월	일	요일	D + (	)
1) 시 분	좌 우	분 분	유축		㎖
2) 시 분	좌 우	분 분	유축		㎖
3) 시 분	좌 우	분 분	유축		㎖
4) 시 분	좌 우	분 분	유축		㎖
5) 시 분	좌 우	분 분	유축		㎖
6) 시 분	좌 우	분 분	유축		㎖
7) 시 분	좌 우	분 분	유축		㎖
8) 시 분	좌 우	분 분	유축		㎖
9) 시 분	좌 우	분 분	유축		㎖
10) 시 분	좌 우	분 분	유축		㎖
11) 시 분	좌 우	분 분	유축		㎖
12) 시 분	좌 우	분 분	유축		㎖
아기 kg	소변	회	대변		회

41일   월   일   요일   D + (   )

	좌 분	유축	㎖
1) 시 분	우 분		
2) 시 분	좌 분 / 우 분	유축	㎖
3) 시 분	좌 분 / 우 분	유축	㎖
4) 시 분	좌 분 / 우 분	유축	㎖
5) 시 분	좌 분 / 우 분	유축	㎖
6) 시 분	좌 분 / 우 분	유축	㎖
7) 시 분	좌 분 / 우 분	유축	㎖
8) 시 분	좌 분 / 우 분	유축	㎖
9) 시 분	좌 분 / 우 분	유축	㎖
10) 시 분	좌 분 / 우 분	유축	㎖
11) 시 분	좌 분 / 우 분	유축	㎖
12) 시 분	좌 분 / 우 분	유축	㎖

아기   kg   소변   회   대변   회

42일   월   일   요일   D + (   )

	좌 분	유축	㎖
1) 시 분	우 분		
2) 시 분	좌 분 / 우 분	유축	㎖
3) 시 분	좌 분 / 우 분	유축	㎖
4) 시 분	좌 분 / 우 분	유축	㎖
5) 시 분	좌 분 / 우 분	유축	㎖
6) 시 분	좌 분 / 우 분	유축	㎖
7) 시 분	좌 분 / 우 분	유축	㎖
8) 시 분	좌 분 / 우 분	유축	㎖
9) 시 분	좌 분 / 우 분	유축	㎖
10) 시 분	좌 분 / 우 분	유축	㎖
11) 시 분	좌 분 / 우 분	유축	㎖
12) 시 분	좌 분 / 우 분	유축	㎖

아기   kg   소변   회   대변   회

39일

	월	일	요일	D + (	)
1) 시 분	좌 우	분 분	유축		ml
2) 시 분	좌 우	분 분	유축		ml
3) 시 분	좌 우	분 분	유축		ml
4) 시 분	좌 우	분 분	유축		ml
5) 시 분	좌 우	분 분	유축		ml
6) 시 분	좌 우	분 분	유축		ml
7) 시 분	좌 우	분 분	유축		ml
8) 시 분	좌 우	분 분	유축		ml
9) 시 분	좌 우	분 분	유축		ml
10) 시 분	좌 우	분 분	유축		ml
11) 시 분	좌 우	분 분	유축		ml
12) 시 분	좌 우	분 분	유축		ml
아기 kg	소변	회	대변		회

40일

	월	일	요일	D + (	)
1) 시 분	좌 우	분 분	유축		ml
2) 시 분	좌 우	분 분	유축		ml
3) 시 분	좌 우	분 분	유축		ml
4) 시 분	좌 우	분 분	유축		ml
5) 시 분	좌 우	분 분	유축		ml
6) 시 분	좌 우	분 분	유축		ml
7) 시 분	좌 우	분 분	유축		ml
8) 시 분	좌 우	분 분	유축		ml
9) 시 분	좌 우	분 분	유축		ml
10) 시 분	좌 우	분 분	유축		ml
11) 시 분	좌 우	분 분	유축		ml
12) 시 분	좌 우	분 분	유축		ml
아기 kg	소변	회	대변		회

37일   월   일   요일   D + (   )

	좌	분	유축	㎖
1) 시 분	우	분		
2) 시 분	좌	분	유축	㎖
	우	분		
3) 시 분	좌	분	유축	㎖
	우	분		
4) 시 분	좌	분	유축	㎖
	우	분		
5) 시 분	좌	분	유축	㎖
	우	분		
6) 시 분	좌	분	유축	㎖
	우	분		
7) 시 분	좌	분	유축	㎖
	우	분		
8) 시 분	좌	분	유축	㎖
	우	분		
9) 시 분	좌	분	유축	㎖
	우	분		
10) 시 분	좌	분	유축	㎖
	우	분		
11) 시 분	좌	분	유축	㎖
	우	분		
12) 시 분	좌	분	유축	㎖
	우	분		
아기 kg	소변 회		대변	회

38일   월   일   요일   D + (   )

	좌	분	유축	㎖
1) 시 분	우	분		
2) 시 분	좌	분	유축	㎖
	우	분		
3) 시 분	좌	분	유축	㎖
	우	분		
4) 시 분	좌	분	유축	㎖
	우	분		
5) 시 분	좌	분	유축	㎖
	우	분		
6) 시 분	좌	분	유축	㎖
	우	분		
7) 시 분	좌	분	유축	㎖
	우	분		
8) 시 분	좌	분	유축	㎖
	우	분		
9) 시 분	좌	분	유축	㎖
	우	분		
10) 시 분	좌	분	유축	㎖
	우	분		
11) 시 분	좌	분	유축	㎖
	우	분		
12) 시 분	좌	분	유축	㎖
	우	분		
아기 kg	소변 회		대변	회

35일

	월	일	요일	D + (	)
1) 시 분	좌 우		분 분	유축	㎖
2) 시 분	좌 우		분 분	유축	㎖
3) 시 분	좌 우		분 분	유축	㎖
4) 시 분	좌 우		분 분	유축	㎖
5) 시 분	좌 우		분 분	유축	㎖
6) 시 분	좌 우		분 분	유축	㎖
7) 시 분	좌 우		분 분	유축	㎖
8) 시 분	좌 우		분 분	유축	㎖
9) 시 분	좌 우		분 분	유축	㎖
10) 시 분	좌 우		분 분	유축	㎖
11) 시 분	좌 우		분 분	유축	㎖
12) 시 분	좌 우		분 분	유축	㎖
아기 kg	소변		회	대변	회

36일

	월	일	요일	D + (	)
1) 시 분	좌 우		분 분	유축	㎖
2) 시 분	좌 우		분 분	유축	㎖
3) 시 분	좌 우		분 분	유축	㎖
4) 시 분	좌 우		분 분	유축	㎖
5) 시 분	좌 우		분 분	유축	㎖
6) 시 분	좌 우		분 분	유축	㎖
7) 시 분	좌 우		분 분	유축	㎖
8) 시 분	좌 우		분 분	유축	㎖
9) 시 분	좌 우		분 분	유축	㎖
10) 시 분	좌 우		분 분	유축	㎖
11) 시 분	좌 우		분 분	유축	㎖
12) 시 분	좌 우		분 분	유축	㎖
아기 kg	소변		회	대변	회

33일

	월	일	요일	D + (	)
1) 시 분	좌 우		분 분	유축	㎖
2) 시 분	좌 우		분 분	유축	㎖
3) 시 분	좌 우		분 분	유축	㎖
4) 시 분	좌 우		분 분	유축	㎖
5) 시 분	좌 우		분 분	유축	㎖
6) 시 분	좌 우		분 분	유축	㎖
7) 시 분	좌 우		분 분	유축	㎖
8) 시 분	좌 우		분 분	유축	㎖
9) 시 분	좌 우		분 분	유축	㎖
10) 시 분	좌 우		분 분	유축	㎖
11) 시 분	좌 우		분 분	유축	㎖
12) 시 분	좌 우		분 분	유축	㎖
아기 kg	소변		회	대변	회

34일

	월	일	요일	D + (	)
1) 시 분	좌 우		분 분	유축	㎖
2) 시 분	좌 우		분 분	유축	㎖
3) 시 분	좌 우		분 분	유축	㎖
4) 시 분	좌 우		분 분	유축	㎖
5) 시 분	좌 우		분 분	유축	㎖
6) 시 분	좌 우		분 분	유축	㎖
7) 시 분	좌 우		분 분	유축	㎖
8) 시 분	좌 우		분 분	유축	㎖
9) 시 분	좌 우		분 분	유축	㎖
10) 시 분	좌 우		분 분	유축	㎖
11) 시 분	좌 우		분 분	유축	㎖
12) 시 분	좌 우		분 분	유축	㎖
아기 kg	소변		회	대변	회

31일

	월	일	요일	D + (	)
1) 시 분	좌 우	분 분	유축		㎖
2) 시 분	좌 우	분 분	유축		㎖
3) 시 분	좌 우	분 분	유축		㎖
4) 시 분	좌 우	분 분	유축		㎖
5) 시 분	좌 우	분 분	유축		㎖
6) 시 분	좌 우	분 분	유축		㎖
7) 시 분	좌 우	분 분	유축		㎖
8) 시 분	좌 우	분 분	유축		㎖
9) 시 분	좌 우	분 분	유축		㎖
10) 시 분	좌 우	분 분	유축		㎖
11) 시 분	좌 우	분 분	유축		㎖
12) 시 분	좌 우	분 분	유축		㎖
아기 kg	소변	회	대변		회

32일

	월	일	요일	D + (	)
1) 시 분	좌 우	분 분	유축		㎖
2) 시 분	좌 우	분 분	유축		㎖
3) 시 분	좌 우	분 분	유축		㎖
4) 시 분	좌 우	분 분	유축		㎖
5) 시 분	좌 우	분 분	유축		㎖
6) 시 분	좌 우	분 분	유축		㎖
7) 시 분	좌 우	분 분	유축		㎖
8) 시 분	좌 우	분 분	유축		㎖
9) 시 분	좌 우	분 분	유축		㎖
10) 시 분	좌 우	분 분	유축		㎖
11) 시 분	좌 우	분 분	유축		㎖
12) 시 분	좌 우	분 분	유축		㎖
아기 kg	소변	회	대변		회

29일

	월	일	요일	D + (	)
1) 시 분	좌 우	분 분	유축		㎖
2) 시 분	좌 우	분 분	유축		㎖
3) 시 분	좌 우	분 분	유축		㎖
4) 시 분	좌 우	분 분	유축		㎖
5) 시 분	좌 우	분 분	유축		㎖
6) 시 분	좌 우	분 분	유축		㎖
7) 시 분	좌 우	분 분	유축		㎖
8) 시 분	좌 우	분 분	유축		㎖
9) 시 분	좌 우	분 분	유축		㎖
10) 시 분	좌 우	분 분	유축		㎖
11) 시 분	좌 우	분 분	유축		㎖
12) 시 분	좌 우	분 분	유축		㎖
아기 kg	소변	회	대변		회

30일

	월	일	요일	D + (	)
1) 시 분	좌 우	분 분	유축		㎖
2) 시 분	좌 우	분 분	유축		㎖
3) 시 분	좌 우	분 분	유축		㎖
4) 시 분	좌 우	분 분	유축		㎖
5) 시 분	좌 우	분 분	유축		㎖
6) 시 분	좌 우	분 분	유축		㎖
7) 시 분	좌 우	분 분	유축		㎖
8) 시 분	좌 우	분 분	유축		㎖
9) 시 분	좌 우	분 분	유축		㎖
10) 시 분	좌 우	분 분	유축		㎖
11) 시 분	좌 우	분 분	유축		㎖
12) 시 분	좌 우	분 분	유축		㎖
아기 kg	소변	회	대변		회

27일

	월	일	요일	D + (	)
1) 시 분	좌 우	분 분	유축		㎖
2) 시 분	좌 우	분 분	유축		㎖
3) 시 분	좌 우	분 분	유축		㎖
4) 시 분	좌 우	분 분	유축		㎖
5) 시 분	좌 우	분 분	유축		㎖
6) 시 분	좌 우	분 분	유축		㎖
7) 시 분	좌 우	분 분	유축		㎖
8) 시 분	좌 우	분 분	유축		㎖
9) 시 분	좌 우	분 분	유축		㎖
10) 시 분	좌 우	분 분	유축		㎖
11) 시 분	좌 우	분 분	유축		㎖
12) 시 분	좌 우	분 분	유축		㎖
아기 kg	소변	회	대변		회

28일

	월	일	요일	D + (	)
1) 시 분	좌 우	분 분	유축		㎖
2) 시 분	좌 우	분 분	유축		㎖
3) 시 분	좌 우	분 분	유축		㎖
4) 시 분	좌 우	분 분	유축		㎖
5) 시 분	좌 우	분 분	유축		㎖
6) 시 분	좌 우	분 분	유축		㎖
7) 시 분	좌 우	분 분	유축		㎖
8) 시 분	좌 우	분 분	유축		㎖
9) 시 분	좌 우	분 분	유축		㎖
10) 시 분	좌 우	분 분	유축		㎖
11) 시 분	좌 우	분 분	유축		㎖
12) 시 분	좌 우	분 분	유축		㎖
아기 kg	소변	회	대변		회

25일

	월	일	요일	D + (	)

1) 시 분	좌 우	분 분	유축	㎖
2) 시 분	좌 우	분 분	유축	㎖
3) 시 분	좌 우	분 분	유축	㎖
4) 시 분	좌 우	분 분	유축	㎖
5) 시 분	좌 우	분 분	유축	㎖
6) 시 분	좌 우	분 분	유축	㎖
7) 시 분	좌 우	분 분	유축	㎖
8) 시 분	좌 우	분 분	유축	㎖
9) 시 분	좌 우	분 분	유축	㎖
10) 시 분	좌 우	분 분	유축	㎖
11) 시 분	좌 우	분 분	유축	㎖
12) 시 분	좌 우	분 분	유축	㎖
아기 kg	소변 회		대변	회

26일

	월	일	요일	D + (	)

1) 시 분	좌 우	분 분	유축	㎖
2) 시 분	좌 우	분 분	유축	㎖
3) 시 분	좌 우	분 분	유축	㎖
4) 시 분	좌 우	분 분	유축	㎖
5) 시 분	좌 우	분 분	유축	㎖
6) 시 분	좌 우	분 분	유축	㎖
7) 시 분	좌 우	분 분	유축	㎖
8) 시 분	좌 우	분 분	유축	㎖
9) 시 분	좌 우	분 분	유축	㎖
10) 시 분	좌 우	분 분	유축	㎖
11) 시 분	좌 우	분 분	유축	㎖
12) 시 분	좌 우	분 분	유축	㎖
아기 kg	소변 회		대변	회

23일

	월	일	요일	D + (	)
1) 시 분	좌 우	분 분	유축		㎖
2) 시 분	좌 우	분 분	유축		㎖
3) 시 분	좌 우	분 분	유축		㎖
4) 시 분	좌 우	분 분	유축		㎖
5) 시 분	좌 우	분 분	유축		㎖
6) 시 분	좌 우	분 분	유축		㎖
7) 시 분	좌 우	분 분	유축		㎖
8) 시 분	좌 우	분 분	유축		㎖
9) 시 분	좌 우	분 분	유축		㎖
10) 시 분	좌 우	분 분	유축		㎖
11) 시 분	좌 우	분 분	유축		㎖
12) 시 분	좌 우	분 분	유축		㎖
아기 kg	소변	회	대변		회

24일

	월	일	요일	D + (	)
1) 시 분	좌 우	분 분	유축		㎖
2) 시 분	좌 우	분 분	유축		㎖
3) 시 분	좌 우	분 분	유축		㎖
4) 시 분	좌 우	분 분	유축		㎖
5) 시 분	좌 우	분 분	유축		㎖
6) 시 분	좌 우	분 분	유축		㎖
7) 시 분	좌 우	분 분	유축		㎖
8) 시 분	좌 우	분 분	유축		㎖
9) 시 분	좌 우	분 분	유축		㎖
10) 시 분	좌 우	분 분	유축		㎖
11) 시 분	좌 우	분 분	유축		㎖
12) 시 분	좌 우	분 분	유축		㎖
아기 kg	소변	회	대변		회

21일

	월	일	요일	D + (	)
1) 시 분	좌 우	분 분	유축		ml
2) 시 분	좌 우	분 분	유축		ml
3) 시 분	좌 우	분 분	유축		ml
4) 시 분	좌 우	분 분	유축		ml
5) 시 분	좌 우	분 분	유축		ml
6) 시 분	좌 우	분 분	유축		ml
7) 시 분	좌 우	분 분	유축		ml
8) 시 분	좌 우	분 분	유축		ml
9) 시 분	좌 우	분 분	유축		ml
10) 시 분	좌 우	분 분	유축		ml
11) 시 분	좌 우	분 분	유축		ml
12) 시 분	좌 우	분 분	유축		ml
아기 kg	소변 회		대변		회

22일

	월	일	요일	D + (	)
1) 시 분	좌 우	분 분	유축		ml
2) 시 분	좌 우	분 분	유축		ml
3) 시 분	좌 우	분 분	유축		ml
4) 시 분	좌 우	분 분	유축		ml
5) 시 분	좌 우	분 분	유축		ml
6) 시 분	좌 우	분 분	유축		ml
7) 시 분	좌 우	분 분	유축		ml
8) 시 분	좌 우	분 분	유축		ml
9) 시 분	좌 우	분 분	유축		ml
10) 시 분	좌 우	분 분	유축		ml
11) 시 분	좌 우	분 분	유축		ml
12) 시 분	좌 우	분 분	유축		ml
아기 kg	소변 회		대변		회

19일

	월	일	요일	D + (	)
1) 시 분	좌 우	분 분	유축		㎖
2) 시 분	좌 우	분 분	유축		㎖
3) 시 분	좌 우	분 분	유축		㎖
4) 시 분	좌 우	분 분	유축		㎖
5) 시 분	좌 우	분 분	유축		㎖
6) 시 분	좌 우	분 분	유축		㎖
7) 시 분	좌 우	분 분	유축		㎖
8) 시 분	좌 우	분 분	유축		㎖
9) 시 분	좌 우	분 분	유축		㎖
10) 시 분	좌 우	분 분	유축		㎖
11) 시 분	좌 우	분 분	유축		㎖
12) 시 분	좌 우	분 분	유축		㎖
아기 kg	소변	회	대변		회

20일

	월	일	요일	D + (	)
1) 시 분	좌 우	분 분	유축		㎖
2) 시 분	좌 우	분 분	유축		㎖
3) 시 분	좌 우	분 분	유축		㎖
4) 시 분	좌 우	분 분	유축		㎖
5) 시 분	좌 우	분 분	유축		㎖
6) 시 분	좌 우	분 분	유축		㎖
7) 시 분	좌 우	분 분	유축		㎖
8) 시 분	좌 우	분 분	유축		㎖
9) 시 분	좌 우	분 분	유축		㎖
10) 시 분	좌 우	분 분	유축		㎖
11) 시 분	좌 우	분 분	유축		㎖
12) 시 분	좌 우	분 분	유축		㎖
아기 kg	소변	회	대변		회

17일

	월	일	요일	D + ( )
1) 시 분	좌 우	분 분	유축	㎖
2) 시 분	좌 우	분 분	유축	㎖
3) 시 분	좌 우	분 분	유축	㎖
4) 시 분	좌 우	분 분	유축	㎖
5) 시 분	좌 우	분 분	유축	㎖
6) 시 분	좌 우	분 분	유축	㎖
7) 시 분	좌 우	분 분	유축	㎖
8) 시 분	좌 우	분 분	유축	㎖
9) 시 분	좌 우	분 분	유축	㎖
10) 시 분	좌 우	분 분	유축	㎖
11) 시 분	좌 우	분 분	유축	㎖
12) 시 분	좌 우	분 분	유축	㎖
아기 kg	소변 회		대변	회

18일

	월	일	요일	D + ( )
1) 시 분	좌 우	분 분	유축	㎖
2) 시 분	좌 우	분 분	유축	㎖
3) 시 분	좌 우	분 분	유축	㎖
4) 시 분	좌 우	분 분	유축	㎖
5) 시 분	좌 우	분 분	유축	㎖
6) 시 분	좌 우	분 분	유축	㎖
7) 시 분	좌 우	분 분	유축	㎖
8) 시 분	좌 우	분 분	유축	㎖
9) 시 분	좌 우	분 분	유축	㎖
10) 시 분	좌 우	분 분	유축	㎖
11) 시 분	좌 우	분 분	유축	㎖
12) 시 분	좌 우	분 분	유축	㎖
아기 kg	소변 회		대변	회

15일

	월	일	요일	D + (	)
1) 시 분	좌 우	분 분	유축		㎖
2) 시 분	좌 우	분 분	유축		㎖
3) 시 분	좌 우	분 분	유축		㎖
4) 시 분	좌 우	분 분	유축		㎖
5) 시 분	좌 우	분 분	유축		㎖
6) 시 분	좌 우	분 분	유축		㎖
7) 시 분	좌 우	분 분	유축		㎖
8) 시 분	좌 우	분 분	유축		㎖
9) 시 분	좌 우	분 분	유축		㎖
10) 시 분	좌 우	분 분	유축		㎖
11) 시 분	좌 우	분 분	유축		㎖
12) 시 분	좌 우	분 분	유축		㎖
아기 kg	소변	회	대변		회

16일

	월	일	요일	D + (	)
1) 시 분	좌 우	분 분	유축		㎖
2) 시 분	좌 우	분 분	유축		㎖
3) 시 분	좌 우	분 분	유축		㎖
4) 시 분	좌 우	분 분	유축		㎖
5) 시 분	좌 우	분 분	유축		㎖
6) 시 분	좌 우	분 분	유축		㎖
7) 시 분	좌 우	분 분	유축		㎖
8) 시 분	좌 우	분 분	유축		㎖
9) 시 분	좌 우	분 분	유축		㎖
10) 시 분	좌 우	분 분	유축		㎖
11) 시 분	좌 우	분 분	유축		㎖
12) 시 분	좌 우	분 분	유축		㎖
아기 kg	소변	회	대변		회

13일

	월	일	요일	D + (	)
1) 시 분	좌 우	분 분	유축	㎖	
2) 시 분	좌 우	분 분	유축	㎖	
3) 시 분	좌 우	분 분	유축	㎖	
4) 시 분	좌 우	분 분	유축	㎖	
5) 시 분	좌 우	분 분	유축	㎖	
6) 시 분	좌 우	분 분	유축	㎖	
7) 시 분	좌 우	분 분	유축	㎖	
8) 시 분	좌 우	분 분	유축	㎖	
9) 시 분	좌 우	분 분	유축	㎖	
10) 시 분	좌 우	분 분	유축	㎖	
11) 시 분	좌 우	분 분	유축	㎖	
12) 시 분	좌 우	분 분	유축	㎖	
아기 kg	소변 회		대변 회		

14일

	월	일	요일	D + (	)
1) 시 분	좌 우	분 분	유축	㎖	
2) 시 분	좌 우	분 분	유축	㎖	
3) 시 분	좌 우	분 분	유축	㎖	
4) 시 분	좌 우	분 분	유축	㎖	
5) 시 분	좌 우	분 분	유축	㎖	
6) 시 분	좌 우	분 분	유축	㎖	
7) 시 분	좌 우	분 분	유축	㎖	
8) 시 분	좌 우	분 분	유축	㎖	
9) 시 분	좌 우	분 분	유축	㎖	
10) 시 분	좌 우	분 분	유축	㎖	
11) 시 분	좌 우	분 분	유축	㎖	
12) 시 분	좌 우	분 분	유축	㎖	
아기 kg	소변 회		대변 회		

11일

	월	일	요일	D + ( )

1) 시 분	좌 분 / 우 분	유축 ㎖
2) 시 분	좌 분 / 우 분	유축 ㎖
3) 시 분	좌 분 / 우 분	유축 ㎖
4) 시 분	좌 분 / 우 분	유축 ㎖
5) 시 분	좌 분 / 우 분	유축 ㎖
6) 시 분	좌 분 / 우 분	유축 ㎖
7) 시 분	좌 분 / 우 분	유축 ㎖
8) 시 분	좌 분 / 우 분	유축 ㎖
9) 시 분	좌 분 / 우 분	유축 ㎖
10) 시 분	좌 분 / 우 분	유축 ㎖
11) 시 분	좌 분 / 우 분	유축 ㎖
12) 시 분	좌 분 / 우 분	유축 ㎖

아기 kg 소변 회 대변 회

12일

	월	일	요일	D + ( )

1) 시 분	좌 분 / 우 분	유축 ㎖
2) 시 분	좌 분 / 우 분	유축 ㎖
3) 시 분	좌 분 / 우 분	유축 ㎖
4) 시 분	좌 분 / 우 분	유축 ㎖
5) 시 분	좌 분 / 우 분	유축 ㎖
6) 시 분	좌 분 / 우 분	유축 ㎖
7) 시 분	좌 분 / 우 분	유축 ㎖
8) 시 분	좌 분 / 우 분	유축 ㎖
9) 시 분	좌 분 / 우 분	유축 ㎖
10) 시 분	좌 분 / 우 분	유축 ㎖
11) 시 분	좌 분 / 우 분	유축 ㎖
12) 시 분	좌 분 / 우 분	유축 ㎖

아기 kg 소변 회 대변 회

9일

	월	일	요일	D + ( )
1) 시 분	좌 분 우 분		유축	㎖
2) 시 분	좌 분 우 분		유축	㎖
3) 시 분	좌 분 우 분		유축	㎖
4) 시 분	좌 분 우 분		유축	㎖
5) 시 분	좌 분 우 분		유축	㎖
6) 시 분	좌 분 우 분		유축	㎖
7) 시 분	좌 분 우 분		유축	㎖
8) 시 분	좌 분 우 분		유축	㎖
9) 시 분	좌 분 우 분		유축	㎖
10) 시 분	좌 분 우 분		유축	㎖
11) 시 분	좌 분 우 분		유축	㎖
12) 시 분	좌 분 우 분		유축	㎖
아기 kg	소변 회		대변	회

10일

	월	일	요일	D + ( )
1) 시 분	좌 분 우 분		유축	㎖
2) 시 분	좌 분 우 분		유축	㎖
3) 시 분	좌 분 우 분		유축	㎖
4) 시 분	좌 분 우 분		유축	㎖
5) 시 분	좌 분 우 분		유축	㎖
6) 시 분	좌 분 우 분		유축	㎖
7) 시 분	좌 분 우 분		유축	㎖
8) 시 분	좌 분 우 분		유축	㎖
9) 시 분	좌 분 우 분		유축	㎖
10) 시 분	좌 분 우 분		유축	㎖
11) 시 분	좌 분 우 분		유축	㎖
12) 시 분	좌 분 우 분		유축	㎖
아기 kg	소변 회		대변	회

7일

	월	일	요일	D + (	)
1) 시 분	좌 우	분 분	유축		㎖
2) 시 분	좌 우	분 분	유축		㎖
3) 시 분	좌 우	분 분	유축		㎖
4) 시 분	좌 우	분 분	유축		㎖
5) 시 분	좌 우	분 분	유축		㎖
6) 시 분	좌 우	분 분	유축		㎖
7) 시 분	좌 우	분 분	유축		㎖
8) 시 분	좌 우	분 분	유축		㎖
9) 시 분	좌 우	분 분	유축		㎖
10) 시 분	좌 우	분 분	유축		㎖
11) 시 분	좌 우	분 분	유축		㎖
12) 시 분	좌 우	분 분	유축		㎖
아기 kg	소변 회		대변		회

8일

	월	일	요일	D + (	)
1) 시 분	좌 우	분 분	유축		㎖
2) 시 분	좌 우	분 분	유축		㎖
3) 시 분	좌 우	분 분	유축		㎖
4) 시 분	좌 우	분 분	유축		㎖
5) 시 분	좌 우	분 분	유축		㎖
6) 시 분	좌 우	분 분	유축		㎖
7) 시 분	좌 우	분 분	유축		㎖
8) 시 분	좌 우	분 분	유축		㎖
9) 시 분	좌 우	분 분	유축		㎖
10) 시 분	좌 우	분 분	유축		㎖
11) 시 분	좌 우	분 분	유축		㎖
12) 시 분	좌 우	분 분	유축		㎖
아기 kg	소변 회		대변		회

5일

	월	일	요일	D + (	)
1) 시 분	좌 우	분 분	유축	㎖	
2) 시 분	좌 우	분 분	유축	㎖	
3) 시 분	좌 우	분 분	유축	㎖	
4) 시 분	좌 우	분 분	유축	㎖	
5) 시 분	좌 우	분 분	유축	㎖	
6) 시 분	좌 우	분 분	유축	㎖	
7) 시 분	좌 우	분 분	유축	㎖	
8) 시 분	좌 우	분 분	유축	㎖	
9) 시 분	좌 우	분 분	유축	㎖	
10) 시 분	좌 우	분 분	유축	㎖	
11) 시 분	좌 우	분 분	유축	㎖	
12) 시 분	좌 우	분 분	유축	㎖	
아기 kg	소변	회	대변	회	

6일

	월	일	요일	D + (	)
1) 시 분	좌 우	분 분	유축	㎖	
2) 시 분	좌 우	분 분	유축	㎖	
3) 시 분	좌 우	분 분	유축	㎖	
4) 시 분	좌 우	분 분	유축	㎖	
5) 시 분	좌 우	분 분	유축	㎖	
6) 시 분	좌 우	분 분	유축	㎖	
7) 시 분	좌 우	분 분	유축	㎖	
8) 시 분	좌 우	분 분	유축	㎖	
9) 시 분	좌 우	분 분	유축	㎖	
10) 시 분	좌 우	분 분	유축	㎖	
11) 시 분	좌 우	분 분	유축	㎖	
12) 시 분	좌 우	분 분	유축	㎖	
아기 kg	소변	회	대변	회	

3일

	월	일	요일	D + (	)
1) 시 분	좌 우	분 분	유축		㎖
2) 시 분	좌 우	분 분	유축		㎖
3) 시 분	좌 우	분 분	유축		㎖
4) 시 분	좌 우	분 분	유축		㎖
5) 시 분	좌 우	분 분	유축		㎖
6) 시 분	좌 우	분 분	유축		㎖
7) 시 분	좌 우	분 분	유축		㎖
8) 시 분	좌 우	분 분	유축		㎖
9) 시 분	좌 우	분 분	유축		㎖
10) 시 분	좌 우	분 분	유축		㎖
11) 시 분	좌 우	분 분	유축		㎖
12) 시 분	좌 우	분 분	유축		㎖
아기 kg	소변	회	대변		회

4일

	월	일	요일	D + (	)
1) 시 분	좌 우	분 분	유축		㎖
2) 시 분	좌 우	분 분	유축		㎖
3) 시 분	좌 우	분 분	유축		㎖
4) 시 분	좌 우	분 분	유축		㎖
5) 시 분	좌 우	분 분	유축		㎖
6) 시 분	좌 우	분 분	유축		㎖
7) 시 분	좌 우	분 분	유축		㎖
8) 시 분	좌 우	분 분	유축		㎖
9) 시 분	좌 우	분 분	유축		㎖
10) 시 분	좌 우	분 분	유축		㎖
11) 시 분	좌 우	분 분	유축		㎖
12) 시 분	좌 우	분 분	유축		㎖
아기 kg	소변	회	대변		회

PART 05) 모유 수유 다이어리

1일

	월	일	요일	D + (	)
1) 시 분	좌 우	분 분	유축		㎖
2) 시 분	좌 우	분 분	유축		㎖
3) 시 분	좌 우	분 분	유축		㎖
4) 시 분	좌 우	분 분	유축		㎖
5) 시 분	좌 우	분 분	유축		㎖
6) 시 분	좌 우	분 분	유축		㎖
7) 시 분	좌 우	분 분	유축		㎖
8) 시 분	좌 우	분 분	유축		㎖
9) 시 분	좌 우	분 분	유축		㎖
10) 시 분	좌 우	분 분	유축		㎖
11) 시 분	좌 우	분 분	유축		㎖
12) 시 분	좌 우	분 분	유축		㎖
아기 kg	소변	회	대변		회

2일

	월	일	요일	D + (	)
1) 시 분	좌 우	분 분	유축		㎖
2) 시 분	좌 우	분 분	유축		㎖
3) 시 분	좌 우	분 분	유축		㎖
4) 시 분	좌 우	분 분	유축		㎖
5) 시 분	좌 우	분 분	유축		㎖
6) 시 분	좌 우	분 분	유축		㎖
7) 시 분	좌 우	분 분	유축		㎖
8) 시 분	좌 우	분 분	유축		㎖
9) 시 분	좌 우	분 분	유축		㎖
10) 시 분	좌 우	분 분	유축		㎖
11) 시 분	좌 우	분 분	유축		㎖
12) 시 분	좌 우	분 분	유축		㎖
아기 kg	소변	회	대변		회

PART 05) 출산 후 체중 관리 그래프

kg

출산　　　1주　　　2주　　　3주　　　4주

PART 04) 임신 중 체중 관리 그래프

kg

4주   8주   12주   16주   20주   24주

모유량을 지금보다 줄이려면

모유량이 많으면 처음에 전유(물처럼 묽은 젖)를 조금 짜내고 나서 아이에게 물리세요. 이렇게 하는 것이 힘들면 젖병에 모유를 짜서 먹이는 것도 좋습니다. 이러면 아기가 빨기 쉽고, 유축하는 양에 따라 모유량이 달라져, 엄마가 모유량을 조절할 수 있지요.

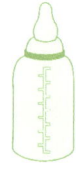

모유량이 적어서 늘리려면

모유량은 충분한 영양 섭취, 충분한 수분 섭취, 심리적 안정을 기반으로 늘어납니다. 최대한 자주 빨릴수록 늘고, 한쪽 젖을 다 먹여서 유방이 텅 비게끔 만들어야 양이 늘어납니다. 젖이 비어야 엄마 몸에서 젖을 더 만들어내려는 반응이 나타나기 때문입니다. 간단하게 말하자면 아기가 빠는 만큼 젖이 늘어난다는 얘기입니다. 모유는 각각의 아기에게 딱 맞는 양이 맞춰지는 일대일 맞춤 영양식이지요.

그런데 원래 허약 체질이었거나 생리량이 굉장히 적거나, 출산 시 심한 출혈로 기혈이 크게 손상되어 혈 부족으로 인한 모유 부족이 나타날 수도 있습니다. 이럴 경우 기혈을 보태주고 유선의 흐름을 좋게 하는 산후조리약을 병행하면, 막힌 유선이 뚫리고 혈이 풍부해져 모유 수유에 많은 도움이 되지요.

모유가 잘 나오지 않는 증상을 한의학에서는 결유(缺乳)라고 합니다. 결유의 원인은 혈허와 기체지요. 쉽게 말하면 없어서 안 나오는 경우가 있고, 막혀서 안 나오는 경우가 있습니다. 막혀서 안 나오는 경우는 기운이 울체되어 나오지 않는 것으로, 초산인 경우 유선 발달이 아직 덜 되어서 그런 경우가 많아요. 이런 경우는 수유 횟수를 늘리거나 마사지를 받는 게 도움이 됩니다.

젖이 없어서 안 나오는 경우는 산모의 기혈이 허약하거나, 음혈(陰血)이 많이 허할 때 발생합니다. 기혈이 허약한 경우는 산모가 많이 말라서, 영양 부족 상태로 단백질 등 고열량·고단백 식이가 필요한 경우입니다. 물론 요즘은 이런 경우는 별로 없지요. 음혈이 허한 경우는, 원래도 월경량이 적었거나, 출산하면서 출혈량이 많았거나, 임신 중에 과로 등으로 음혈을 많이 소모한 경우입니다. 이러면 엄마의 진액이 부족해져서 모유가 줄어들지요. 이런 경우는 음혈을 많이 보충해야 합니다.

수유가 끊어지면 생리가 시작됩니다. 그만큼 수유와 생리는 관계가 깊습니다. '모유는 하얀 피'라는 말이 있습니다. 한의학에서는 혈이 변해서 모유가 되는 것으로 보기 때문에 이런 말이 나오게 되었지요. 이때 음혈이 보충되지 않으면 모유 부족으로 끝나지 않고, 월경량 감소, 월경불순 등의 자궁 기능 약화로 이어집니다. 이는 이후에 갱년기장애, 조기폐경 등과도 연결될 수 있으므로 적극적으로 치료를 받는 것이 좋습니다.

올바른 수유 자세

우선 준비가 필요해요. 손을 깨끗이 씻고 편안한 자세와 평온한 마음으로 아기에게 젖을 물리세요. 엄마가 스트레스를 받으면 스트레스호르몬이 작용해 젖이 잘 안 나오거든요. 수유 시간은 짧으면 15분, 길면 30분 정도 걸리는데 이는 절대 짧은 시간이 아니랍니다. 이 시간 동안 좀 더 편안한 자세를 취하기 위해서는 수유 쿠션이 필요해요. 소파에 앉아서 먹일 경우, 한쪽 발을 받칠 받침대도 필요합니다. 엄마가 좋아하는 조용한 음악이 있으면 틀어놓는 것도 좋아요.

올바른 젖 물리기 방법

젖을 물릴 때 유두만이 아니라 아래 유륜까지 깊숙이 물려야 합니다. 그래야 아기가 젖을 더 잘 빨 수 있고, 유두만 깨물려 유두가 헐어버리는 불상사도 막을 수 있지요. 엄지손가락으로 유륜이 아닌 유륜 바깥의 유방 위쪽을, 나머지 손가락으로 그 아래쪽을 살짝 잡습니다. 그 손으로 유방을 움직여 아기 입술 위아래로 유두를 가볍게 건드립니다. 그러면 아기가 하품하는 것처럼 입을 크게 벌리는데, 이때 재빠르면서도 부드럽게 아기를 가까이 끌어안아 유방을 듬뿍 물리세요. 특히 아기 아래턱 방향의 유륜을 충분히 물려야 합니다. 아기가 아래쪽 유륜을 충분히 물면 혀와 아래턱을 이용해서 유륜을 빨아 젖을 더 잘 먹게 됩니다. 이때 양 입술이 아래위로 쫙 벌어져 볼과 함께 K자를 만들지요. 젖이 나오기 시작하면 빠는 동작은 줄어들고 젖이 꿀떡꿀떡 넘어가는 소리가 들릴 겁니다.

수유 간격과 시간

모유 수유아는 일반적으로 처음 6주까지는 2시간에 한 번 정도 수유하는 것이 적당합니다. 밤에도 아기가 4시간 이상 잔다면 중간에 깨워서 수유하는 게 좋아요. 그 이후에는 4시간 정도 간격을 두어도 괜찮습니다. 무엇보다 아기가 먹고 싶어 할 때 먹이는 것이 가장 좋겠지요. 아기마다 각자의 젖 먹기 방식이 다 다르고, 날마다 달라지므로 시간에 의존하지 말고 배고플 때 보여주는 신호를 잘 관찰하여 수유하세요. 하루 평균 8~12회는 젖을 먹여야 해요. 자주 유방을 비워줄수록 유즙 생산이 촉진되어 젖도 많이 생성됩니다. 한쪽 젖을 15~20분 이상 물려 젖 분비를 유도하고, 아기가 후유까지 충분히 먹도록 기다리는 게 좋습니다. 전유와 후유를 골고루 섭취해야 튼튼하게 크니까요.

PART 03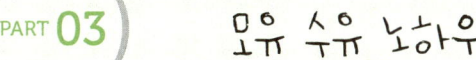

완전 모유 수유를 위한 올바른 모유 수유 방법

산후 초기에 무조건 물리기

아기가 태어나 처음 경험하는 젖꼭지가 공갈젖꼭지나 우유병의 젖꼭지라면 나중에 모유를 안 먹으려고 듭니다. 그러니 초기에는 모유가 나오든 말든 엄마 젖을 자꾸 물리며 익숙해지도록 도와야지요.

원래 아기를 낳고 나서 바로는 젖이 잘 돌지 않습니다. 나온다고 해도 찍, 하고 찔끔 나오고 끝이지요. 이러면 아기가 굶을까 초조한 마음에 분유를 먹이게 됩니다. 하지만 조급하게 생각할 필요는 없습니다. 태어난 첫날 아기 위는 한 번에 5~7ml(1작은술)밖에 수용할 수 없습니다. 하루 총량으로 따지면 30ml 정도가 필요할 뿐이지요. 찔끔 나오고 끝인 젖으로도 아기는 충분히 배를 채운다는 얘깁니다. 사흘째가 되어야 한 번에 22~27ml 정도를 수용할 수 있고, 열흘째에는 60~81ml, 한 달째 평균 80~120ml로 필요한 양은 늘어납니다. 그러니 젖이 적고 아예 안 나오는 것 같더라도 꾸준하게 물리면 완전 모유 수유를 할 수 있어요.

아기의 신호를 읽는 법

아기는 배가 고프면 신호를 보냅니다. 보통 아기가 배고프면 바로 운다고 생각하는데, 우는 것은 최후에 보내는 신호예요. 아기가 자거나 편안히 눈을 뜨고 있을 때라도 수유 시간이 다 되었을 경우, 입술 주위에 손을 살짝 대봤을 때 아기가 손을 빨려고 하면 수유를 합니다.

그럼, 배고프다는 신호를 자세히 알아볼까요? 아기가 입을 벌려 입에 닿는 것을 빨려고 하고, 주먹을 입에 집어넣으면 배고픈 거라 봐도 무방합니다. 입맛을 다시고 입을 오물거리며, 더욱 말똥말똥해지면서 움직임이 많아지는 것도 배고프다는 신호지요. 이때 수유를 시작하면 됩니다.

엄마는 날씬해지고, 아기는 튼튼해지는 모유 수유

임신 중 산모의 몸은 모유 수유에 대비하여 복부 및 허벅지, 엉덩이 쪽에 적당한 영양분을 비축해두는데, 모유 수유를 할 때 이렇게 비축해두었던 에너지가 소모됩니다. 당연히 산후 체중 감량에 훨씬 효과적이겠지요. 그렇다고 모유 수유를 하니까 더 많이 먹어도 된다는 뜻은 아닙니다. 모유 수유를 위해서는 하루 500kcal가 더 필요한데, 평소 식사를 꼬박꼬박 잘하고 있다면 우유 한 잔 정도 더 마시는 걸로 충분한 수치입니다. 수유를 고려해 과다한 칼로리를 섭취하는 것도 산후비만의 원인 중 하나라는 걸 명심하세요.

모유량을 안정시키는 것이 모유 수유 다이어트의 핵심입니다. 올바른 모유 수유 방법을 통해 모유가 안정된 이후에는 섭취 칼로리를 제한해도 모유의 양과 질에 영향을 미치지 않습니다. 그러면 이후 6개월까지는 모유 수유와 식단 조절을 함께 병행하여 효과적으로 체중을 줄여갈 수 있지요.

출산 후 6개월 이내에는 임신 전 체중 회복할 것

산후 다이어트에 성공하려면 출산 후 최소 6개월 이내에는 임신 전 체중을 회복해야 합니다. 산후 6개월까지는 출산으로 인한 생리적 체중 감소와 모유 수유를 통한 체중 감소 효과로 조금만 노력하면 쉽게 살을 뺄 수 있는 시기이지요. 만약 이 시기에 임신 전 체중을 회복하지 못하면 우리 몸은 늘어난 체중을 정상으로 인식하게 되므로 살을 빼는 데 더욱 많은 시간과 노력이 필요합니다. 출산 후 6개월까지 정상 체중을 회복하지 못한다면 결국 장기적인 비만으로까지 이어질 가능성이 높습니다.

산후비만 예방 생활 수칙

산후비만 예방은 임신 중 체중 관리부터 시작
임신 중 마음껏 먹어 살찌더라도 아이를 낳으면 저절로 빠질 거라는 태평한 생각부터 버려야 합니다. 임신 중에 체중이 많이 느는 것은 산후비만의 직접적인 원인이 될 뿐 아니라 임신중독증, 난산, 태아비만 등의 각종 합병증을 일으키기도 합니다. 임신 중 적절한 영양 섭취는 하되 꾸준히 체중을 체크하면서 막달까지 13kg 이상이 증가하지 않도록 관리하세요. 스트레칭, 수영, 요가 등 시기별 적절한 운동을 하면 비만 예방은 물론 순산에도 도움이 됩니다.

보양식보다는 적정 칼로리 섭취
출산 후 이것저것 달여 먹고 보양식을 챙겨 먹는 것은 과거 영양 섭취가 부족하던 시대의 산후조리 방법입니다. 요즘은 세끼만 잘 챙겨 먹어도 1일 권장량을 넘는 열량을 섭취하는 시대입니다. 출산 직후 일주일 정도는 식사량을 약간 줄이는 것이 회복에 도움이 되며, 2주째부터는 특별히 부기가 없다면 정상적인 식사를 합니다. 다만 너무 짜고 자극적인 음식이나 즉석식품, 카페인 음료 등은 삼가고 단백질, 철분, 칼슘이 풍부한 해조류, 어패류, 신선한 나물을 골고루 섭취하는 것이 좋아요.

출산 후 6주 이내, 부종 해소가 관건
산후비만의 70%는 산욕기(출산 후 6주 이내)에 발생하고, 이 산욕기 비만의 90% 이상은 부종이 정상적으로 해소되지 않아서 발생합니다. 따라서 산후비만 예방의 핵심은 산욕기의 부종 해소라고 할 수 있지요. 그런데 이때 생기는 부종은 신장 기능 이상과는 무관하므로 절대 신장 치료약이나 이뇨제를 복용해서는 안 됩니다. 산후부종의 원인은 기허(氣虛), 즉 기운이 허해진 것입니다. 따라서 산모의 기력을 보충하고 신진대사를 활성화시켜 부종을 해소하는 황후탕 같은 산후보약을 복용하는 것이 오히려 산모의 건강 회복과 다이어트에 도움이 됩니다.

오는 호르몬인데 골반의 결합 상태를 약하게 해, 아기가 몸을 뒤틀며 골반을 통과할 때 골반이 벌어지도록 돕습니다. 출산 전후에는 관절이 이완된 상태이며, 이것이 회복되기까지는 산후 3~5개월 정도가 걸립니다. 임신 중기에 가장 낮아지는 골밀도는 그 이후 서서히 회복되다가 산후 3개월이라야 정상 수준으로 돌아옵니다. 따라서 무거운 것을 들거나, 관절을 과다하게 사용하는 일은 피하세요.

수유 틈틈이 스트레칭

산모들은 잦은 수유 자체만으로도 통증이 생기기 쉽지요. 수유 자세만 좋아도 통증을 줄일 수 있습니다. 등베개나 수유 쿠션을 활용하여 무릎을 엉덩이보다 약간 높게 하세요. 오랫동안 고개를 숙인 자세로 아이를 안고 수유하다보면 팔을 많이 쓰게 되어 목과 어깨 통증이 생기기 쉽지요. 또 오랜 시간 앉아 있기 때문에 안 그래도 약해진 허리에 더 무리가 갈 수밖에 없습니다. 수유를 하고 나면 꼭 스트레칭을 해서 목·어깨·허리·엉덩이 근육과 인대를 풀어주세요.

오로 상태와 어혈 징후

산후 자궁은 어혈이 정체되기 매우 쉬운 상태입니다. 자궁 내에 어혈이 정체되면 산후풍의 원인이 되므로 오로의 상태를 잘 살펴 어혈이 정체되지 않도록 주의해야 하지요. 오로는 출산 후 자궁에 남아 있던 혈이 총 2~3주에 걸쳐 배출되는 것입니다. 오로 배출은 너무 일찍 그쳐도, 너무 오랫동안 나와도 안 돼요. 실제로 오로 배출이 끝난 경우도 있지만, 자궁이 잘 수축되지 않아서 오로가 그 안에 고인 채 나오지 못해 일찍 그치는 수도 있습니다. 또 오로가 너무 오랫동안 배출되는 것도 자궁 수축이 느려서인데, 심하면 2~3개월까지 오로가 배출되는 경우도 있어요. 빨리 멈추거나 너무 늦게까지 하거나, 두 경우 모두 자궁 회복이 비정상적인 데다가 어혈이 정체된 것이므로 적극적인 어혈 치료가 필요합니다. 산모의 오로 배출을 돕기 위해서는 아이에게 젖을 자주 물리고, 가벼운 산책 정도의 보행을 하루 15분씩 하는 게 좋습니다.

PART 02 출산 후 건강관리 노하우

산후풍 예방 생활 수칙

샤워 후 체온 변화가 생기지 않도록 주의
옛날에는 찬 기운이 들어오면 안 된다고 출산 후 머리 감는 것은 물론 목욕도 못하게 했습니다. 목욕을 하면 체온이 떨어지기 쉬운데, 옛날 집들은 외풍이 심해서 체온 저하를 더욱 부추기는 탓이었지요. 하지만 지금은 상황이 다릅니다. 샤워를 하더라도 체온 변화가 생기지 않도록 주의만 하면 문제없습니다. 욕실에서 머리를 잘 말리고 옷을 갈아입은 후, 나오자마자 이불 안에 들어가 체온 변화를 최소화합니다. 찬물에 몸을 담그고 있거나 지나치게 찬 물을 마시는 일은 당연히 피하는 것이 좋겠지요.

여름철 산후조리, 급격한 체온 변화 막기
여름에 출산한 산모들은 특히 산후조리에 고생하는 경우가 많지요. 찬바람을 맞으면 안 되고, 몸을 따뜻하게 해야 한다고 한여름에 내복을 입고 땀을 내는 경우가 대부분이기 때문입니다. 하지만 너무 덥게 있을 필요는 없어요. 땀을 억지로 내면 진액이 손상되어 건강을 더 해치게 된답니다.

그러나 선풍기나 에어컨 등의 찬바람을 직접 맞아서는 안 됩니다. 실내온도는 바깥 온도와 너무 차이나지 않게 26~28℃로 맞추는 것이 좋지요. 산모가 있을 때 방의 온도를 조절하지 말고, 미리 맞춰놓은 상태에서 산모가 들어가도록 하세요. 환기를 시킬 때에도 마찬가지입니다. 산모를 다른 방으로 옮겨두고 환기 후 다시 들어오게 합니다. 또한 산모가 잠자리를 자주 옮기면 체온 관리가 어렵고 정서적으로도 안정되기 힘든 만큼 거처는 일정하게 하는 것이 좋습니다.

관절 사용 자제
산후풍을 예방하려면 관절을 아껴서 사용해야 합니다. 산후에는 임신 중의 체중 증가로 척추와 골반이 무리한 데다가, 릴랙신이라는 호르몬 분비로 관절이 이완된 상태이기 때문에 이때 자칫하면 관절이 상합니다. 릴랙신은 분만을 대비하기 위해 나

냉대하 진찰

임신 초기에는 질 분비물이 많아져 평소 청결하게 관리하지 않으면 가려움증을 일으키기 쉽습니다. 이것은 생리적인 현상으로 걱정할 필요는 없지만, 간혹 세균 감염에 의한 칸디다증 등 질염에 의한 것일 수 있으므로 주의합니다. 질 분비물이 많아지는 것 외에 외음부가 심하게 가렵거나 통증이 있을 때는 진찰을 받아보세요. 세균 감염에 의한 염증을 그대로 방치하면 유산하거나, 세균의 종류에 따라서는 태아에게도 감염되어 최악의 경우 사산까지 초래할 수 있습니다.

위급 상황 대비

유산의 징후가 보이기 시작할 때 곧바로 한방 치료를 받으면 위험한 고비를 무사히 넘길 가능성이 높지요. 출혈이나 하복통이 있다면 즉시 유산 방지 한약 치료를 받도록 합니다. 이미 유산이 되었다면 출산한 것과 똑같이 잘 쉬고 몸조리해야 합니다. 이는 다음의 건강한 임신과 임신 유지를 위해서도 필수적인 일입니다. 유산 조리약은 어혈을 제거하고 손상된 자궁을 보해, 다음에 태아가 잘 자랄 수 있도록 자궁을 비옥하게 해줍니다.

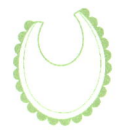

유산을 예방하는 생활 수칙

정서적 안정
태반이 형성되는 임신 초기에는 무엇보다 안정이 최고입니다. 짜증이나 화내는 것을 피하고 스트레스를 받지 않도록 주의하세요. 피로가 쌓이면 몸의 균형이 깨지는 것은 물론 혈액순환 장애를 가져오니 피곤할 때는 바로 휴식을 취합니다. 특히 갑자기 놀라는 것은 좋지 않으므로 시끄럽고 불안정한 곳에 가지 않아야 합니다.

기초체온 꾸준히 체크
유산의 위험이 높은 임신부라면 임신 기간 동안 매일 기초체온을 재서 꾸준히 기록하세요. 수정 후 임신 12주 전후까지는 고온기가 계속되는데 만약 이 기간에 갑자기 기초체온이 내려간다면 유산이 진행되고 있다는 뜻일 수 있습니다. 이럴 때는 곧장 병원으로 가세요.

심하지 않은 운동과 편안한 휴식
만 35세 이상이며 습관성유산을 경험한 임신부라면 임신 초기에는 절대적으로 안정을 취해야 합니다. 자전거를 타거나 수영 및 그 밖의 격렬한 운동, 장거리 여행 등은 삼가고 걸레질, 빨래, 화장실 청소 등 자궁 수축을 불러올 수 있는 무리한 가사 노동은 하지 마세요. 물론 적당한 운동은 필요하지만, 과할 경우 해가 됩니다.

초기에는 성관계 자제
정액에는 자궁을 수축시키는 프로스타글란딘이라는 물질이 들어 있습니다. 또한 가슴을 애무하면 옥시토신이라는 호르몬이 분비되는데 이 또한 자궁 수축을 활발하게 합니다. 따라서 유산의 위험이 높은 임신부라면 임신 초기에는 부부관계를 자제하는 것이 좋지요. 출혈이 있을 때 즉시 알아볼 수 있도록 흰색 속옷을 입는 것도 좋은 방법입니다.

임신 중 감기 다스리기

기침감기
생강을 깨끗하게 씻어서 납작하게 편으로 썰어 달입니다. 생강은 기운을 내려주는 성질이 있어서 기침감기에 아주 좋습니다. 복용할 때는 하루 40g이 넘지 않도록 하세요. 생강 달인 물에 꿀을 넣어 마셔도 좋아요.

열감기
따뜻한 물에 꿀 1작은술 정도를 타서 너무 달지 않게 마십니다. 꿀물은 몸에 들어온 찬 기운을 내보내서 열을 내려주지요. 물론 품질 좋은 꿀을 쓰는 것이 가장 중요하답니다.

콧물감기
굵은 파 한 단을 뿌리와 잎 부위를 잘라내고 흰 줄기만 700~800㎖ 정도가 되도록 달여 2일 정도 복용합니다. 폐와 코에 있는 물기를 아래로 빼주는 효능이 있어 콧물은 줄어들고, 소변량은 늘어납니다.

모든 감기 증상
생강과 파의 흰 줄기를 함께 달인 후 꿀을 타서 마시는 것을 강총탕이라고 하는데, 대부분의 감기 증상에 효과를 보입니다.

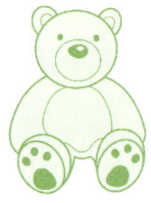

PART 01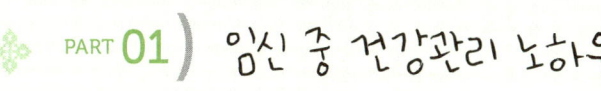

입덧을 더는 식습관

시원하고 새콤한 과일 챙겨 먹기
과일은 비타민과 수분을 동시에 섭취할 수 있는 좋은 음식입니다. 이왕 섭취할 거라면 식사 후보다는 식사 전에 드세요. 그럼 변비도 예방할 수 있습니다. 단, 수박이나 참외같이 수분이 많은 과일은 너무 많이 먹으면 설사할 수 있으니 주의하세요.

비스킷으로 공복감 해결
입덧은 아침에 더 심해지는 '아침병'입니다. 공복일 때는 입덧이 더 심해지니 식사 전 간식을 먹는 것도 한 방법이지요. 잼을 바른 토스트나 비스킷 등 과자류로 간단하게 공복감을 해결하면 입덧이 훨씬 덜해집니다.

생강차, 귤피차 수시로 마시기
임신 중에는 수분이 부족해지기 쉬우므로 수시로 물을 마시는 것이 좋습니다. 하지만 지나치게 물을 많이 마실 경우 위장 기능이 떨어져 입덧이 더욱 심해질 수 있지요. 이럴 때는 생강차, 귤피차를 시원하게 해서 자주 복용하세요.

조금씩 자주 먹기
입덧 기간 중에는 소화가 잘되지 않으므로 입맛 당기는 음식을 한꺼번에 많이 먹기보다는 조금씩, 자주 먹는 것이 좋습니다.

체질에 따른 식이 조절
체질에 맞는 음식을 복용하면 입덧이 많이 가라앉지요. 단, 체질 진단은 한의사에게 맡기세요. 요즘은 인터넷에 체질 자가 진단법이 많이 나와, 굳이 한의사를 찾지 않는 사람이 많습니다. 하지만 체질은 정해진 문항을 체크하는 것만으로 단순하게 판단되지 않습니다. 입덧이 심하고 어떤 음식을 먹어야 좋을지 모르겠다 싶으면 체질부터 진단받으세요.

contents

PART 01 임신 중 건강관리 노하우
입덧을 더는 식습관 … 2
임신 중 감기 다스리기 … 3
유산을 예방하는 생활 수칙 … 4

PART 02 출산 후 건강관리 노하우
산후풍 예방 생활 수칙 … 6
산후비만 예방 생활 수칙 … 8

PART 03 모유 수유 노하우
완전 모유 수유를 위한 올바른 모유 수유 방법 … 10
모유량이 적어서 늘리려면 … 12
모유량을 지금보다 줄이려면 … 13

PART 04 임신 중 체중 관리 그래프

PART 05 출산 후 체중 관리 그래프

PART 06 모유 수유 다이어리

기보다는 조금씩, 자주 먹는 것이 좋다.

● **체질에 따른 식이 조절**

체질에 맞는 음식을 복용하면 입덧이 많이 가라앉게 된다. 단, 체질 진단은 한의사에게 맡기자. 요즘은 인터넷에 체질 자가 진단법이 많이 나와, 굳이 한의사를 찾지 않는 사람이 많다. 하지만 체질은 정해진 문항을 체크하는 것만으로 단순하게 판단되지 않는다. 입덧이 심하고 어떤 음식을 먹어야 좋을지 모르겠다 싶으면 체질부터 진단받자.

이 시기에 주의할 일
- 생리 예정일에서 열흘 이상 지났다면 산부인과에서 임신 확진을 위한 검사를 받는다.
- 유산되기 쉬운 시기이므로 심한 운동이나 성생활은 삼가고 휴식을 충분히 취한다.
- 출혈이나 하복부 통증이 있을 때는 즉시 병원을 찾는다.

chapter 03
임신 2~3개월(8~11주)

임신 열 달 중 가장 힘든 시기입니다. 유산의 위험이 있으므로 항상 안정을 취해야 하고, 입덧이 심해 음식을 제대로 먹을 수도 없지요. 입덧이 심할 땐 영양에 신경 쓰기보다는 먹고 싶은 것 위주로 섭취하세요. 이 시기만 지나면 안정기에 접어들어 일상생활로 돌아갈 수 있답니다.

유산의 위험으로 가장 불안한 시기

전체 임신부의 10~15%가 겪는 유산과 그 치료에 대해 알아보고 유산 예방 수칙도 잘 지켜서 이 시기를 꿋꿋하게 잘 견뎌내자.

●계류유산

증상 없이, 임신부 자신도 모르는 사이에 유산이 진행되는 경우이다. 8~10주 사이에 출혈이나 복통 등의 증세 없이 자궁 안에서 태아가 숨지게 된다. 임신했음에도 입덧은 물론 임신의 징조가 전혀 나타나지 않거나 입덧이 있다가 갑자기 사라진 경우에는 정기 검진과 관계없이 진찰을 받는다. 계류유산은 증상 없이 진행되어 치료는 불가능하고 예방만이 가능하다.

특히 이전에 계류유산한 경험이 있는 경우, 유산 방지를 위한 한약 치료가 반드시 필요하다. 자궁이 약하거나 기혈이 부족해 임신 유지가 힘들어져 발생하는 것으로, 다음 임신에서도 유산할 가능성이 크기 때문에 기혈을 보충하고 자궁을 튼튼하게 해주는 치료가 필요하다.

● 절박유산

출혈, 복통 등의 유산 징조가 나타나지만 아직 임신을 지속할 수 있는 상태를 절박유산이라고 한다. 이런 경우는 증세에 따라 태아의 생존 가능성이 있으므로 한시라도 빨리 의사의 진단을 받는 것이 중요하다. 출혈과 복통의 정도는 개인차가 상당히 크다. 참을 수 없을 정도의 강한 복통이 있는가 하면 배가 살살 아픈 정도로 약하게 일어나는 경우도 있다. 또 갑자기 많은 양의 출혈이 있는가 하면 피가 약간 비치는 정도에서 그치는 경우도 있다. 어떤 경우라도 피가 비친다는 것은 태아가 위험하다는 신호이므로 빨리 병원을 찾아야 한다. 절박유산 초기에는 태산반석산(泰山盤石散) 등의 안태약을 복용해서 태아가 밑으로 흐르는 것을 방지하고 절대 안정을 취한다. 태산반석산이란 커다란 태산에 반석같이 잘 붙어 있게 해주는 약이라는 뜻이다. 이 고비만 잘 넘기면 대부분 무사히 출산할 수 있게 된다.

● 습관성유산

3회 이상 유산을 반복했을 때 습관성유산이라고 한다. 그 원인으로는 쌍자궁과 같은 자궁기형이나 자궁근종, 자궁경관무력증, 성담염증 등 여러 가지가 있는데 부모의 염색체 이상, 자가면역질환 등에 기인한다. 연속 2회 자연유산의 경력이 있다면 습관성유산을 의심하기는 이르지만, 만약을 위해 유산 방지 한약을 복용해서 태를 튼튼하게 하는 것이 좋다. 습관성유산 병력을 가진 환자 171명을 후향적으로 조사한 결과 습관성유산을 2, 3회 경험한 환자는 다음 임신에서 유산을 경험할 확률이 각각 35%와 47%였다. 한방 치료 후 임신된 부부의 유산율은 14.7%로 낮아졌으며, 원인불명 습관성유산 환자들에게 치료율이 높은 것으로 나타났다. 임신부가 습관성유산이거나 그 가능성이 있다면 더 적극적으로 예방해야 한다. 임신 계획 한 달 전에 유산 방지 치료를 받고, 임신이 확인되면 바로 유산 방지약인 안태약을 복용하도록 한다.

유산 예방 수칙

● **정서적 안정을 취한다**

태반이 형성되는 임신 초기에는 무엇보다 안정이 최고. 짜증이나 화내는 것을 피하고 스트레스를 받지 않도록 주의한다. 피로가 쌓이면 몸의 균형이 깨지는 것은 물론 혈액순환 장애를 가져오므로 피곤할 때는 바로바로 휴식을 취한다. 특히 갑자기 놀라는 것은 좋지 않으므로 놀이동산이나 공사 현장 등 그럴 가능성이 있는 곳에는 가지 않도록 한다.

● **기초체온을 꾸준히 체크한다**

유산의 위험이 높은 임신부라면 임신 기간 동안 매일 기초체온을 재서 꾸준히 기록한다. 수정 후 임신 12주 전후까지는 고온기가 계속되는데, 만약 이 기간에 갑자기 기초체온이 내려가면 유산이 진행되고 있다는 뜻일 수 있으므로 곧장 병원으로 간다.

● **운동량을 줄이고 휴식을 취한다**

적당한 운동은 필요하지만 만 35세 이상으로 습관성유산을 경험한 임신부라면 임신 초기에는 절대 안정을 취해야 한다. 자전거를 타거나 수영 및 그 밖의 격렬한 운동, 장거리 여행 등은 삼가고 걸레질, 빨래, 화장실 청소 등 자궁 수축을 불러올 수 있는 무리한 가사 노동은 하지 않는다.

● **초기에는 성관계를 자제한다**

정액에는 자궁을 수축시키는 프로스타글란딘(prostaglandin)이라는 물질이 들어 있다. 또한 가슴을 애무하면 옥시토신(oxytocin)이라는 호르몬이 분비되는데 이 또한 자궁 수축을 활발하게 한다. 따라서 유산의 위험이 높은 임신부라면 임신 초기에는 부부관계를 자제하는 것이 좋다. 출혈이 있을 때 즉시 알아볼 수 있도록 흰색 속옷을 입는 것도 좋은 방법이다.

● 냉대하가 있다면 진찰을 받아본다

임신 초기에는 질 분비물이 많아져 평소 청결하게 관리하지 않으면 가려움증을 일으키기 쉽다. 이것은 생리적인 현상으로 걱정할 필요는 없지만 간혹 세균 감염에 의한 칸디다증 등 질염에 의한 것일 수 있으므로 주의한다. 질 분비물이 많아지는 것 외에 외음부가 심하게 가렵거나 통증이 있을 때는 진찰을 받아본다. 세균 감염에 의한 염증을 그대로 방치하면 유산이 되거나, 세균의 종류에 따라서는 태아에게도 감염되어 최악의 경우 사산까지 초래할 수 있다.

● 위급 상황에 대비한다

유산의 징후가 보이기 시작할 때 곧바로 한방 치료를 받으면 위험한 고비를 무사히 넘길 가능성이 높다. 출혈이나 하복통이 있다면 즉시 유산 방지 한약 치료를 받도록 한다.

이미 유산이 되었다면 출산한 것과 똑같이, 아니 다음의 건강한 임신과 임신 유지를 위해 더 잘 쉬고 조리해야 한다. 또한 중절수술을 한 경우라면 자연유산보다 자궁의 손상이 심하므로 조리를 더 잘해야 한다. 유산 조리약은 어혈을 제거하고

TIP

배가 땅기는 증상

배가 땅기는 증상을 유산의 증후로 여기고 불안해서 병원을 찾는 경우가 많다. 배가 땅기는 것은 자궁이 커지면서 주변 근육 인대를 낭겨서 생기거나, 자궁이 수축되어 생기는 증상이므로 크게 걱정하지 않아도 된다. 배가 땅기는 증상이 있을 때는 옆으로 누워 한동안 휴식을 취하고, 그래도 가라앉지 않으면 병원에 가서 진단을 받도록 한다.

손상된 자궁을 보하는 것으로 다음에 태아가 잘 자랄 수 있도록 자궁을 비옥하게 해준다.

한 달 정도 유산 조리를 한 후 유산 방지 치료에 들어가는 것이 좋다. 유산 후 3~6개월은 꼭 피임을 하고 충분한 휴식을 취한다.

이 시기에 주의할 일

- 엽산을 복용한다. 임신 전부터 엽산을 꾸준히 복용하는 게 좋지만, 임신 초기에 엽산을 복용하면 선천성 기형, 신경관 결손 등을 막을 수 있다.
- 땀과 분비물이 많아지므로 따뜻한 물로 샤워를 자주 한다.
- 규칙적인 식사와 배변 습관을 들이고 섬유질이 풍부한 채소를 섭취한다.
- 구두 굽은 3cm 이하로 낮은 것을 신는다.
- 계단을 뛰어 올라가거나 높은 곳의 물건을 내리는 것은 허리와 배에 무리를 주므로 하지 않는다.
- 버스나 기차를 오랫동안 타는 것도 무리가 된다.
- 선 채로 너무 오래 일해서도 안 된다.
- 재봉틀 작업처럼 배에 진동을 주거나 강한 영향을 주는 동작을 해선 안 된다.

chapter 04
임신 3~4개월(12~15주)

입덧이 끝나 식욕이 생기기 시작하는 시기입니다. 체중이 늘기 시작하므로 균형 잡힌 식사로 체중 관리에 신경 써야 해요. 태아 성장에 필요한 고단백질 식품 위주로 섭취하고 철분과 칼슘이 부족해지지 않도록 하세요. 단백질은 태아의 두뇌 발달과 근육을 형성하고 태반과 기타 부속물을 만드는 데도 필수적인 중요한 영양소랍니다.

임신과 빈혈

임신 중기 이후부터 태아가 모체의 철분을 흡수해 혈액을 만들기 때문에 철분을 충분히 공급해야 한다. 철분의 필요량은 임신 초기에는 낮지만 중기 이후에 급격히 늘어나게 된다. 따라서 임신 초기에 헤모글로빈 수치가 10 이하로 나오면 철분제를 먹어야 하고, 헤모글로빈 수지가 정상이라 해도 임신 20주 정도부터 철분제를 복용해 출산할 때까지 계속 먹는다.

최근의 철분제는 조금씩 용해되어 잘 흡수되게 했지만 철분제를 먹으면 위가 더 부룩하고 소화가 잘 안 되며 변비가 발생하는 불편도 있어 자기 전 공복에 먹는 것이 좋다. 엄마 몸에 저장된 철분의 양이 부족해져도 태아가 빈혈 상태에 빠지는 일은 거의 없지만, 엄마는 가슴 두근거림이 심해지거나 어지럼증 등의 불쾌한 증상을 비롯하여 출산 시에 여러 가지 문제를 일으킬 확률이 높다. 따라서 철분의 섭취를 충분히 해 빈혈을 예방해야 한다.

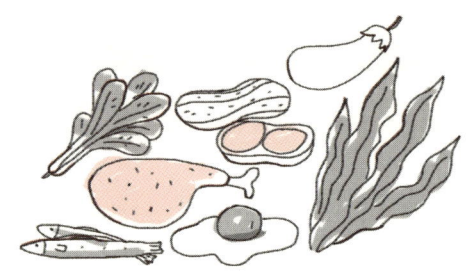

빈혈 예방 식품

　채소류 중에서는 시금치에 철분이 많이 들어 있고, 다시마 및 해조류, 닭고기, 멸치 등은 철분을 공급하거나 철분이 잘 흡수되도록 돕는 식품들이다.

● 가지

　채소 중에서는 보기 드물게 단백질과 철분, 인, 칼슘 등의 무기질을 함유하고 있고 콜레스테롤을 낮춰주는 효과도 있는 우수한 식품이다. 가지는 식물성 기름에 볶아 먹거나 단백질 식품과 함께 섭취하면 철분의 흡수율을 높일 수 있다. 그러나 몸을 차게 하는 식품이므로 임신부나 젊은 여성이 많이 먹으면 좋지 않은 영향을 미칠 수 있으므로 주의한다.

● 견과류

　호두, 잣, 땅콩, 은행, 밤 등의 견과류는 단백질과 철분, 특히 지방이 풍부하여 열량이 높은 것이 특징이다. 함유된 지방의 성분도 대부분 불포화지방산이나 필수지방산으로 혈관 건강에 도움을 준다. 견과류는 피부를 부드럽게 하고 변비 해소에 도움이 되는 미용 식품이다. 특히 땅콩은 변을 부드럽게 하면서 지혈하는 효과가 있어 출혈을 동반하는 치질에 도움이 된다. 껍질에는 알맹이의 50배가 넘는 지혈 성분이 있으므로 껍질째 먹으면 더욱 좋다.

●닭고기

닭고기는 단백질, 지방, 칼슘, 비타민A와 B, 관절을 보호하는 콜라겐 성분이 풍부하며, 함유된 영양 성분의 소화 흡수가 쉬운 식품이다. 철분과 함께 섭취하는 보조 식품으로 좋다.

●달걀

하나의 생명체에 필요한 영양소가 골고루 들어 있는 영양 식품으로 체력 보강과 기력 회복에 좋다. 뇌, 신경세포를 구성하는 지질류와 단백질이 풍부하고, 뼈를 만드는 데 필요한 칼슘과 인, 세포 분열에 필요한 비타민B_1, B_2, 니아신 등이 풍부하게 함유되어 있다.

●멸치

빈혈 해소를 위한 보조 식품이다. 단백질과 칼슘이 풍부하며 철분의 함유량은 그다지 높지 않지만 철분의 흡수를 돕는 단백질, 무기질, 미량의 비타민류가 풍부하게 들어 있다.

●시금치

영양가가 높은 채소류의 대표격으로 철분 함유량이 당근이나 고추, 피망에 비해 월등하므로 빈혈 예방에 효과적이다. 조혈과 혈액순환 개선에도 도움을 주는 알칼리성 식품이다. 임신부와 발육기 어린이 모두에게 좋으며 변비를 개선하는 효능이 있다.

●다시마 및 해조류

임신부의 부기를 가라앉히고 혈액순환을 원활하게 하며, 철분의 체내 흡수율을 높여 빈혈을 해소하는 좋은 식품이다. 해초 샐러드나 튀각으로 만들어 먹으면 입맛을 돋워준다.

이 시기에 주의할 일
- 치과 치료는 임신 전에 하는 것이 좋지만 그렇지 못했다면 적어도 이 시기까지 충치나 그 밖의 간단한 치과 치료를 끝낸다.
- 임신 15주부터는 순조롭게 출산할 수 있도록 도와주는 각종 체조를 시작한다.
- 자궁을 지탱하는 인대가 땅겨 사타구니나 허리가 아프고 자주 피곤하다.

chapter 05
임신 4~5개월(16~19주)

입덧이 가라앉고 어느 정도 임신에 적응을 해나가는 시기입니다. 입덧으로 줄었던 체중이 정상으로 돌아온 뒤 차츰 증가하여 4~5개월이 되면 4kg 정도 증가하지요. 태동을 느낄 수 있는 시기로, 임신부 수영이나 체조 등을 하며 적극적으로 몸을 움직이세요. 그러나 이 시기 또한 유산의 위험이 있다는 것은 인지하고 있어야 합니다. 《동의보감》에서는 임신 4개월에는 남녀의 구별이 분명해진다고 했습니다. 그래서 아들인지 딸인지 알려면 임신 4개월에 맥을 보아 왼쪽 맥이 빠르거나 강하면 아들이고, 오른쪽 맥이 빠르거나 강하면 딸이라고 했어요.

임신 중 변비

임신 전에 흔하게 변비를 겪었던 임신부는 임신 중에 변비 증상이 나타날 확률이 높다. 미리 대비하여 임신 중에 변비로 고생하지 않도록 하는 것이 최선책이다. 임신하면 태반에서 생성된 대량의 황체호르몬이 위장관 평활근을 약하게 만들어 위장 활동이 줄어들게 되며 위산 분비가 적어진다. 이 때문에 음식물이 장을 통과하는 시간이 길어지므로 대장이 대변에서 수분을 많이 흡수하게 되며, 배 속의 자궁이 장을 압박하므로 변비가 쉽게 걸린다.

한의원에 임신부 변비 환자가 오면 우선 식습관과 침상 생활을 체크한다. 아침 식사를 반드시 하고 규칙적인 식사를 통해서 정상적으로 장이 활동하도록 해야 대변이 좋아진다. 채소·과일·잡곡류는 장운동에 도움이 되며, 음식물이 장에 오래 머무르면 장내에서 수분 흡수가 많이 되므로 충분한 수분을 섭취한다.

오래 누워 있으면 안 되며 걷기 운동 등의 가벼운 운동을 항상 하고, 아침마다 화장실에 가서 변을 보는 습관을 기른다. 만약 괄약근이 긴장되어서 통증이 생기면 치질, 치루, 탈항이 생기지 않았는지 병원에서 확인하도록 한다. 복부와 항문 주변 근육의 긴장을 풀어주는 침 치료를 받는 것도 도움이 된다.

일상생활의 노력을 통해서도 변비가 낫지 않고 이로 인한 불편감이 심하면 치질이나 치루 등의 증상이 생기지 않도록 변을 부드럽게 하고 장운동을 도와주는 탕약 치료를 미리 받는 것이 좋다.

임신 중 설사

한방에서는 임신 중에 묽은 변을 많이, 자주 보면 '임신 설사', '자설(子泄)'이라고 부르며 지속적으로 설사할 경우 설사와 이질, 맹장염과 감별하여 필요한 치료를 한다. 임신 중에는 소화장애가 쉽게 일어나며 대장 기능이 떨어져서 설사가 일어날 수 있다. 임신 중 설사가 문제되는 것은 수분 부족으로 생기는 탈수와, 섭취한 영양소가 흡수되지 않고 배설되어 일어나는 영양장애 때문이다.

설사 초기에는 잠깐 금식하거나 장에 부담이 적은 담백한 음식을 단계적으로 소량씩 섭취하고 탈수를 예방하기 위해서 충분한 수분을 섭취해야 한다. 이때 한방 치료는 설사를 그치면서 태기를 안정시키는 데 주력점을 둔다.

만약 대변에 농혈이 있고 복통이 있으며, 대변을 보고 나서도 곧 다시 보고 싶을 정도로 뒤가 묵직하다면 이질일 수 있다. 탈수와 영양장애가 나타날 수 있으므로 심할 경우에는 병원에서 적절한 수액 공급과 항생제 처방을 받기도 한다.

만약 식체와 설사가 나타나고 배꼽 주변이나 상복부의 통증이 누르면 더한 데다가 열까지 난다면 맹장염을 의심해야 한다. 임신 중 맹장염은 임신기의 위급한 중증에 해당하므로 병원에 가서 진단을 받고 필요한 치료를 받아야 한다. 임신 중에는 맹장의 위치가 상승하게 되고 압통점이 뚜렷하지 않으며, 그 부위가 심하면 옆구리나 담낭 부위까지 올라오게 된다.

임신부의 복벽은 이완되어 복부 통증이 뚜렷하지 않아 충수염에 걸려도 배보다는 요부 압통이 현저하게 나타날 수 있어 맹장염이 아니라고 생각할 수 있다.

설사, 열, 식체 증상과 복부 및 요부를 눌렀을 때 심한 통증이 동반되면 병원에 반드시 가보자.

임신 개월별 BMI 표준

임신 중에는 일주일 간격으로 체중을 재야 한다. 임신 기간을 통틀어 일주일에 0.5kg 미만으로 완만하게 위로 향하는 곡선을 그리는 것이 이상적이다. BMI 계산법으로 현재 비만도를 점검해보고 임신 개월별 적정 체중의 범위를 알아보자. 아래 표의 개월 수별 BMI 표준을 넘어섰다면 체중 관리가 필요하다.

BMI 계산법 = 체중/(신장m)^2

개월	BMI 표준
임신 전	18~24
1~4개월	18.5~24
5개월	19.5~25
6개월	20~25.5
7개월	20.5~26
8개월	21~26.5
9개월	22~27.5
10개월	22.5~28.5

이 시기에 주의할 일
- 입덧이 가라앉으면서 식욕이 늘어 자칫 과식하기 쉽다. 임신 중 과식은 산후비만의 원인이니 주의한다.
- 몸이 가벼워지는 시기라 방심하기 쉽다. 운동을 시작해도 좋지만 아직 유산의 위험이 있다는 것을 잊지 말고 무리하지 않는다.
- 유산균 발효유나 프룬주스가 도움이 되나, 방광이 약하고 소변을 지나치게 자주 본다면 프룬주스같이 방광에 자극이 될 수 있는 음료는 섭취하지 않는 것이 좋다.

chapter 06
임신 5~6개월(20~23주)

임신 5개월에는 태아의 골격이나 근육이 발달하여 엄마가 태동을 느낄 수 있으며, 양수가 많이 늘어나 양수 속에서 태아가 활발하게 움직일 수 있게 됩니다. 망막이 발달하므로 엄마 배에 빛을 비추면 눈을 찡그릴 정도로 빛을 감지할 수 있습니다. 감각, 의식, 지능, 미각, 청각이 발달하는 시기이니 태교를 시작하는 것이 좋아요. 다리가 저리고 붓기도 하고, 심장이 뛰고 소화불량, 헛배부름 등의 증세가 나타나기도 하지요.

음양의 기운이 깃드는 5개월

《동의보감》에는 임신 5개월에 태아에게 음과 양의 기가 생겨나고, 힘줄과 뼈와 팔다리가 다 생긴다고 되어 있다. 엄마는 5개월이 되면 아랫배가 커지고 유두 색깔이 진해지며 유즙이 나오기도 한다. 모유 수유를 준비하며 유방 마사지를 시작하면 좋으나, 유방의 자극이 자궁을 수축시키므로 지나친 자극을 피하고 가볍게 하는 것이 좋다. 영양을 골고루 섭취하되 1개월에 2kg 이상 늘지 않도록 체중 관리를 하며 철분제를 따로 복용해야 한다. 배가 불러오므로 살 트는 것을 예방하기 위해서 튼살 방지 크림이나 오일을 미리 발라준다.

임신 6개월이 되면 태동이 점점 심해지게 된다. 태아는 배 속에서 자유롭게 움직이며 몸의 방향을 바꾸어 임신 6~7개월에는 거꾸로 있기도 한다. 소리에 더욱 민감해져 자궁 밖에서 나는 소리까지 들을 수 있으므로 아이에게 말을 걸거나 노래를 불러주면 좋다. 엄마는 체중이 증가하여 허리와 다리가 아플 수 있다. 몸이 붓거나 다리에 정맥류가 생기기 쉬우므로 다리 밑에 방석이나 쿠션을 둔다.

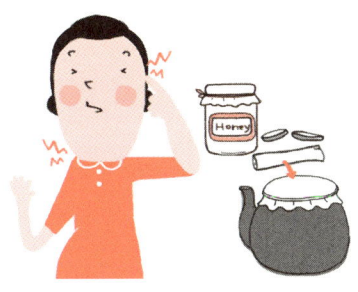

임신 중 감기, 한방으로 다스리기

임신 중 감기에 걸리면 쓸 수 있는 약이 없어서 고생한다. 특히 기침이 심할 때는 배뭉침이 심해져 더 힘들고, 아기에게도 좋지 않다. 먼저 음식으로 다스려보고, 그래도 호전되지 않으면 임신 중에 많이 쓰는 임신부 감기 한약으로 적극 치료하는 것이 좋다. 임신 중에 한약으로 감기를 치료한 것에 대한 사례 연구 등이 이미 이루어져 그 효과와 안정성이 밝혀진 바 있다. 생강과 파의 흰 줄기를 함께 달인 후 꿀을 타서 마셔도 된다.

● 기침감기

생강을 깨끗하게 씻어서 납작하게 편으로 썰어 달인다. 기운을 내려주는 성질이 있어서 기침감기에 아주 그만이다. 하루 40g이 넘지 않도록 하고, 달인 물에 꿀을 넣어 마시면 좋다.

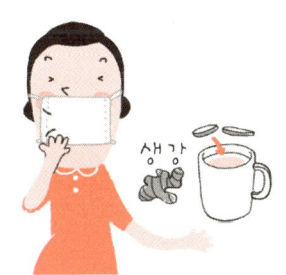

● 열감기

꿀을 1티스푼이 넘지 않게, 너무 달지 않게 타서 마신다. 몸에 들어온 찬 기운을 내보내서 열을 내려준다. 당연히 품질이 좋은 꿀을 쓰는 것이 좋다.

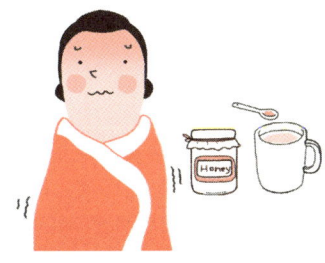

● 콧물감기

대파 한 단을 뿌리와 잎 부위를 잘라내고 흰 줄기만 700~800ml 정도가 되도록 달여서 2일 정도 복용한다. 쭉 뻗은 빨대같이 생긴 모양 때문에 폐와 코에 있는 물기를 아래로 빼주는 효능이 있다. 콧물은 줄어들고, 소변량은 늘어나게 된다.

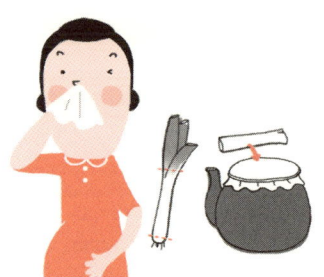

이 시기에 주의할 일

- 자궁이 커지면서 정맥을 압박해 다리에 하지정맥류가 생길 수 있으므로 오랜 시간 서 있지 않는다.
- 잠을 잘 때에도 되도록 똑바로 자기보다는 옆으로 누워서 잔다. 복부대동맥을 비롯한 중요한 혈관이 중앙에서 약간 오른쪽으로 지나가기 때문에 똑바로 자면 잠자는 동안 자궁이 혈관을 압박한다. 왼쪽으로 자는 것이 더 좋지만, 계속 왼쪽으로 자는 것이 힘들면 오른쪽, 왼쪽 번갈아서 옆으로 자도 무방하다.
- 배가 불러오므로 살 트는 것을 예방하기 위해 튼살 방지 크림이나 오일을 미리 발라준다.

chapter 07
임신 6~8개월(24~31주)

아기의 폐, 간과 면역체계가 성숙해갑니다. 아기는 임신 12주 크기의 3~4배까지 될 만큼 왕성한 성장을 보입니다. 이미 아기는 안정기에 접어들었지만, 무리한 활동을 하면 조산의 위험이 있을 수 있습니다.
자궁과 유방의 확대로 피부가 늘어나면서 피부 밑의 작은 혈관들이 터져 배나 유방 주위에 검붉은 선이 나타납니다. 복부가 심하게 가려우며, 때때로 배가 잠시 단단해졌다가 정상으로 되돌아옵니다. 등, 허리, 갈비뼈에 통증이 찾아오는 때이기도 합니다.

조산 예방

예정일도 아닌데 진통을 느껴 아기를 일찍 낳는 경우가 있다. 이를 조산이라고 하는데 정확하게는 정상적인 임신 기간을 다 채우지 못하고 임신 20~38주 사이에 미리 분만하는 것을 가리킨다.

조산은 만복해서 일어나는 복통과 복부팽창, 출혈 등 마치 정상분만과 같은 특징을 보이며 진행된다. 예정일까지 아직 한 달 정도 남았는데도 이러한 증세가 나타나면 조산을 의심하고 곧장 병원으로 간다.

조산의 원인에 대해서는 아직 완벽하게 밝혀진 바는 없다. 단, 임신부나 태아에게 질환이 있을 때, 임신부 연령이 만 16세 미만이거나 만 35세 이상일 때, 임신부가 육체적·정신적으로 매우 힘든 일을 했을 때 조산의 위험이 커지는 것은 확실하다.

한의학에서는 조산을 소산(小産), 반산(半産)이라 하는데, 그 원인으로 기혈허약, 혈열(血熱), 손상 등을 꼽는다. 그중 기혈허약을 가장 큰 원인으로 보고 고기전정탕(固氣塡精湯) 등의 처방으로 치료해왔다. 이와 관련한 약리 연구들을 통해 그 효과도 입증되었다.

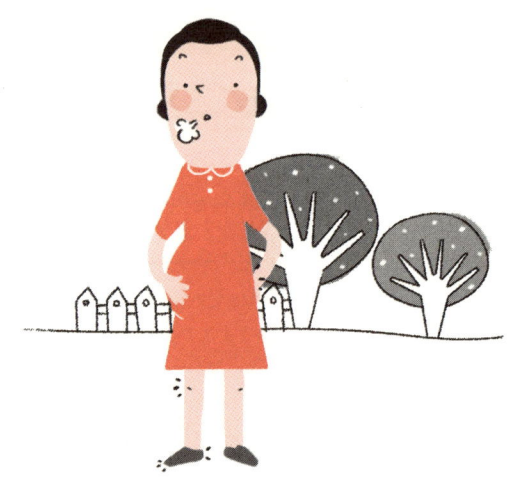

우선 조산을 예방하기 위해 힘써야 하겠지만, 그럴 기미가 있다면 즉시 병원으로 가고 할 수 있다면 한방 치료를 병행하는 것이 좋다.

뼈와 관절 조심

아기가 점차 커가면서 엄마의 몸에는 변화가 찾아온다. 조심해야 하는 임신 초기가 지났다고 해서 임신 전처럼 몸을 격렬하게 움직이면 안 된다. 아기도 아기이지만 엄마도 이즈음 몸무게가 늘어나 관절에 무리가 갈 수 있다. 운동은 계속적으로 하되, 무리한 운동은 하지 말고, 관절이 아프고 뼈마디가 무리한 느낌이 든다면 쉬어가며 하는 게 좋다.

이 시기에 주의할 일
- 임신 28주가 되면 엄마는 임신 35주까지 2주마다 산전 검진을 받아야 한다.
- 속옷은 무조건 큰 제품을 고르기보다 전문적으로 만들어진 임신부용 제품을 선택한다.
- 조산의 위험이 있으니 과로, 무리한 운동, 장시간 보행이나 서 있는 것은 피한다.
- 배가 많이 불러 오는 시기이므로 성관계를 가질 때 배가 압박되지 않도록 한다.

chapter 08
임신 8~9개월(32~35주)

아기의 동공이 열리기도 하고 닫히기도 하며, 빛을 감지할 수 있습니다. 이 시기에는 아기가 태어나더라도 대부분 건강하지요. 한편 엄마는 자궁이 명치 부분까지 올라갑니다. 커진 배가 위와 방광을 압박해 식욕이 떨어지며 소변보는 횟수가 늘어나지요. 발목과 발이 많이 붓고 손과 얼굴도 붓습니다. 자다가 다리에 쥐가 나기도 하지요.

임신중독증

임신중독증은 고혈압, 단백뇨, 부종이 특징인 질환으로 그 원인은 아직 확실히 밝혀지지 않았다. 임신 전 정상이었던 혈압이 임신 후반기에 140/90mmHg 이상이거나, 임신 전에 비해서 수축기 혈압이 30mmHg 이상, 이완기 혈압이 15mmHg 이상 증가하는 경우 임신성 고혈압이라고 한다. 동시에 신장혈관이 수축하면서 단백뇨가 생기고 이로 인해 부종이 생긴다. 임신 전부터 혈압이 높거나 신장이 나빴다면 임신 초기부터 증세가 나타나지만 대개 임신 8개월 이후에 나타난다. 가벼운 임신중독증은 어머니나 태아에게 그리 영향을 주지 않지만 중증이면 미숙아를 낳거나 사산하기도 한다. 심하면 어머니와 태아의 생명 모두를 위협하는 위험한 질환이다.

임신 후반기에 갑자기 체중이 늘고 몸이 부으면서 혈압이 상승하거나 소변 속의 단백질량이 늘어나는 등의 증상이 하나라도 나타난다면 경계해야 한다. 고혈압, 당뇨, 고령출산, 쌍둥이 임신, 빈혈증, 신장병이 있으면 임신중독증의 위험이 있으므로 안정을 취하고 오후에 한 시간 정도 낮잠을 자는 것이 좋다. 임신 6개월부터는 싱겁게 먹고 단백질을 많이 섭취하도록 한다.

임신성 당뇨

임신 시에는 태반락토젠, 난포 및 황체호르몬의 작용으로 인슐린이 역할을 제대로 하지 못하면 당뇨병이 생기기 쉬운 환경이 된다. 임신 전에 당뇨가 없다가 생긴 경우라면 분만 후에는 정상으로 돌아올 확률이 높지만 고령임신이거나 고혈당의 정도가 심했다면 분만 이후에도 당뇨병이 지속될 수 있으므로 임신 시 충분한 관리가 필요하다.

임신성 당뇨병 증상이 심해지면 고혈압과 감염 발생의 가능성이 높아진다. 또 태아의 성장이 빨라져 거대아가 되므로 출산 시 산도가 손상될 수 있고, 산후 출혈의 위험이 생긴다. 그러므로 임신성 당뇨병이 생기면 주기적인 혈당 측정이 필요하다. 임신 중의 혈당을 검사해서 공복 시 혈당(아침 공복 시)이 60~90mg/dl, 식후 2시간 혈당이 120mg/dl 이하로 유지되도록 조절한다. 혈당이 조절되지 않으면 병원 진찰 후 인슐린 주사 등 적절한 처치를 받도록 한다.

TIP

임신 중 부종에 좋은 음식

잉어죽

재료 잉어 1마리, 굵은 파 2대, 생강 3쪽, 깐 마늘 12~15개, 불린 녹두 1/2공기, 불린 찹쌀 1공기, 참기름 · 소금 · 후춧가루 · 고추장 조금씩

1 잉어는 비늘을 벗기고 내장을 제거한다.
2 1을 토막 내지 않은 채 그대로 냄비에 담은 후 물을 붓는다. 굵은 파와 마늘을 넣고, 비린내 제거를 위해 생강은 편으로 썰어 넣는다. 센 불로 시작해서 끓기 시작하면 중간 불로 2~3시간 푹 끓인다.
3 찹쌀과 녹두는 깨끗이 씻어 1시간 이상 불린다.
4 냄비에 참기름을 두르고 불린 찹쌀과 녹두를 함께 볶는다.
5 볶은 찹쌀과 녹두에 잉어를 삶은 국물을 붓고 찹쌀이 퍼질 때까지 푹 끓인다.
6 잉어가 푹 고아지면 뼈를 발라내 살코기만 5에 넣어 더 끓인 뒤 먹기 전에 소금, 후춧가루, 고추장으로 간을 맞추어 먹는다.

두근거림, 숨참

임신 후기가 되면 자궁이 최대한 커져 위로는 가슴의 횡격막을 밀어올려 심장을 압박하고, 아래로는 혈관들을 압박해 말초혈관의 기능을 둔화시킴으로써 하반신의 혈액순환을 나쁘게 한다. 이런 상태에서는 심장이 정상적으로 활동하기 어려우므로, 빨리 걷거나 힘든 일을 하면 숨이 차게 된다. 이럴 때는 심장에 부담이 가지 않도록 일상의 동작을 천천히 부드럽게 한다. 계단은 난간을 잡고 천천히 오르내리고, 몸에 무리를 주는 무거운 물건을 들지 말아야 하며, 충분한 휴식을 취한다. 가슴이 두근거리고 숨이 찰 때는 실내를 환기해 맑은 공기를 마시고 상반신을 약간 높게 해서 눕는다.

불면증

임신하면 혈액 중의 황체호르몬 농노가 높아져 호르몬 균형에 변화가 생긴다. 이로 인해 몸 여기저기에 스트레스를 받게 되고 가벼운 우울증이나 불면증에 시달리기도 한다. 엄마가 잠을 자지 못하면 태아도 불면증에 걸려 성장과 정서에 나쁜 영향을 받지 않을까 걱정하는 경우가 많은데 배 속의 아기는 엄마의 수면 시간과는

이 시기에 주의할 일
- 이전에는 자궁에 비해 태아가 작아 위치를 자유롭게 바꿀 수 있었지만 이 무렵에는 엄마의 노력이 필요하다. 아이의 위치를 바로잡는 체조를 게을리 하지 않는다.
- 무거운 물건을 들지 않는다. 복부에 힘을 주는 동작은 파수의 원인이 되므로 무거운 물건을 들어 올리거나 힘든 일 등은 특히 조심해야한다.
- 계단 조심! 배가 불러 계단이 보이지 않아 헛디딜 수 있으므로 항상 손잡이를 잡고 오르내린다.
- 임신 말기에는 가벼운 자극으로도 진통이 시작되어 조산할 수 있으니 되도록 성관계는 피하거나 횟수를 줄인다. 분만 4~6주 전에는 금욕하는 것이 좋다. 깊게 삽입하면 양수가 파손되어 세균에 감염될 수 있으므로 각별한 주의가 필요하다.

상관없이 자신만의 수면 리듬을 가지고 있으므로 걱정할 필요가 없다.

한의학에서는 이런 두근거림, 숨참, 불면증 등이 심장의 열 때문에 생긴 것으로 본다. 혈(血)이 허(虛)해지면서 열이 생긴 것이다. 이때 열을 내려주는 것이 소엽, 죽여 등이다. 소엽은 깻잎으로 집에서도 쉽게 활용할 수 있다. 깻잎 중에서도 보라색이 도는 자소엽이 심장 열을 내리는 데 효과적이다. 깻잎이 심장처럼 생겨서 심장에 작용하기도 하고, 자소엽 같은 경우 붉은색이 심장과 통하기 때문에 심장에 더 집중해서 작용하게 된다. 하루 8g 정도를 달여서 차처럼 마시도록 한다.

chapter 08
임신 9~10개월(36~39주)

자주 아랫배가 땅기거나 통증을 느끼며, 자궁이 방광을 눌러서 방광 용적이 줄어들므로 소변이 자주 마렵고 분비물이 많아집니다. 무리한 일을 하지 말고 충분히 쉬고 푹 자도록 하세요. 체중이 일주일에 0.5kg 이상 증가하면 위험하므로, 적절한 산책 및 걷기 운동으로 관리합니다.

아기를 만날 준비

언제라도 출산할 수 있도록 마음의 준비를 한다. 산후조리와 육아를 위해서 젖병, 젖꼭지 소독 및 출산 시 바로 쓸 용품들을 준비해두고, 집 안 환경도 아이에 맞게 꾸며두어 출산 후 아이를 데리고 집에 왔을 때를 대비한다. 아이를 출산하고 나면 산모, 남편도 지치고 긴장되어 있으므로 집에 돌아왔을 때 편안하게 적응할 수 있도록 미리 환경을 조성해두면 좋다.

《동의보감》에는 해산 무렵에는 떠들거나 다투지 말고 산모를 부축하여 천천히 걷게 하거나, 그런 힘이 없으면 무엇에 기대어 서 있다가 진통이 점차 강하게 자주 오고 해산할 증후가 보일 때 해산 자리에 들도록 하고, 아이를 빨리 낳게 하는 약을 먹으면 쉽게 낳을 수 있다고 적고 있다.

출산을 알리는 6가지 징후

1 태아가 아래로 내려간다.

2 태동이 거의 느껴지지 않는다.

3 가진통이 온다. : 허리가 아프고 아랫배가 단단해지며 약한 진통을 느끼기도 한다. 이런 현상은 자궁이 출산에 대비해 수축 연습을 하는 것이므로 보통 임신 9개월 이후가 되면 하루에도 여러 번 불규칙하게 일어난다. 가진통이 나타날 때 배 위에 손을 올려놓고 있으면 25초 정도 자궁이 단단해지고 팽팽해지는 것을 느끼게 된다.

4 이슬이 비친다. : 약간의 출혈이 생긴다. 일반 혈액과는 달리 끈적끈적하고 자궁경관에서 분비되는 혈액과 혼합되어 다갈색이나 딸기 젤리 색처럼 보인다.

5 파수가 된다.

6 약한 진통이 시작된다. : 진통이 초산인 경우는 5~10분, 출산 경험이 있는 경우에는 15~20분 간격으로 오면 병원으로 가야 한다.

순산을 돕는 한약

출산을 앞두고 순산을 도와주는 한약을 문의하는 환자 중에 '달생산'과 '불수산'이라고 처방명까지 정확하게 알고 물어보는 경우가 종종 있다. 그만큼 임상에서 효과를 많이 보는 처방이다.

옛날 신분사회 때 흔히 말하는 벼슬아치 집안에서는 후손을 볼 때 출산 예정 한 달을 남겨놓고 달생산을 처방하여 임신부에게 복용시켰다. 제왕절개란 상상도 할 수 없었던 시절, 난산에 대비하여 우리 선조들은 많은 처방을 연구했는데 그중 가장 대표적인 것이 달생산이다.

《동의보감》에서는 기혈이 허약한 임부가 9~10개월이 되어 안일하게 지내는 것

TIP

진진통의 특징
- 규칙적이고 간격이 짧다.
- 걸을 때 통증이 더 심하다. 가진통은 걸을 때 오히려 통증이 완화된다.
- 등, 복부 쪽이 아프고 대개 이슬이 동반된다. 가진통은 주로 하복부가 많이 아프고 이슬이 없다.

이 과하여 살이 많이 찌면 기혈이 응체되어 순환이 잘되지 않으니 이때는 달생산을 써야 한다고 했다. 양반집 산모들은 여염집 아낙들보다는 활동량이 훨씬 적었을 테니 더 살이 많이 쪘던 게 아닌가 싶다. 그래서 달생산은 원래 비만했거나, 임신 중 체중 증가가 많은 산모가 쓰면 더 좋다. 체중이 과다하면 난산할 가능성이 높고, 막달에 과다한 열량 섭취는 태아의 체중도 지나치게 빨리 늘게 해서 출산을 어렵게 하기 때문에 산부인과 의사들도 임신 막달에 열량을 조절하도록 많이 권한다.

달생산의 효과는 임상실험을 통해서도 그 효능이 입증된 바 있다. 〈대한한방부인과학회지〉에 실린 연구 결과를 보면 달생산을 복용한 산모의 평균 분만 소요 시간은 262.68분으로 한국인 초산모의 평균 분만 소요 시간인 435.12분의 60.4%에 그쳤다. 이렇게 달생산은 임신부의 기혈을 보충해 체력을 높여주며, 양수의 양을 적당히 하고 태아가 지나치게 커지는 것을 예방한다. 또 자궁 수축력을 강화해 태아와 산모 모두에게 안정감을 주고 진통 시간을 단축해 난산을 예방한다.

불수산은 부처님 손이란 뜻으로 부처님의 자비로운 손길이 순산을 도와 안전하게 아이를 받아준다 하여 이름 붙여진 것이다. 진통이 올 때 불수산을 복용하면 자궁 수축력이 좋아지고 산도가 빨리 열려 진통 시간이 줄어들며 순산하게 된다. 평소 체력이 약한 산모는 불수산에 녹용을 더 넣어 처방한다. 녹용이 여성의 임신과 출산을 주관하는 충맥과 임맥을 튼튼하게 하고 원기를 크게 도와 산모의 체력을 높여주기 때문이다. 실제 약리 실험에서도 녹용에서 추출한 팬토리눔(pantorinum) 성분이 순산을 돕는다고 이미 밝혀졌다. 녹용을 넣은 불수산 복용은 원래부터 기운이 많이 없는 산모나, 고령임신같이 자궁의 힘이 약해져 있는 경우에 정말 큰 도움이 된다.

부득이하게 제왕절개를 해야 하는 경우가 아니라면 한약을 복용하면 좀 더 쉽게 순산할 수 있다. 출산 한 달 전엔 달생산을 보름 정도 복용하고, 출산 시엔 불수산 3일분 정도를 미리 달여 냉장 보관해두었다가 진통이 오면 2시간 간격으로 복용하면 된다. 불수산은 출산 예정일이 지나 유도분만을 해야 하는 경우에도 효과가 좋다. 예정일이 5일 정도 지나도 소식이 없을 때 불수산을 복용하면 진통이 와서 출산하게 된다.

초산의 두려움 때문에 난산이 우려되어 달생산이나 불수산을 복용하는 산모들도 있지만 그보다는 사실 첫아이 때 난산으로 힘들어한 후에 둘째 출산 때 챙기는 산모들이 많다. 두 아이의 엄마가 된 한 산모 역시 그런 경우였다.

첫아이 출산 때만 해도 평소 운동도 열심히 했고 크게 난산이 우려되는 상황이 아니었기에 주변에서 달생산이나 불수산이 좋다는 얘기를 들어도 굳이 필요성을 못 느꼈다고 한다. 그런데 첫 아이를 수술 직전까지 가서 16시간 만에 겨우 낳는 바람에 둘째는 무조건 달생산, 불수산을 지으리라 마음먹고 내원했단다. 달생산과 불수산을 처방한 후 나중에 출산 확인차 전화를 해보았다. 다행히도 약 효과가 잘 나타났는지 예정일에 딱 맞춰 병원 가서 2시간 만에 순산을 했다고 전했다. 아무리 둘째가 첫째보다 빨리 나온다지만, 시간도 크게 단축되고 산모도 너무나 쉽게 낳았다니 그 효과를 제대로 본 셈이다.

최근에는 자연주의 출산이라고 하여 다른 약물이나 시술의 도움 없이 완전한 자연출산을 하는 산모들도 많은데, 이러한 경우에도 순산을 돕는 한약을 챙기면 효과가 좋다. 한번은 한 임신부의 남편이 급하게 전화해서는 불수산을 당장 지을 수 있냐고 물었다. 보통 달생산이나 불수산을 짓는 사람들은 미리 와서 지어두었다가 복용하는 편이다. 이렇게 급하게 얘기하는 경우가 흔치 않아 사연을 들어보니, 부인이 분만유도제나 무통주사 등을 전혀 사용 안 하는 자연주의 출산을 할 예정인데, 난산이 우려된다면서 산부인과에서 먼저 불수산을 권했다고 한다. 보통은 산부인과 의사라 할지라도 한의학에 대해서는 이해가 부족하고 잘 모르기 때문에 일단 한약을 먹지 말라고 하는 편이지 권하는 경우는 드물다. 아마도 그 산부인과 의사는 본인이나 가족이 달생산과 불수산의 효능을 직접 경험한 것이 아니었을까.

이렇게 달생산, 불수산이 순산을 도와주는데, 산모들이 걱정하는 것은 임신 중에 한약을 먹어도 되는가이다. 결론부터 말하자면, 걱정하지 않아도 된다. 임상 실험을 통해서도 이미 안정성이 입증된 바 있다. 또 한의학에서도 임신 중 금기약을 지정하여 안정성을 최우선으로 고려한다. '임신 중 꼭 필요한 이유가 있으면 약물 복용을 하는 것이 손해가 없다.'라는 '유고무손(有故無損)'을 임신 중 치료의 중요한 원칙으로 삼고 있다.

그러나 아무리 안전한 약이다, 임신 중 복용 가능한 약재로만 되어 있다고 설명해도 불안해하는 엄마들이 많다. 아이 가진 엄마 입장에서는 아무래도 '약'에는 민감해지기 마련이다. 하지만 '임신 중에 한약을 먹어도 될까.'라는 걱정은 이제 그만. 여자 한의사 중에 출산하면서 달생산과 불수산을 먹지 않는 경우가 별로 없고, 남자 한의사의 부인 중에서도 먹지 않는 경우가 거의 없다. 이처럼 한의사도, 한의사 가족도 먹는 불수산, 달생산이니 안심하자.

난산 자체가 싫어서 달생산과 불수산을 복용하는 경우도 있겠지만, 난산으로 인한 제왕절개를 피하고 자연분만을 하기 위해서 달생산과 불수산을 찾는 사람도 적지 않다. 자연분만을 하면 제왕절개를 한 산모보다 회복이 훨씬 빠르다. 또 수유를 위해서도 자연분만을 하는 것이 훨씬 좋다. 자궁 수축도 자연분만 산모가 더 잘되고, 자궁 수축이 잘되면 모유 분비도 더 잘된다. 아이 역시 자연분만을 한 아이가 젖을 더 잘 빤다. 신생아에게 초유가 얼마나 중요한가. 또 수유가 잘되느냐 못되느냐는 산모의 산후풍, 산후비만 등을 결정짓는 굉장히 절대적인 요인이다.

내원한 환자 중 자연분만을 하면 요실금이 생기니 제왕절개를 하겠다고 하는 임신부가 있었다. 정말 답답하기 그지없었다.

"제왕절개를 해도 요실금이 생겨요."

이렇게 이야기하자 임신부는 깜짝 놀라며 말했다.

"정말요? 저는 자연분만하면 요실금 생긴다고 해서 꼭 제왕절개하려고 했어요."

요실금은 기운이 허해 처져서 생기는 것이지 자연분만으로 인한 골반저근 손상이 근본 원인은 아니다. 그것이 근본 원인이라면 자연분만한 모든 산모는 골반저근이 손상되는데, 모든 산모에게서 요실금이 생기는 것이 아니다. 골반저근 손상 정도가 심한지 덜한지가 요실금 증상에 영향을 줄 수는 있겠다. 또 분만이 근본 원인이라면 중학생, 미혼 여성에게서 발생하는 요실금은 무엇으로 설명하겠는가.

자연분만으로 산모의 빠른 회복과 원만한 수유를 유도하는 것이 달생산과 불수산이 필요한 이유이다. 달생산과 불수산으로 순산하면, 산모도 아이도 훨씬 더 건강해진다. 임상 연구를 통해서도 안정성과 효과가 입증된 약이니 마음 놓고 복용하기 바란다.

이 시기에 주의할 일
- 아래로 물 같은 것이 흘러나오거나, 출혈량이 많거나 복통이 심할 때, 태동을 하지 않을 때는 지체하지 말고 의사에게로 가서 진찰을 받는다.
- 출산일을 앞두고 장거리 여행은 피한다. 이동 중에 출산하는 일이 생기지 않도록, 오랜 보행과 함께 장거리 이동을 해야 하는 일은 삼가자.

TIP

한의사 선생님이 추천하는 출산 준비물

● 필수 준비물

☐ **수유패드** 수유 중간에 젖이 새서 옷이 젖지 않게 한다.

☐ **수유 브래지어** 최대한 편안하고 유방이 압박되지 않는 제품이어야 젖 생성 및 분비에 방해되지 않는다.

☐ **산모 옷가지** 모자와 양말 등 충분히 말단까지 보온되는 옷가지를 챙긴다. 여름이라면 얇지만 소매가 긴 옷을 챙기자.

☐ **손목보호대** 통증이 있을 때는 안정이 기본이므로 보호대를 사용해서 관절이 덜 움직이도록 한다.

☐ **기저귀(천or종이)** 되도록 천 기저귀를 쓴다. 발진이 생긴 후에는 천 기저귀를 쓴다한들 발진이 없어지지 않는다. 천 기저귀를 써도 빨리 갈아주지 않으면 발진이 생기기도 하니 조심한다.

☐ **아기 내의** 5~6벌 정도는 필요하니 챙겨둔다.

☐ **아기 보디슈트** 외출용으로 예쁜 것을 준비하자. 집에서 입는 것은 내의가 더 편하다.

☐ **배냇저고리** 3벌 정도가 적당하다. 여밈이 한두 개이기 때문에 잘 벌어져 갈아입히기 좋다. 신생아 시기가 지나면 내의를 입히는 것이 아이도 엄마도 더 편하다.

☐ **손싸개·발싸개** 필수 준비물이다. 신생아는 손발을 싸두지 않으면 자기 몸에 상처를 낸다.

☐ **젖병** 작은 것을 쓰다가 나중에 큰 것을 써도 되지만 처음부터 큰 것을 사서 쓰는 것도 괜찮다. 모유 수유를 하는 경우에는 유축해두기 좋고, 물을 먹일 때 쓸 수도 있다. 1~2개 정도는 미리 구비해둔다.

☐ **젖꼭지** 모유 수유할 경우 우유병 젖꼭지는 손가락처럼 생긴 젖꼭지로 준비한다.

☐ **분유 케이스**

☐ **젖병/젖꼭지 세척솔**

☐ **젖병집게**

☐ **유축기** 모유량이 적을 때 필수적인 도구. 대여를 해서 써도 된다. 되도록 모터가 밖에 달린 것을 사용한다. 모터가 안에 달리면 모터 기름이 모유와 섞일 수 있다.

☐ **공갈젖꼭지** 쓰면 안 좋다고만 알고 있는 경우가 많다. 모유 수유를 하는 경우, 아기가 유두 혼동을 일으킬 수 있으므로 4~6주의 초기 신생아에게는 사용하지 않는다. 그러나 6~12개월의 구강기에는 공갈젖꼭지가 아니더라도, 눈에 보이는 것이나 신기한 것은 무조건 입으로 가져가서 빠는 자극을 느끼는 시기이기 때문에 적절한 사용은 괜찮다. 치아 문제도 만 2세 전에는 공갈젖꼭지 사용이 문제되지 않는다고 하니 하나쯤 준비해두길 권한다.

☐ **젖병 세정제**

☐ **보온병** 반드시 갖추어야 한다. 아이가 배고파서 울 때 비로소 물을 끓이기 시작하는 불상사가 생기지 않도록 미리미리 꼭 준비하자.

□ 요·이불세트
□ 좁쌀베개 높이가 낮고 좁쌀 입자가 작은 것이 좋다. 아이가 잘 때 뭔가 잡고 자려는 경우가 많으므로 모서리에 꼬리 등이 달린 것도 추천.
□ 속싸개
□ 겉싸개(1개)
□ 방수요
□ 포대기
□ 모빌
□ 아기띠 허리로 아기 무게를 함께 지지하는 아기띠가 좋다.
□ 카시트
□ 베이비파우더(액상) 가루 제품 속에 석면이 들어 문제된 적이 있으니 액상으로 준비한다.
□ 가제손수건 많이 필요하니 넉넉하게 구비한다.
□ 체온계
□ 아기비누
□ 베이비 로션
□ 타월
□ 물티슈
□ 신생아용 면봉
□ 기저귀가방
□ 디지털카메라

● **선택 준비물**
□ 산모 패드 산부인과에서 주기도 하지만 미리 알아보고 1-2팩 정도 구입한다.
□ 산모용 방석 회음부 절개 부위 때문에 사용하는 것이니 제왕절개 산모는 챙기지 않아도 된다. 자연분만한 산모도 초기에만 필요하며, 회음부 상처가 심하지 않아 전혀 필요하지 않은 경우도 많다.
□ 유두 상처 크림 아기에게 젖을 줄 때 제대로 물리면 유두에 상처가 나지 않는다. 상처가 났을 때도 모유를 묻히는 정도가 좋다. 상처가 심하다면 유두 상처 크림을 사용한다.
□ 산후복대 복대를 한다고 해서 배가 빨리 들어가는 것은 아니다. 허리 통증 때문이라면 심할 때, 최소한으로만 사용한다. 많이 쓰면 허리와 복부 근육이 약해지니 주의한다.
□ 좌욕 대야 조리원에서는 구비하고 있으니, 집에서 조리할 경우에만 챙긴다.
□ 젖몸살 마사지팩 냉온찜질이 모두 가능한 것으로 고른다. 평소에는 온찜질이 좋고, 유선염이 생겨 열이 날 때에는 냉찜질이 필요하다. 평소 온찜질을 할 때 굵은 파 끓인 물을 수건에 적셔서 온찜질 하면 모유가 더 잘 나온다.

- ☐ **턱받이** 아기가 침을 많이 흘리는 시기에 두른다.
- ☐ **소독기 세트** 꼭 필요하진 않지만, 소독한 젖병들을 따로 보관할 수 있어 편리하다.
- ☐ **지퍼형 모유 저장팩** 직장 복귀 후에도 수유를 지속해서 유축한 모유를 냉동해야 할 경우 필요하다. 대부분은 짜서 거의 바로 먹이기 때문에 꼭 필요한 것은 아니다.
- ☐ **원목침대** 엄마가 좌식생활을 한다면 필요 없다. 엄마가 침대 생활을 한다면 아기도 침대를 쓰는 것이 좋다.
- ☐ **흔들침대** 좋아하는 아이도 있고 싫어하는 아이도 있으니 대여해서 써보고 구입한다.
- ☐ **딸랑이**
- ☐ **범보의자**
- ☐ **유모차** 신생아 때는 외출 자체도 적고, 외출할 때도 안고 가는 경우가 많아서 유모차 쓰는 경우가 거의 없다. 오히려 안기 힘들 정도로 무게가 나갈 때 유모차를 더 많이 쓴다.
- ☐ **섬유유연제**
- ☐ **유아용 세탁비누**
- ☐ **욕조** 꼭 필요한 것은 아니다. 욕조가 없더라도 집에 있는 대야로도 충분히 씻길 수 있다.
- ☐ **베이비오일** 초기에 태지가 안 벗겨졌다면 오일을 발라 아주 가볍게 마사지한다. 그러면 태지가 부드럽게 떨어진다.
- ☐ **큰 타월**
- ☐ **유아전용 손톱가위**
- ☐ **본탕계**
- ☐ **기저귀 발진 크림**
- ☐ **베이비 샴푸**
- ☐ **아기 옷을 삶을 찜통**

●**한방 준비물**
- ☐ **녹용불수산** 출산 예정일을 사흘 정도 앞두고 복용한다.
- ☐ **한방좌욕제** 회음부 상처 회복을 돕고 염증이 생기지 않게 하며 자궁을 따뜻하게 한다.

Questions & Answers
임신 중 Q&A

 임신 중 피해야 할 음식은 어떤 것이 있나요?

《동의보감》에 기록된 피해야 할 음식과 현대 의학이 지정한 피해야 할 음식을 함께 나열해보겠습니다. 우선 《동의보감》에 기록된 음식입니다.

엿기름 해산을 빨리 하게 하고 유산시킨다.

율무쌀 유산을 일으킬 수 있다.

당나귀·말고기 해산할 달이 지날 뿐 아니라 난산한다.

양의 간 태아에게 유익하지 않으므로 먹지 않는다.

참새+술 참새고기를 먹고 술을 마시면 아기가 음탕하고 부끄러운 것을 모르게 되니 금한다.

오리고기·오리알 산모가 오리고기를 먹으면 아이가 거꾸로 나오고 오리알을 먹으면 배 속이 차므로 먹지 않도록 한다.

닭(달걀)+찹쌀 닭고기(달걀)를 찹쌀과 함께 먹으면 아이에게 촌백충(寸白蟲, 촌충)이 생기므로 먹지 않도록 한다.

메기 산모나 아기에게 감식창(疳蝕瘡, 소화불량이나 영양장애로 몸에 부스럼이나 종기 등이 생기는 병)이 생기므로 먹지 않는다.

게 임신 중 방게를 먹으면 태아가 횡으로 나온다는 내용이 있다.

자라 어혈을 해치는 약효를 지니고 있어 산모는 금한다. 또 자라고기를 먹으면 아이의 목이 짧아지고 머리가 쭈그러진다고 했다.

비늘 없는 물고기 먹으면 난산하기 쉽다.

바지락 《동의보감》에는 부인의 혈괴(血塊, 자궁벽의 핏덩어리를 이르는 말)를 풀어준다고 되어 있어 임신 중에는 복용하지 않는 것이 좋다. 특히 5~8월의 바지락은 산란기인데 자체적으로 독소를 만든다고 한다. 이때 바지락 요리를 먹은 임신부는 기형아를 낳을 가능성이 있으므로 먹지 않는다.

비름나물 먹으면 유산할 수 있으므로 임신부는 금한다.

한의학과 현대 의학이 지정한 피해야 할 음식은 다음과 같습니다.

지나치게 매운 음식 열이 많아서 습진이나 두드러기를 유발할 수 있다. 음식 속에 적당히 들어간 것은 괜찮지만 너무 많이 먹는 것은 좋지 않다. 또한 너무 뜨겁거나 매운 음식은 태아의 아토피를 유발할 수 있으므로 피한다.

감, 홍차, 녹차 같은 타닌 성분이 많은 음식 타닌 성분이 철분과 결합해 철분이 부족해지면 임신부 빈혈을 유발할 수 있다. 적당히 먹으면 괜찮지만 많이 먹는 것은 삼가야 한다.

식염(짠 음식) 너무 짜게 먹으면 부종과 임신중독증을 일으키기 쉬우므로 임신 중에는 평소보다 싱겁게 먹는 것이 좋다.

덜 익힌 어패류와 육류 회와 초밥, 굴, 육회 등을 날로 먹거나 고기도 덜 익혀 먹을 경우 식중독균 및 기생충 등에 감염될 우려가 있으므로 충분히 익혀 먹어야 한다.

참치, 황새치 등 깊은 바다에 사는 어류 등푸른생선은 임신부에게도 좋은 음식으로 알려져 있지만 참치, 황새치 등 깊은 바다에 사는 어류는 수은 함량이 높아 일주일에 1회 이하로 섭취를 제한하는 것이 좋다.

커피, 녹차 등 카페인이 든 음료 카페인은 임신부에게 필수적인 칼슘과 철분 흡수를 방해하기 때문에 자제하는 것이 좋다. 지나친 카페인 섭취(종이컵으로 커피 5잔 이상)는 유산이나 저체중아 출산과도 유관하다는 보고가 있다. 다만, 초콜릿 등 다른 카페인을 섭취하지 않는다면 하루 한두 잔 정도의 커피는 괜찮다.

즉석 식품 햄, 소시지, 라면 등 인공 착색료 및 인공 감미료 등이 들어간 즉석 식품은 되도록 피해야 한다.

TIP 임신부가 주의해야 할 생선류

지금까지는 바닷고기가 몸에 좋다 하여 임신부에게도 적극 권장되었으나 최근 미국의 한 연구에서 생선에 든 수은이 태아의 뇌에 좋지 않다는 사실이 발표되었다. 해외 기준이지만 국내도 거의 비슷할 것으로 추정되는 만큼 임신부라면 미리 알아두는 것이 좋다. 단, 미국 해안의 위치에 따라 잡히는 고기가 다르므로 국내와 동일시하는 것은 다소 무리가 따를 수 있음을 밝혀둔다. 아래는 미국 환경청과 보건성 연구진이 발표한 임신 중 주의해야 할 생선과 섭취해도 괜찮은 생선 구분표이다.

임신 중 피할 것	한 달에 한 접시 정도는 섭취 가능 (1인분: 180mg)	수은 함량이 적어 비교적 안전한 생선류
상어(shark)	삼치 통조림 1캔	송어(trout): 양어
황새치(swordfish)	만새기(mahimah, 농어목 만새기과의 바닷물고기)	메기(catfish): 양어
고등어(king mackerel)		작은 새우(shrimp)
옥돔과 생선(tilefish)	담치(blue mussel)	가자미(flounder): 하절기
참치(tuna)	굴(eastern oyster)	연어(salmon)
농어(sea bass)	대구(cod)	동갈민어(croaker)
굴(gulf coast oysters)	대구(Pollock)	게(blue crab)
청새치(marlin)	연어(Great Lakes salmon)	대구(haddock)
큰 넙치(halibut)	게(gulf coast blue crab)	
강꼬치고기(pike)	얼룩메기(channel catfish)	
농어목 물고기 중 눈이 큰 종류(walleye)	송어(lake whitefish)	
보구치(white croaker, 농어목 민어과의 물고기)		
농어(largemouth bass)		

임신 초기에 임신인 줄 모르고 술을 마셨는데 괜찮을까요?

임신 초기, 즉 임신 사실이 확인되기 이전 2~5주 사이에 마신 술은 기형보다는 유산에 더 영향을 미칠 수 있습니다. 그러나 이 시기를 잘 넘기고 그 이후에 술을 마시지 않았다면 너무 걱정하지 않아도 됩니다. 모르고 한두 잔의 술을 마셨다고 중절수술을 고려할 필요는 없습니다. 오히려 이러한 스트레스와 걱정이 태아에게 더 악영향을 줄 수 있으니 마음을 편하게 가지고 앞으로 술을 마시지 않으면 됩니다.

다만 임신 중 만성적인 음주는 태아에게 매우 심각한 위험이 될 수 있습니다. 임신부가 술을 마시면 혈중 알코올 농도가 올라가고, 몇 분 안에 태아의 혈액도 같은 수준의 알코올 농도에 이르게 됩니다. 태아는 알코올을 해독할 능력이 없어 치명적인 영향을 받을 수 있습니다.

술은 신경계에 주로 영향을 끼치기 때문에 신경관 결손이나 안면기형, 성장지체 등의 기형이 발생할 수 있고 출생 후 발달지체, 성장장애, 운동장애, 학습 능력 결핍의 문제가 생길 수 있습니다. 임신 중 소주 두세 잔, 맥주 한 잔 정도를 일주일에 2~3회 복용할 경우 태아알코올증후군으로 기형아를 유발합니다. 그중 대표적인 것이 지능저하입니다.

 임신 초기, 피가 비치면 어떻게 해야 되나요?

임신 초기 하혈은 유산이나 자궁외임신 등의 증상일 수 있습니다. 그러나 유산기가 있는 것과 실제로 유산되는 것은 다르며, 피가 비친다고 모두 유산이 되는 것은 아닙니다. 실제로 유산이 될 때는 아랫배가 심하게 아프고 출혈량이 증가합니다. 자궁외임신의 경우에도 출혈과 함께 복통이 있으며 배를 누르면 통증이

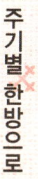

PART 02 임신 주기별 한방으로 다스리기

더 심합니다.

흔히 말하는 유산기란 임신 초기에 착상이 불안정한 것을 뜻합니다. 이때는 피가 흐른다기보다는 약간씩 묻어나는 정도이며 적극적인 유산 방지 치료를 통해 임신 유지가 가능한 경우가 많습니다. 따라서 임신 초기 피가 비치는 경우에는 우선 병원을 찾아 검진을 받아보는 것이 좋고, 착상이 불안정하다면 유산 방지 치료와 함께 충분히 휴식을 취해야 합니다.

당장 유산기가 없더라도 과거 1회 이상 유산한 경험이 있거나 자궁질환을 앓은 경험이 있다면, 임신 확인 직후 유산 방지 한약으로 유산의 위험성을 낮춰주는 것도 좋습니다.

Q 임신 중 자꾸 질염에 걸리는데 치료는 어떻게 하나요? 아기한테 문제는 없나요?

A 임신 중에는 호르몬의 영향으로 질 분비물이 많아지는 것이 정상입니다. 정상적인 질 분비물은 흰색이며 냄새가 없고, 가려움증도 없습니다. 그러나 질 부위가 가렵거나 따끔거리고, 분비물에서 냄새가 나거나 분비물 색깔이 누렇게 짙어졌다면 질염을 의심할 수 있습니다.

임신 중 질염은 전체 임신부의 30%가량이 경험할 만큼 흔합니다. 질염이 있다고 태아에게 영향을 주지는 않지만 치료가 덜 된 상태에서 자연분만하게 되면 태아에게 감염의 우려가 있어 제왕절개를 권합니다. 따라서 임신 중 질염이 심한 편이라면 질정이나 약 복용 등의 치료가 필요합니다. 다만 임신 중 약물치료는 더욱 신중할 필요가 있으므로 반드시 처방에 따라 적절한 조치를 취해야 합니다. 한방 좌욕제(외용제)가 질염을 치료하는 데 도움이 되므로 우선 사용해보는 것도 좋습니다.

질염의 재발을 예방하려면 평소 생활습관도 주의가 필요합니다. 외음부를 청결하고 건조하게 유지합니다. 자극적인 비누나 세정제를 사용하기보다는 미지근한 물로 씻고 드라이어를 이용해 완전히 건조시킨 뒤에 면 소재의 편안한 속옷을 착용하는 것이 좋습니다. 또한 자극성이 있는 비누나 세척제는 사용하지 않으며 꽉 조이는 스키니진, 레깅스 등을 피하세요. 배변 후 휴지를 쓸 때 앞에서 뒤로 닦는 습관도 중요합니다.

Q 임신 중 한약 먹어도 되나요? 산부인과에서는 먹지 말라고 하던데요.

A 한의사 처방이라면 안심하고 복용해도 됩니다. 한약재 중에는 임신 중 사용 가능한 약재와 그렇지 않은 약재가 구분되어 있습니다. 불임 치료, 유산 방지, 산후조리 한약처럼 임신을 준비 중이거나 임신 중 또는 산후에 쓰이는 약들은 모두 우리가 먹는 밥이나 반찬처럼 무해무독한 약재로만 구성되어 있습니다.

임신 중 제반 질환의 치료, 유산 방지, 순산 등을 위해 한약을 복용한 임신부를 추적 조사한 여러 연구에서 기형 발생의 보고는 전혀 없었습니다. 오히려 습관성유산과 절박유산의 경우 높은 유산 방지 효과를 나타냈으며, 순산을 돕는 한약을 복용한 산모는 한국인 초산모의 평균 분만 소요 시간인 435.12분의 60.4%에 그쳤다는 연구 결과가 발표되어 그 효능이 입증된 바 있습니다.

한약 처방에 대한 부분은 한의사의 권한이고 이러한 한약이 우리 몸에서 어떤 작용을 하고 어떤 효과를 나타내는지도 산부인과 의사는 정확히 알지 못합니다. 과거에는 산부인과에서 한약을 삼가라고 당부하기도 했습니다만, 최근에는 서로 다른 학문을 존중하여 오히려 권하는 경우도 있지요. 환자의 건강 상태와 체질에 따라 한의사가 올바르게 처방한 한약은 임신부는 물론 태아에게도 안전합니다.

Q 임신 중 부부관계 가져도 괜찮은가요? 유의할 점은 뭔가요?

A 통상적으로는 임신 중 부부관계는 태아의 건강에 해를 끼치지 않습니다. 배 속의 아이는 양수의 보호를 받고 있으며 자궁의 끝 부분인 자궁경부가 닫혀 있기 때문입니다. 오히려 엄마의 좋은 기분과 부부의 애정이 태아의 정서에도 좋은 영향을 미칩니다. 다만 임신 전과는 달리 약간의 주의는 필요합니다.

우선 임신 확인 직후 1개월과 출산 예정일을 앞둔 1개월은 되도록 부부관계를 하지 않는 것이 좋습니다. 아무래도 임신 초기에는 유산의 위험성이, 말기에는 조산의 위험성이 따르기 때문입니다. 특히 유산기가 있거나 조산기가 있는 임신부라면 더욱 조심하는 것이 좋습니다. 또한 양수파열, 전치태반 등의 특수한 상황인 경우에도 부부관계를 자제해야 합니다.

그 외에는 배를 누르지 않는 체위로 평소처럼 부부관계를 가질 수 있습니다. 유의할 점은 임신 중에는 질 분비물이 늘어나고 세균 감염에 취약해지기 때문에 성관계 전후로 부부가 모두 청결에 더욱 신경 쓰도록 합니다. 임신 중에는 약물치료가 쉽지 않으므로 가급적 콘돔을 사용하여 임신부와 태아를 감염으로부터 보호하는 것도 좋습니다.

Q 임신 중에 대중목욕탕에 가도 되나요?

A 임신 중에는 대중목욕탕이나 사우나 등은 되도록 피하는 것이 좋습니다. 뜨거운 탕이나 사우나에서 양수가 데워지면 태아의 신경계에 손상을 입힐 수 있다는 연구 결과가 있습니다. 뿐만 아니라 고온으로 인해 산모에게 일시적인 저혈압이 발생할 경우 태아에게 산소 공급 저하를 가져올 수 있습니다. 또한 임신 중에는 질내 산도가 떨어져 감염 가능성이 높은데 대중목욕탕은 아무래도 여러 사람이

이용하다보니 세균 감염에 노출될 우려도 있습니다.

꼭 탕 목욕을 하고 싶다면 가급적 임신 5개월 이후에 가정에서 욕조에 물을 받아 가볍게 반신욕을 하도록 합니다. 적절한 온도와 시간을 지킨다면 혈액순환에 효과적이며 임신으로 인한 부종, 손발저림 및 스트레스 완화에도 도움이 됩니다. 임신부에게 적절한 반신욕 물 온도는 38.5℃ 정도로 너무 높지 않도록 하고, 시간은 10분 내외가 적당합니다.

 임신 중 파마나 염색, 매니큐어 괜찮은가요?

파마약이나 염색약, 매니큐어는 모두 독특한 냄새가 나고 화학약품이 들어 있어서 혹시나 태아에 영향을 미치지 않을까 걱정하는 분들이 많습니다. 이러한 약품 사용의 안전성에 대해 확실한 연구 결과가 아직 충분하지 않습니다. 그러나 이러한 약품이 호흡기나 피부를 통해서 흡수되고 이것이 태아에게 영향을 미칠 가능성이 있으므로 태아의 심장, 중추신경계, 눈, 귀, 팔, 다리 등이 완성되는 시기인 임신 초기 16주 정도까지는 아무래도 삼가는 것이 안전합니다.

임신 중기 이후에도 파마나 염색을 하기 위해 오랜 시간 같은 자세로 앉아 있으면 몸에 무리가 갈 수 있으므로 컨디션이 좋은 날을 선택해서 미용실을 찾도록 합니다. 또한 시술 전 임신 사실을 알리고 천연 식물성 염색제와 같은 안전한 약품을 이용하여 약품이 최대한 두피에 닿지 않도록 합니다.

매니큐어나 아세톤도 장시간 노출되면 좋지 않지만 1주일에 1~2회 정도는 위험하지 않습니다. 다만 냄새가 강한 편이므로 밀폐된 공간보다는 환기가 용이한 공간에서 바르는 것이 좋습니다. 또한 출산 예정일이 가까워지면 매니큐어나 페디큐어는 하지 않는 것이 좋은데, 이는 제왕절개 수술을 하게 될 경우 손톱이나 발톱을 통해 혈액순환을 관찰하기도 하기 때문입니다.

임신 중 반려동물을 키우면 안 되나요?

임신 중에는 동물을 기르는 데 주의가 필요합니다. 집에서 기르는 개나 고양이는 사람에게 기생충을 감염시켜 태아나 임신부에게 치명적일 수 있습니다. 반려동물의 배설물을 통해 감염되기 쉬운 톡소플라즈마는 유산의 위험과 함께 태아의 저체중, 빈혈, 수두증, 정신지체, 시력장애 등을 일으킬 수 있습니다.

따라서 임신 중에는 새로운 반려동물을 기르는 것은 피하고, 기르던 반려동물의 경우에는 반드시 병원에서 톡소플라즈마 항체 검사를 해보는 것이 좋습니다. 또한 만일의 경우를 대비해 반려동물과의 과잉 접촉을 피하고, 배설물을 처리한 후에는 반드시 손을 깨끗이 씻어야 합니다. 위생에도 각별히 주의하여 자주 씻기고, 예방 접종을 통해 질병에 걸리지 않도록 신경 씁니다. 기존에 반려동물을 기르던 임신부라면 철저한 위생 관리와 안전에만 유의한다면 정서적인 안정에 도움이 될 수 있습니다.

 태동은 언제부터 느낄 수 있나요?

태아는 임신 8주 정도가 되면 조금씩 움직이기 시작합니다. 엄마가 이러한 태아의 움직임을 비로소 느낄 수 있는 것을 태동이라고 하며, 보통 임신 18주 전후가 되면 태동을 느낄 수 있습니다. 첫 태동은 보통 임신 5개월째에 희미하게 느껴지며 배 안쪽이 간지러운 느낌이 들기도 하고 톡톡 건드리는 것 같은 느낌 등 사람에 따라 다양합니다.

6~7개월이 되면 더욱 큰 태동을 느낄 수 있습니다. 양수의 양이 많아서 태아가 상하 좌우로 자유롭게 움직일 수 있기 때문에 주변 사람들도 배에 손을 대고 태동을 느낄 수 있습니다.

8~9개월은 태동이 가장 잘 느껴지는 시기입니다. 태아가 머리를 아래로 향하고 출산을 위한 자세를 잡기 때문에 태아의 발이 엄마의 가슴 아랫부분을 차서 엄마가 통증을 느낄 수도 있습니다. 너무 활발한 움직임 때문에 잠을 깨거나 깜짝깜짝 놀라기도 합니다.

10개월이 되면 태아가 재채기를 하는 것도 느낄 수 있습니다. 그러나 출산일이 가까워지면 태아가 골반 쪽으로 내려가면서 오히려 태동이 줄어듭니다. 산모에 따라 출산 직전까지 태동을 느끼는 경우도 있습니다.

태동의 정도나 시기는 사람마다 천차만별이므로 위와 다르다고 해서 너무 걱정할 필요는 없습니다. 태동이 많은 것은 태아가 그만큼 활발하게 놀고 있다는 뜻이고, 태동이 적어도 검진상 아무 이상이 없다면 염려하지 않아도 됩니다.

Q 임신 중기인데 배뭉침이 있어요. 조산 위험이 있나요?

 배뭉침이란 임신 중 자궁이 수축하면서 배가 갑자기 돌덩이처럼 단단해지는 증상입니다. 가진통이라고도 부르지요. 배뭉침은 임신 후기로 갈수록 자궁이 점점 커지고, 수축하려는 힘도 강해지기 때문에 발생합니다.

임신 초기부터 배뭉침이 잦다면 조산의 위험이 있지만 임신 중반기를 넘어서 배뭉침은 하루 3~4회 정도는 있을 수 있습니다. 이때는 충분히 휴식을 취하는 것이 좋습니다. 힘든 일은 삼가고 특히 배에 힘을 주게 되는 일은 하지 말고 편히 쉬어야 합니다. 배를 따뜻하게 해주며 스트레스를 받지 않고 편안한 마음을 가지는 것이 도움이 됩니다.

임신 37주가 되지 않았는데 배뭉침 증상이 있다면 조기 진통인지 단순 가진통인지 구별해야 합니다. 조기 진통의 경우 실제로 태아가 밑으로 처져 있거나 자궁문이 열려 조산의 가능성이 있습니다. 가진통과 조산 위험이 있는 진통을 구분하는 방법은 규칙성입니다. 자궁이 수축할 때는 배가 단단해지고, 수축이 끝나면 다시 부드러워집니다. 따라서 자궁이 수축하는 시간을 재어보고 자궁 수축이 10분 간격으로 30초 이상 지속되며 규칙적이라면 실제 조산 위험이 있으므로 즉시 병원을 찾아야 합니다. 그러나 가진통의 경우는 조금 쉬거나 휴식을 취하면 다시 괜찮아집니다.

Q 보습제를 꾸준히 바르는데도 가려워서 참을 수가 없어요. 임신 소양증도 치료할 수 있나요?

A 임신 소양증은 임신호르몬 과다 분비로 인해 오는 피부 트러블로, 대개 배 부위부터 참을 수 없는 가려움증이 발생하며 긁다보면 피부가 붉게 부풀어 오르면서 점차 전신으로 증상이 퍼집니다.

임신 중에는 가려움증을 치료하는 스테로이드나 항히스타민제 등과 같은 약물치료가 어렵기 때문에 임신 소양증을 그냥 방치하는 산모들도 많습니다. 그러나 심한 가려움증은 피부에 상처를 남길 뿐 아니라 스트레스와 수면 부족으로 태아의 건강에도 악영향을 끼칠 수 있기 때문에 적절한 관리와 치료를 하는 것이 효과적입니다.

한의학에서는 혈허, 풍열(風熱)을 원인으로 꼽습니다. 임신하면 음혈이 아이에게 가기 때문에 엄마는 음혈이 더 부족해지게 됩니다. 혈허로 인한 소양증의 경우 건조해서 하얗게 일어나듯 인설이 생기고 가슴이 두근거리거나 수면장애를 동반하기도 합니다. 평소 양기가 강한 사람의 경우 음혈이 부족한데, 임신으로 음혈이 더 부족해지고 약해지면 풍열의 사기(邪氣)가 침입하기 쉬워집니다. 풍열이 침입해서 생긴 소양증은 가려울 때 열감을 동반하는 경우가 많습니다. 새우나 게 등과 같은 해물에 대한 과민반응으로 발생하기도 하며 가려움과 작열감, 목이 붓거나 두통을 동반하기도 합니다. 음식에 대한 과민반응이라면 복통, 설사, 식욕부진 등의 장염과 같은 증상도 뒤따릅니다.

따라서 임신 소양증은 음혈을 보하고, 풍열을 없애는 한약 치료가 필요합니다. 엄마의 음혈이 부족하면 아이에게도 음혈이 부족해지고 태열이 더 심해질 수 있으므로 보습 등의 생활 관리로 증상이 소실되지 않는다면 적극적으로 음혈을 보하는 한방 치료를 받는 것이 좋습니다.

생활에서는 피부 자극을 최소화하고 건조해지지 않도록 보습 관리를 충분히 해주는 것이 중요합니다. 보디클렌저나 비누, 보습제, 화장품 등은 향이 없고 천연 성분으로 만들어진 저자극성 제품을 사용하도록 합니다. 피부에 직접 닿는 속옷이나 이불은 순면과 같은 통풍이 잘되고 자극이 없는 소재를 선택합니다. 이불은 자주 털어주고 세탁 시에 천연 세제를 사용하고 세제 찌꺼기가 남아 있지 않도록 충분히 헹궈주는 것이 좋습니다. 집 안 곳곳에 화분이나 숯 등을 적절히 비치하면 실내 공기 정화와 습도 유지에도 도움이 됩니다.

자고 일어나니 속옷이 젖었는데 양수가 새는 것은 아닐까요?

 우선은 양수인지 아닌지 확인이 필요합니다. 임신 중에는 질 분비물이 많아져 속옷이 젖게 되기도 합니다. 또한 늘어난 자궁으로 방광이 압박을 받아 소변이 자주 마렵거나 간혹 자기도 모르게 흐르는 경우도 있습니다. 이러한 경우는 임신 때문에 충분히 발생할 수 있는 증상으로 출산 후 대부분 회복되니 크게 걱정할 필요가 없습니다.

그러나 양수가 새는 것이라면 즉시 검진이 필요합니다. 출산이 임박해서 양수가 터진 경우에는 단번에 알 수 있지만 조금씩 양수가 새는 경우에는 분비물과 확연히 구별하기가 쉽지는 않습니다. 냄새도, 색도 없는 따뜻한 물이 갑자기 왈칵하고 꽤 많이 나오거나 계속 조금씩 흐르는 느낌이 든다면 양수가 새는 것일 수 있으므로 즉시 병원을 찾아야 합니다. 병원에서 간단한 검사를 통해 양수인지 아닌지 알 수 있습니다. 실제로 양막이 파열되어 양수가 새는 경우에는 조기양막파열이라고 하여 조산이나 유산의 위험도 있으므로 빠른 조치가 필요합니다.

조기양막파열은 양수와 태아를 보호하고 있는 양막이 파열되는 것으로 양수가 조금씩 새거나 한꺼번에 많이 흐르기도 합니다. 일단 이렇게 양수가 새기 시작한 것을 그냥 방치하면 양수과소증이 발생하게 됩니다. 양수과소증은 양수의 양이 적어 500ml 이하인 것을 말하며 만일 임신 20주 이전에 양수과소증이 발생하면 태아의 기관들이 압박되면서 선천성 기형을 초래하거나 유산이 될 수 있습니다.

또한 양막이 파열되고 12시간이 경과하면 양수에 세균이 침투하면서 염증이 발생할 수 있습니다. 이때는 태아와 엄마 모두에게 패혈증이 생겨 매우 위험할 수 있습니다.

따라서 양수가 새기 시작하면 되도록 빨리 병원을 찾아 치료를 시작해야 합니다. 임신 34주 이전에 조기양막파열이 발생한 경우에는 항생제를 사용하여 감염에 대비하고 임신 유지를 위한 치료를 합니다. 또한 분만에 대비하여 태아의 폐를 빨리 성숙시키는 치료를 합니다. 태아가 혼자 숨을 쉬려면 적어도 34주가 넘어야 하기 때문입니다. 34주 이후에 조기양막파열이 발생했을 때는 즉시 출산을 유도합니다.

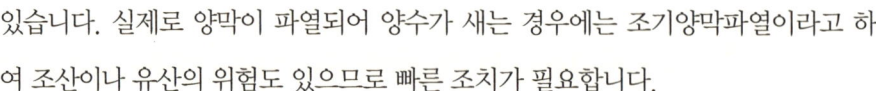 **저도 남편도 알레르기 체질이라 아기에게 아토피나 천식 등이 생길까 걱정이에요. 임신 중 아이를 위해 무엇을 하면 좋을까요?**

요즘 아이 아토피 때문에 고민하는 부모가 많습니다. 알레르기 체질이 아닌 부모조차 아토피 아이를 낳는데, 알레르기가 있다면 더욱 불안하시겠지요. 아토피의 원인은 명확히 밝혀지지 않았지만, 한의학에서는 아이들 아토피를 태열로 보는 경우가 많습니다. 태열이라는 것은 엄마 배 속에 있을 때 받은 열기를 몸 밖으로 배출하면서 나타나는 증상입니다. 엄마 배 속에 있을 때 엄마가 스트레스를

많이 받으면 화병처럼 화(火)가 많아져서 태열이 심해집니다. 즉석식품은 진액이 부족한 음식인데 이것을 과다하게 섭취하는 엄마라면 당연히 진액이 부족해지고 아이의 태열이 심해집니다. 그래서 임신 중에 음식 관리, 마음 관리가 필수입니다. 임신 중에는 누구나 해야 할 부분이지만, 선천적으로 약한 알레르기 체질이라면 더욱더 조심해야겠지요. 엄마 아빠와 완전히 다른 체질로 태어날 수는 없겠지만, 좀 더 건강한 체력을 가지고 태어날 수 있도록 말입니다.

Q 배가 너무 일찍 크게 불렀어요. 톡 튀어나온 느낌이고요. 제가 정상이 맞는지 모르겠네요. 정상 배 모양이 있나요? 그리고 배 모양으로 성별도 점칠 수 있는지요?

A 임신을 하고 4개월 정도, 12~15주 정도 되면 배가 나오기 시작합니다. 이때 배가 너무 일찍 부른다는 사람들은 대부분 초산이 아닌 경우랍니다. 복부를 잡아주는 근육이 이미 이완된 상태여서 그렇지 않을까 생각됩니다. 하지만 배가 부르는 시기 차이는 대부분 의학적인 의미가 없으니 걱정하지 않으셔도 됩니다. 또한 근육 발달과 체지방 축적 정도에 따라서 배 모양은 달라질 수밖에 없기 때문에 정상적인 배 모양이라는 것도 따로 없답니다. 《맥경》에서는 임신부의 배를 만져봐서 술잔을 엎어놓은 것 같으면 아들이고 팔꿈치나 목같이 울퉁불퉁한 것은 딸이라고 기록되어 있는데, 이에 대해 최근에 연구된 결과는 아직 없습니다.

임신 10개월 동안 임신부의 온몸은 예전과 달라집니다.
여기다 출산까지 겪고 나면 육체적, 정신적 변화는 더 커지지요.
출산 후 산모의 몸과 마음이 임신 전의 상태로 돌아가는 기간에
무리하게 일을 한다거나 하면 평생 건강을 해칠 수도 있습니다.
산후 산모가 건강을 되찾도록 심신을 돌보는 것이 바로 산후조리입니다.
산후조리를 제대로 하지 못하면 산후병이 찾아오지요.
이번 파트에서는 올바른 산후조리 방법과 대표적인 산후병과 예방법,
산후에 먹으면 좋은 음식을 중심으로 이야기를 풀어나갈까 합니다.

(PART 03)

한방으로 건강하게
산후조리하기

chapter 01
평생 건강을 좌우하는 산후조리

모든 병이 그렇듯 체력이 좋을 때는 버틸 힘이 있기 때문에 버티고 버팁니다. 그러다 체력이 약해졌을 때 이런저런 증상이 나타나면, 이때 갑자기 병이 생겼다고 오해하지요. 하지만 체력이 좋다고 해서 몸이 아무 영향을 받지 않는 것은 아닙니다. 오히려 체력이 약한 사람은 골골하면서도 힘들 때마다 관리해서 큰 병이 오지 않지만, 체력이 강한 사람은 마지막까지 버티다가 큰 병을 부르는 경우가 많습니다.

산후조리가 정말 필요할까?

출산 후 몸이 임신 전 상태로 회복될 때까지 6~12주를 산욕기라 하는데, 특별한 관리가 필요하다. 보통 임신으로 인한 생리적 변화는 6주면 회복되지만 심혈관계나 정신적인 회복은 수개월이 걸리기도 한다. 이때 이루어지는 한국의 전통식 산후조리에 대해 모든 사람이 다 필요성을 인정하고, 긍정적으로 생각하는 것은 아니다. '정말 산후조리가 필요할까? 이렇게까지 해야 하나? 나는 건강하고, 아무런 문제도 없는데…….'라고 생각하는 이들도 많다. 산후조리에 대한 인식은 첫 출산인지, 두 번째인지, 세 번째인지, 마지막인지에 따라 다르다. 대부분 처음 출산하는 산모들은 자신은 아직 젊고 건강하니, 출산 후에 아프거나 약해질 것이라고는 생각하지 않는다. 그리고 육아에 대한 두려움, 책임감 때문에 모든 관심을 아이에게만 쏟을 뿐 자기 자신에게는 거의 신경 쓰지 않는다. 하지만 출산을 거듭하면서 아이를 낳고 몸이 얼마나 달라지는지 체험한 산모들은 본인의 건강도 돌보기 시작한다. 특히 마지막 출산을 앞둔 산모들은 정말 이번만큼은 산후조리를 잘해야겠다는 마음에 진료실을 찾는 경우가 많다.

산후병의 예방과 치료를 위한 산후조리

임신과 출산을 거치면서 대체 어떤 변화가 생겨 산후병에 걸리기 쉬운 상태가 되는 것일까.

산후병은 크게 어혈과 기혈허약 때문에 생긴다. 자궁이 10개월 동안 늘어났다가 회복되면서 어혈이 정체되기 쉬운 상태가 된다. 출산 과정에서 산모의 몸은 극도로 허한 상태가 되는데 여기에 환자의 체질적인 요인, 스트레스, 육아로 인한 지나친 가사노동 등이 더해져 여러 가지 산후병이 발생하는 것이다. 원체 건강한 체질이니 괜찮다고 하는 사람도 있지만 실제로는 임신과 출산을 거치면서 산모라면 누구나 자궁이 늘어나고, 허해진다.

산후병을 예방하기 위해 어혈을 풀고, 기혈을 보충하는 치료는 선택이 아니라 필수이다. 하지만 이런 치료만으로 다 예방되는 것은 아니다. 여러 가지 생활관리, 즉 적절한 산후조리가 반드시 필요하다. 출산 후 산모 자신의 몸에 어떤 변화가 일어나는지, 그 변화가 나중에 어떤 병을 일으킬 수 있는지, 이를 예방하기 위해서는 어떻게 해야 하는지 하나하나 살펴보고자 한다.

산욕기 동안에는 성관계를 자제

산모의 몸이 회복되지 않은 상태에서는 자궁 복구에 부담을 주고, 염증 재발 가능성도 있기 때문에 성관계를 자제해야 한다. 극단적인 예로, 유럽에서 한 산모가 출산 2주 만에 관계를 가졌다가 색전증으로 사망한 예가 보고된 적이 있다. 또 일부 산모의 경우 수유 중에도 배란이 되어 잇따라 임신하기도 한다. 이런 경우 산모가 건강을 돌볼 시간적 여유가 너무 없게 된다.

chapter 02
산후에 반드시 살펴야 할 세 가지

장중경의 《금궤요략》이라는 책에 산후병에 대한 내용이 나와 있는데 출산 후에 발생하는 질병, 즉 출산 후 유증인 산후병을 예방하기 위해 의사가 반드시 살펴봐야 하는 것으로 세 가지를 꼽았습니다. 첫째, 산모의 어혈 정체 여부, 둘째, 진액 손상 여부, 셋째, 모유의 양이 그것입니다. 이 세 가지 원인으로부터 산후풍이나 산후비만 등의 산후병들이 생겨난답니다. 지금부터 어혈 정체의 징후는 무엇이고 어혈 치료는 어떻게 해야 하는지, 진액을 소모시키지 않기 위해 금해야 할 것들은 무엇인지, 모유의 양이 부족한 원인은 무엇인지 등을 알아볼까요.

어혈 정체

산모는 자궁이 10개월 동안 늘어났다가 회복되면서 어혈이 정체되기 쉬운 상태가 된다. 이때 어혈에 대한 조리를 제대로 못하면 그로 인해 많은 병이 생기게 된다. 어혈이 정체 되었는지는 오로(惡露) 배출이 원활한가, 훗배앓이를 하는가로 알 수 있다.

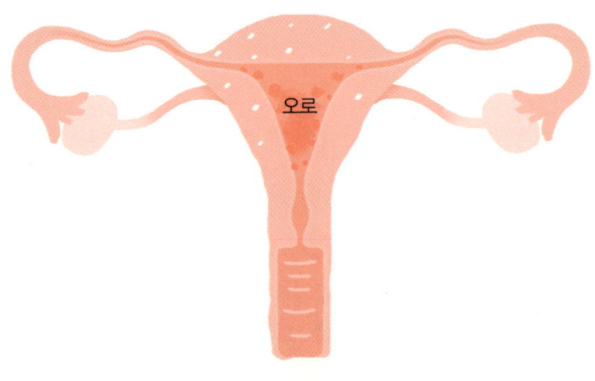

어혈이 정체된 자궁

산욕기에 자궁이 수축하면서 자궁 및 질에서 분비되는 오로는 2~3주 동안 선홍색→갈색→점액으로 변화하며 배출된다. 10개월 동안 늘어났던 자궁이 수축하는 데는 일정한 시간이 걸린다. 그런데 너무 오랫동안 오로가 흐른다면 자궁 수축이 지연되고 있다는 의미이다. 이것이 바로 어혈 정체의 징후이다.

반면 오로가 너무 일찍 그쳤다면? 그 역시 자궁이 제대로 수축되지 않아 오로가 자궁 속에 고인 채로 배출되지 않았다는 얘기이다. 그러니까 1주 만에 오로가 그쳤다고 좋아할 일이 아니다.

오로가 일찍 그친 사람들은 유방 마사지를 하거나 수유를 한 뒤에, 혈관이 터진 게 아닌가 걱정될 정도로 갑자기 오로가 왈칵 쏟아져 나오곤 한다. 자궁 수축이 잘 되지 않아 고여 있던 오로가 자극을 받고 수축하면서 한꺼번에 나와 양이 많아진 때문이다.

훗배앓이도 양방에서는 정상적인 현상으로 본다. 하지만 한의학적으로는 이 역시 어혈의 징후로 본다. 훗배앓이가 심한 경우 어혈 정체도 심하다고 할 수 있다.

자궁근종이나 내막증 등 자궁에 종양이 있었던 경우, 생리통이 심했던 경우 등등 임신 전부터 어혈이 많았던 사람은 출산 후 오로 배출이 원활하지 않거나 훗배앓이를 심하게 하는 등 어혈 정체 징후가 더 많이 나타난다.

어혈이 잘 배출되지 않으면 그로 인한 질병이 많이 뒤따른다. 아마도 한의원을 찾을 때 가장 많이 듣는 말이 "어혈 때문입니다."라는 말일 것이다. 어혈이란 쉽게 말하면 나쁜 피가 뭉쳐 있는 것이다. 어혈은 자궁근종이나 선근증, 내막증 등 자궁 종양의 가장 큰 원인이자, 생리불순, 불임의 큰 원인 중 하나이기도 하다. 첫아이는 쉽게 가졌는데, 둘째를 가지려 할 때 임신이 되지 않아 내원하는 환자는 많은 경우, 첫아이를 출산한 후의 어혈 정체가 원인이다.

어혈 정체는 임신에만 문제를 일으키는 것이 아니다. 어혈이 경맥을 막으면 통증과 감각이상 등을 유발한다. 즉 손목·손가락·무릎·발목 등 관절의 통증, 어깨·

허리·종아리의 통증, 시리고 저리는 등의 감각이상이 생기게 되는데, 이것이 바로 산후풍이다.

그래서 산후조리의 첫 번째 단계는 어혈을 풀어주는 것으로부터 시작한다. 옛날에는 오로가 배출되는 기간 내내 어혈 치료를 했다지만, 요즘은 출산 당시 처치가 잘되기 때문에 정도가 심한 경우 외에는 10일 정도로 충분하다.

생활 속에서 어혈 정체를 막고, 오로 배출을 돕는 첫 번째 방법으로는 모유 수유가 있다. 아기가 젖을 빨 때마다 자궁을 수축시키는 호르몬이 분비되면서 오로 배출을 돕는다. 모유 수유를 하는 산모의 회복이 더 빠른 것도 이 때문이다. 두 번째 방법은 15~20분 정도의 가벼운 보행이다. 산후조리에 대한 오해 중 하나가 최대한 움직이지 않고 누워서 쉬어야 한다는 것이다. 하지만 무조건 쉰다고 해서 산후조리가 잘되는 것이 아니다. 한의학적으로, 와즉기상(臥則氣傷)이라고 해서 너무 누워만 있어도 기운이 손상당한다고 했다. 현대의학적으로도 산후에 너무 누워만 있으면 혈전이 발생하기 쉽다고 본다. 산후에 너무 무리해서도 안 되지만, 너무 움직이지 않아도 오로 배출을 방해하고 어혈이 정체되기 쉬우므로 15~20분 정도의 가벼운 보행은 반드시 해주어야 한다. 산후조리원 복도나 방 안, 거실이라도 돌면서 가볍게 걷는 것이 좋다.

> **TIP**
>
> **어혈 치료를 소홀히 하지 마세요!**
> 산부인과에서 자궁 수축이 잘되었다는 진단을 받아도 오로가 오랫동안 나오거나 훗배앓이를 계속하는 등의 어혈 증상을 보이는 경우가 있다. 제왕절개를 한 후 3개월이 지나 한의원을 방문한 산모가 있었다. 그 산모는 아랫배에 옷이 스치기만 해도 너무 아프다고 호소했다. 산부인과에서는 자궁 수축도 잘되었고, 아무 문제가 없으니 조금 기다려보라고만 했다고 한다. 하지만 그렇게 3개월이 지났는데도 낫지 않아서 한의원을 방문한 것이다. 물어보니 역시 오로가 6주까지 나왔다고 했다. 아무래도 어혈이 다 빠지지 않은 것 같아 어혈을 풀어주는 치료를 하니 그친 줄 알았던 오로가 다시 며칠 나오고 나서 통증이 사라졌다. 이처럼 자궁 수축이 잘되었다고 초음파 진단을 받은 경우에도 한의학적인 어혈 소견이 있는 경우에는 적극적인 치료가 필요하다.

어혈을 제거하는 홍합과 연근즙

홍합은 산후에 피가 뭉쳐서 배가 아픈 것이나 해산으로 인해 몹시 여위고 혈기가 몰린 것을 치료한다. 삶아서 오랫동안 먹으면 된다.

연근즙은 산후에 가슴이 답답하거나 나쁜 피가 가슴으로 치밀어서 아픈 것을 주로 치료한다. 생연뿌리즙을 두 되(3~4리터)를 마시면 된다. 식중독이나 급체 등으로 크게 토하고 난 뒤에 허해서 생기는 갈증에 생으로 즙을 내어 마시면 좋고, 식후나 병을 앓고 난 뒤에 열이 나면서 나는 갈증에도 좋다. 주독을 푸는 효능도 있다.

산후에는 대체로 날것과 찬 것을 금하되 연뿌리즙만 허용하는 이유는 성질이 따뜻하고 어혈을 능히 풀어주기 때문이다. 옛날 송나라 태관(궁중에서 음식을 담당하는 관리)이 연뿌리 껍질을 벗기다가 실수하여 양의 피를 받아놓은 그릇에 떨어뜨렸는데, 이후 피가 엉기지 않는 것을 보고 연뿌리가 어혈을 풀 수 있다는 것을 알게 되었다고 한다.

산후조리의 대표 음식, 미역국

한국의 산모라면 누구나 출산 후 꼭 먹어야 한다고 생각할 만큼 미역국은 산후조리의 필수 음식으로 꼽힌다. 그 명성에 걸맞게도 미역은 칼슘이 풍부한 알칼리성 식품으로, 피를 맑게 하고 뼈를 보호하는 역할을 한다. 요오드 함량이 많아 혈액순환을 촉진시키고, 갑상선호르몬을 보충하고, 자궁을 수축시켜 오로 배출을 돕는다. 또 장운동을 증진시켜 변비를 예방하고 산후 부기를 가라앉혀준다.

미역국을 끓일 때는 산모의 상황에 따라 조리법을 달리하는 것이 좋다. 진통 시간이 길거나 자연분만으로 지치고 허약해진 산모를 위해서는 소고기를 넣어 기혈을 보해주는 것이 좋다. 진통 시간이 짧거나 제왕절개로 출산한 경우에는 소고기를 넣지 않은 미역국을 먹는다. 제왕절개를 한 산모들은 탈진 상태까지 가지 않은 반면, 자궁이 정상적으로 수축하지 못해 자연분만 때보다 오로 배출이 지연된다. 이로 인해 자궁 내에 어혈이 많이 남게 되는데, 이때 소고기를 먹으면 고기의 열이 어혈을 더 뭉치게 할 수 있다. 그러므로 소고기 대신 조개나 홍합을 넣거나, 미역국에 소금 간을 해서 먹는 것이 좋다. 《동의보감》에는 산후에 어혈이 뭉쳐 배가 아프거나, 출산으로 비쩍 마른 산모의 기혈이 뭉쳐 적취(배 속에 생기는 덩어리)가 생겼을 때 홍합(섭조개)을 쓴다고 나와 있다.

진액 부족

임신 중에는 엄마의 혈액과 진액이 태아의 발육에 쓰인다. 그리고 출산 중에는 출혈 때문에, 출산 후에는 수유를 하면서 계속적으로 진액이 소모된다. 산후에 진액이 부족해지거나 그로 인한 병이 발생하기 쉬운 것도 그래서이다.

진액이란 한마디로 우리 몸속에 있는 좋은 수분 형태의 물질들이다. 침, 혈액, 호르몬, 체수분 등이 모두 진액에 속한다. 산후에 진액이 부족해지면 모유량이 적을 수밖에 없다. 또 갱년기장애처럼 상열감·안면홍조·불면증 등이 생기고, 수유가 끝난 후 월경량이 많이 줄어들거나 월경 횟수가 줄어드는 등 혈이 허해져서 오는 월경불순이 나타나게 된다. 게다가 피부의 진액이 부족해지면 건조해져서 접촉성 피부염 등 다양한 피부질환으로 인해 가려움증이 생기게 된다.

산후에는 진액이 부족해지기 쉬운 만큼 진액을 손상시키는 일들을 피해야 한다. 출산 후 반드시 피해야 할 세 가지가 바로 금한(禁汗), 금하(禁下), 금리소변(禁利小便) 이다.

첫째, 금한이란 땀을 억지로 내서는 안 된다는 뜻이다. 한혈동원(汗血同原)이라고 해서 땀과 혈은 근본이 되는 물질이 같기 때문에 땀을 억지로 내는 것은 혈액, 호르몬 등을 억지로 빼는 것과 같다. 이 말을 들으면 산모들은 의아해할 것이다. 출산 후 가만히 있어도 땀이 많이 나기 때문이다.

이렇게 땀이 나는 것은 생리적인 현상이다. 출산을 하면 임신 중 45%까지 늘어났던 혈액량이 땀과 소변으로 빠져나가게 된다. 하지만 산후조리를 할 때 무조건 따뜻하게 해주는 것이 좋다고 방의 온도를 너무 높게 한다든지, 옷을 지나치게 많이 껴입는다든지 해서 억지로 땀을 많이 흘리게 되면 진액을 더 소진하게 되므로 주의해야 한다. 기본적으로 산모는 출산과 수유 등으로 진액이 부족해지기 쉬운 상태인데, 억지로 땀을 많이 흘려 진액이 더 손상되면 모유가 부족해지거나 갱년기 증상처럼 안면홍조, 불면증 등이 찾아올 수 있다. 또한 피부건조증이나 가려움증도 생길 수 있다.

실내온도는 26~28℃가 적당하고, 땀이 나서 젖은 옷 상태로 있게 되면 더 한기가 들기 쉬운 만큼 옷을 많이 입기보다 자주 갈아입는 것이 좋다. 또 옷을 두껍게 입기보다는 적당한 두께로 최대한 피부가 노출되지 않도록 입는 것이 체온이 떨어지는 것을 막는 데 좋다.

둘째, 금하란 인위적으로 설사를 하게 만들면 안 된다는 뜻이다. 보통 산후에 변비가 많이 생기는데, 이때 설사를 유발하는 약으로 치료해서는 안 된다. 설사를 하면 진액이 소모되기 때문이다. 아이들이 설사를 많이 할 때 가장 큰 문제가 탈수인 것을 생각하면 이해하기 쉽다. 산후변비는 기운이 허해져 대장 활동이 활발하지 않고 진액이 부족해 대변이 딱딱해지면서 생기기 때문에 기운을 보하고, 진액을 보충하는 방법으로 치료해야 한다. 산부인과에서는 출산 후 퇴원할 때 무조건 변비약을 주는 경우가 많다. 하지만 변비가 없는 산모라면 더욱 먹어서는 안 되고, 변비가 있는 산모라 하더라도 약을 먹고 설사를 하게 된다면 복용하지 않는 것이 좋다. 변비약을 먹지 않았는데도 출산 후 설사를 한다면 진액 소모를 막기 위해 하루라도 빨리 치료하는 것이 좋다.

셋째, 금리소변이란 인위적인 이뇨를 금해야 한다는 말이다. 출산 과정에서 진통 시간이 길수록 산모는 기운을 더 많이 쓰게 되고, 그로 인해 산후에 더 많이 붓게 된다. 산후부종은 우리가 일반적으로 알고 있는 심장이나 신장에 이상이 생겨 발생하는 것이 아니라 너무 피곤하면 얼굴이 붓는 것처럼 기운이 허해져서 붓는 부종이다. 이런 산후부종은 산모의 기력이 회복되면 사라지므로, 기운을 보충해주는 처치를 해야 한다. 그런데 만약 산후부종을 이뇨를 돕는 약들로 치료하게 되면 진액을 소모시킴으로써 병을 낳는다. 심지어 산후보양식으로 알려진 음식 중에 이뇨작용이 무척 강한 것들도 있으니 주의해야 한다. 가장 대표적인 음식으로는 호박즙을 들 수 있다. 호박을 쪄서 먹는 정도는 좋지만, 달여서 너무 진하게 만들어 먹으면 진액을 많이 소모시키게 된다는 것을 알아두자. 또 산후부종을 치료한다는 팥물 다이어트가 유행하기도 하는데, 팥물 역시 이뇨 작용이 아주 강한 음식이므로 삼가도록 한다.

산모의 모유량

산후조리와 산모의 모유량은 상관관계가 아주 깊다. 모유가 충분하면 아기가 잘 자고, 자고 깨는 간격도 길어서 산모가 편하다. 한편, 모유가 부족하면 아이가 자고 깨는 간격이 짧아서 산모가 고생하게 된다. 또 젖을 손으로 짜고 마사지하면서 손가락과 손목에 무리가 가게 되고, 수유 시간과 횟수가 많아지면서 목, 어깨, 허리, 다리의 통증도 더 많아지게 된다. 밤중 수유 횟수도 많아져 잠도 충분히 잘 수가 없게 되면 산모의 컨디션은 급격히 나빠진다. 그렇게 산후조리 기간을 보내면 산모의 몸은 약해질 대로 약해져 여러 가지 산후병을 얻게 된다.

먹는 것이 부실해서 모유가 부족했던 옛날에는 모자란 단백질을 보충하고 열량을 보충하느라 돼지족을 고거나 가물치를 달여서 먹었다. 하지만 요즘은 열량 부족이 아니라 과다한 것이 문제가 되는 시대이다. 산후에는 잘 먹어야 한다는 인식 때문에 지나친 고열량·고단백 식사를 하고, 활동은 많이 하지 않아 산후비만의 70%가 산욕기에 발생한다는 조사 결과도 나왔다. 모유 수유를 위해 필요한 추가 열량은 성인 여성 권장량에 고작 500kcal를 더한 것이다. 즉 하루 세 번 식사와 간식 2회 정도면 충분하다는 얘기다. 100g당 239kcal인 돼지족, 100g당 109kcal인 가물치 등을 통한 과도한 열량은 산후비만을 유발할 뿐 아니라 기운 울체를 부른다. 그 결과 모유가 오히려 잘 나오지 못하므로 산후조리 음식은 담백하게 먹는 것이 좋다.

그렇다면 예전처럼 먹는 것이 부족한 것도 아닌데, 모유가 왜 잘 나오지 않을까. 한의학적으로는 모유 부족의 원인으로 기체와 혈허, 두 가지를 꼽는다.

기체란 쉽게 말하면 막혀서 안 나오고, 없어서 안 나온다는 의미이다. 막혀서 안 나온다는 것은 유선이 잘 발달되지 않았거나, 스트레스로 기운이 울체되어 있다는 의미이다. 이때에는 수유 횟수를 늘리거나 마사지를 하면 좋아진다.

　모유 부족은 또한 혈허, 즉 혈이 허한 때문이다. 모유와 혈(血)은 무슨 관계가 있을까. 모유 수유를 중단하고 나서야 월경을 하는 것을 생각하면 쉽다. 월경량이 원래 적었던 산모는 모유가 부족할 가능성이 크다. 올바른 방법으로 수유를 해나가면 3~4주 정도 지나 수유량이 안정된다. 그런데 충분한 영양 공급과 올바른 수유 방법으로 수유 횟수를 늘리고 마사지를 하는 등의 노력을 했는데 4주가 지나도록 여전히 모유량이 부족하다면 혈을 보하는 적극적인 치료가 필요하다.

TIP
물을 많이 먹으면 모유가 잘 나올까?
모유량이 적을 때 음수량이 적어서라고 생각하고 수분을 과다하게 섭취하는 경우가 많다. 하지만 이는 잘못된 생각이다. 물을 1리터 먹는다고 모유가 1리터 나오는 게 아니다. 모유량은 수분 섭취량보다 단백질 섭취량이 더 큰 영향을 준다. 그렇다고 동물성 고단백 음식을 과다 섭취하면 기운 울체가 되므로, 식물성 단백질을 많이 섭취하도록 한다. 수분 섭취가 지나치면 기운이 허한 산모의 부종만 악화시킬 수 있으므로 갈증이 해소될 만큼만 마시자.

chapter 03
산후병 없는 황후의 산후조리법, 황후탕

우리나라의 전통적인 한의학에는 출산 후 산모의 빠른 회복을 위한 처방이 다양하게 존재합니다. 한의사의 역할은 수많은 처방 중에서 산모의 건강 상태에 꼭 맞는 처방, 가장 효과가 뛰어난 처방을 내리는 것이지요. 황후탕은 이러한 과정에서 탄생한 산후조리 한약입니다.

현대 여성의 체질에 맞는 산후조리 한약

산후조리를 하면서 잘못 생각하는 부분이 '잘' 먹어야 한다는 것이다. 여기서 '잘'이라는 말은 기름진 음식을 푸짐하게 먹는다는 뜻도 될 수 있고, 영양의 균형을 맞춰 먹는다는 뜻도 될 수 있다. 옛날 산모에게는 전자의 의미가 컸겠지만, 요즘은 다르다.

먹거리가 부족하고 식사만으로는 영양섭취를 제대로 할 수 없었던 시절에는 평소 잘 먹지 못하는 보약이나 보양식으로 영양소를 보충해야 했다. 그러니 좋은 음식을 많이 먹으라는 의미에서 '잘' 먹으라고 했을 것이다. 그러나 현대는 고열량, 고칼로리 식사로 인한 비만이 오히려 문제가 되는 시대이다. 요즘에는 필요한 영양소를 골고루 적당히 섭취한다는 의미에서 '잘' 먹어야 하는 것이다.

산후조리 한약도 마찬가지다. 과거의 산후조리 한약이 부족한 영양을 채우고 체력을 보충하는 등 '보양'의 개념이 주였다면, 현대 여성에게 필요한 산후조리 한약은 출산으로 손상된 자궁 및 회음부의 회복을 돕고 기혈순환을 촉진하여 부종을 해소하며, 산후풍 및 산후비만을 예방하는 '치료'의 개념으로 접근해야 한다.

황후탕은 이처럼 현대 여성의 건강에 꼭 맞춘 산후조리 한약이다. 문헌 속 다양한 처방 중에서 요즘 산모의 산후조리에 가장 적합한 처방을 정리하고, 산모의 체질 및 건강 상태, 출산 횟수, 모유 수유 여부 등을 고려하여 약재를 가감하고 처방을 달리하는 것이다.

황후탕Ⅰ - 자궁 수축, 오로 배출, 어혈 제거

앞에서도 말했지만 산후조리의 첫 단계는 어혈을 푸는 것이다. 흔히 산후에 먹는 한약이라고 하면 몸보신을 하는 '보약'만을 떠올리기 쉬운데, 실제로는 보약을 복용하기 전에 어혈을 푸는 게 급선무이다. 물론 어혈 치료약과 산후보약은 엄연히 다른 처방이므로 구별하여 복용해야 한다. 어혈을 푸는 한약을 복용하지 않고 바로 보약을 쓰면 오히려 어혈이 더 정체되어 보약의 효과도 떨어지기 때문이다.

어혈 치료약은 출산 당일부터 즉시 복용하는 것이 가장 효과가 좋으며, 이후 약 10일간 복용한다. 간혹 출산 후 시일이 조금 지나 황후탕을 지으러 오는 사람도 있는데, 이 경우에도 어혈 치료를 먼저 하는 것이 좋다. 오로는 이미 다 배출되었는데 어혈 치료가 왜 필요하냐고 반문하는 산모가 많다. 그러나 어혈은 오로만으로 나타나는 것이 아니다. 오로 배출이 끝나고 출산 후 몇 달이 지났다 하더라도, 산후조리가 안 되었다면 어혈이 쌓여 있는 경우가 흔하며 이는 산후풍의 직접적인 원인이 될 수 있다. 황후탕Ⅰ은 자궁을 수축시키고 고여 있는 오로와 어혈을 배출하게 할 뿐만 아니라 자궁과 회음부의 회복도 돕는다. 물론 황후탕Ⅰ을 복용하고 있다고 해도, 하루 15~20분 정도의 보행은 필수적이니, 너무 약에만 의존하지 않도록 한다.

황후탕Ⅱ - 기혈 보충, 산후부종 해소, 모유 수유 도움, 산후풍 예방

어혈 치료를 끝낸 다음에 복용하는 것이 황후탕Ⅱ 산후보약이다. 황후탕Ⅰ로 우리 몸의 나쁜 기운을 배출하고 깨끗하게 만들었다면, 이제 황후탕Ⅱ로 자궁과 여성의 몸을 임신 전과 같이 건강한 상태로 회복시킬 차례이다.

임신과 출산의 과정을 거치면서 여성의 몸은 극도로 허해질 수밖에 없다. 이렇게 약해진 산모의 몸을 제때 잘 회복시키지 못하면 산후부종이 남아 산후비만으로 이어지거나, 산후풍이 발생할 수 있으며, 모유가 부족해지기도 한다. 특히 임신 중 과다한 체중 증가, 운동 부족, 임신중독증, 다이어트 중의 임신, 난산으로 인한 손상 등이 있었던 산모라면 더더욱 기운이 많이 손상될 수밖에 없다. 이럴 때는 반드시 산후보약으로 기혈을 보충하도록 한다.

황후탕은 산모나 아이의 건강을 위협할 수 있는 약재가 조금도 들어가지 않으니 안심하고 복용해도 된다. 한약재 중에는 수천 년 전부터 임산부에게 쓸 수 있는 약재와 그렇지 못한 약재를 구분해왔으니 걱정할 필요 없다. 실제로, 임신 중이나 산후에 한약을 복용한 산모를 추적 조사한 결과, 아이에게 부작용을 끼친 사례는 발견되지 않았다. 안정성은 충분히 검증되었으니 마음 놓고 복용하도록 하자.

TIP

황후탕, 정말 효과가 있는 걸까?

최근에는 아이를 하나만 낳는 부부가 많아지면서, 한 번뿐인 출산이니 산후조리를 더 잘하고자 황후탕을 지으러 오는 사람이 늘었다. 그런데 황후탕을 먹고 산후조리를 한 경우와 그렇지 않은 경우를 본인이 직접 비교할 수가 없다 보니, 그 효과에 대해 의구심을 가지는 경우도 종종 있다. 황후탕을 복용해서 회복이 잘되고 있는 건지, 아니면 원래 건강해서 회복이 잘되는 건지 의문을 품는 것이다. 실제로 직접 비교 체험을 해볼 수 있다면 이보다 더 확실한 것은 없겠지만, 한 번밖에 경험할 수 없으니 둘째와 셋째를 출산한 다른 산모들의 이야기를 귀담아듣는 수밖에 없다.
셋째를 출산하고 황후탕을 지으러 왔던 한 산모는 둘째까지 산후보약을 먹지 않고 너무 고생하는 바람에 이번만큼은 꼭 산후보약을 챙기고자 수소문 끝에 찾아왔다고 했다. 첫째랑 둘째 출산 때는 몸이 팅팅 부어서 아이도 제대로 돌보지 못할 만큼 한참을 고생했단다. 황후탕 I 로 어혈 치료를 마치고 황후탕 II 한 제를 복용하던 중, 나머지 한 제는 녹용을 추가해서 짓고 싶다는 연락이 왔다. 본인도 반신반의했는데 부종도 없고, 모유도 잘 나오는 데다 셋째 아이 돌보는 데도 무리가 없을 만큼 체력도 좋다며, 마지막 산후조리이니 이왕 효과 본 것, 더 좋은 약으로 하겠다고 말이다. 이 산모처럼 이전 출산 때 산후보약을 복용한 적이 없는 경우라면 더 자신 있게 황후탕을 권할 수 있다. 그만큼 효과도 확실하고, 또 본인도 그 효과를 확연히 느낄 수 있기 때문이다.

황후탕Ⅱ는 보통 한 달 정도 권장하는데, 어혈 치료에 이어서 복용하는 것이 가장 좋다. 간혹 출산 직후에는 별 필요성을 못 느껴 한약을 먹지 않았지만, 몇 달 뒤에 산후풍 증상이 나타나 부랴부랴 치료를 하려고 내원하는 경우도 있다. 이처럼 증상이 나타나기 시작하면 이미 병이 발생하고 진행된 상태이기 때문에 치료 기간이 그만큼 더 오래 걸린다. 물론 산후풍도 한방 치료를 통해 충분히 나을 수는 있지만 출산 직후 예방하는 것이 건강에도 좋고, 비용 면에서도 훨씬 이득이다.

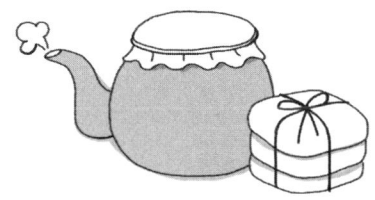

chapter 04
여러 가지 산후병

"내가 산후조리를 제대로 못해서 이렇게 평생 쑤시고 아파." 우리네 어머니들이 늘 하는 말씀입니다. 산후조리 하나로 평생 아플 리 없다고 생각하는 사람도 아직 많지요. 하지만 산후병은 실제로 존재하는 병입니다. 심지어 나이가 들어서도 나타나지요. 여러 가지 산후병을 통해 산후병이 무엇인지 알아볼까요?

산후병

산후병은 말 그대로 산후에 생기는 병이다. 아이를 낳고 나면 여성의 몸이 크게 변화하는데, 이때 산후조리를 제대로 못하면 산후병이 생긴다.

출산 후 자궁은 어혈이 정체되기 쉬운 상태이므로 자궁 건강을 챙기는 게 급선무이다. 그러나 출산 과정으로 인해 산모의 기혈이 약해진 상태이므로 자궁을 제대로 보하기 어렵다.

어혈과 기혈허약이라는 기본적인 산후의 특징에, 환자의 기본적인 체질과 출산 시 손상 정도, 육아 스트레스, 부실한 산후조리와 과로, 영양부족 등이 겹치면 산후병이 생기는 것이다.

가장 흔한 산후병은 산후풍, 산후부종, 요실금, 우울증 등이다. 그리고 최근 산후병으로 여기고 관심을 가지는 것은 산후비만이다. 산후에 생길 수 있는 제반 질병을 살펴 산후병을 예방하고, 혹시 산후병이 생겼다면 빨리 발견해 조기에 치료하자.

산후우울증

　호르몬 변화로 인해 감정적으로 우울해지기 쉬운 시기이다. 특히 초산모의 경우, 직장을 다니다가 들어앉으니 더 심할 수밖에 없다. 초산모는 자신이 육아에 능숙하지 못해 아기가 고생한다고 생각하고 우울감에 빠지기 쉽다. 이때 아기가 아프거나 이상이 생기면 증상은 더 심해진다.

　그러나 이 시기의 우울감은 호르몬의 영향이라는 것을 잊지 말자. 갑자기 별것도 아닌데 예민해져서 눈물이 나고 감정적으로 행동하게 되는데, 우울한 마음을 심각하게 생각하면 문제는 더 커지게 된다. 조금만 지나면 다시 회복될 거라고 가볍게 생각하는 것이 병적인 우울증을 예방하는 데 더 효과적이다. 아기를 위해서도 자신을 위해서도 긍정적인 생각이 필요한 때이다. 힘을 내자.

산욕열

　첫 24시간을 제외하고 10일 이내에 2일 이상 구강 체온이 38℃를 넘을 때 산욕열을 앓는다고 말한다. 상기도 감염, 요로 감염, 유선염 등의 여러 가지 감염으로 인한 산후 발열이 생긴 것이다.

　산모는 산후 극도로 허약해진 상태이기 때문에 쉽게 감염된다. 감염 때문에 항생제를 복용하면 수유를 중단할 수밖에 없고, 그러면 겨우 늘었던 모유량이 다시 줄어들어서 고생한다.

　엄마의 몸은 엄마만의 것이 아니다. 아기를 위해 엄마의 몸을 돌봐야 한다. 건강하니까 괜찮을 거라고 방심하지 말고 더 적극적으로 자신의 몸을 돌보자. 엄마가 약해지면 산후병이 복병처럼 나타난다. 산후에 기혈을 보해 산모의 면역력을 강화하면 감염을 예방할 수 있다.

산후복통

흔히 훗배앓이라고 하는 산후복통은 산후에 자궁이 수축하면서 회복되는 현상으로 현대의학에서는 생리적인 현상으로 본다. 병원에서는 점차 증세가 나아지니 처치할 필요 없다고 하지만 한의학에서는 이를 어혈의 징후로 본다. 게다가 복통의 정도가 심해 참기 힘들 정도이거나, 복통의 강도가 약하더라도 멎지 않고 지속되어 산모의 건강상태와 자궁의 회복에 영향을 미친다면 병적인 상태이므로 반드시 치료해야 한다.

●복통이 사그라지는 식재료, 게·연잎

게는 성질이 차고 서늘하며 약간 독성이 있다. 가슴에 열이 맺힌 것을 풀고 위장의 기운을 도와 소화력을 높이므로 복통에 효과적이다. 산후에 배가 아프고 오로가 나오지 않는 것을 치료한다. 옻이 올랐을 때도 좋다.

연잎은 산후 자궁에 남아있는 태반이 나오는 데 도움이 되며 어혈을 없앤다. 버섯 중독을 치료하고 쌓인 어혈이 혈맥이 막혀 발생하는 복통을 낫게 하기도 한다. 갈증 해소에도 효과적이다.

산후 출혈

산후에 태반 또는 오로 배출이 지연되거나, 자궁이 잘 복구되지 않고 절개 부위의 상처가 아물지 않아 출산 뒤 3주가 넘어도 지속적으로 소량 혹은 대량의 출혈이 이어지면 기혈이 부족해진다. 그러면 어지럽고 무기력해지며, 잠을 많이 자게 되고 식욕도 없어진다. 설사와 부종이 생기고, 추위를 타는 증상도 뒤따른다.

태반이 남아 있어 출혈이 나타나거나 몸속에 어혈이 있는 경우에는 앞서 설명했듯이 흑설탕, 생강, 계피, 산사, 익모초를 먹으면 도움이 된다. 산후에 자궁 복구가 지연되어 출혈이 나타날 경우에는 백합, 계란, 생선부레, 부추, 식초, 잉어, 해마,

냉이 등을 먹으면 좋다. 산도의 손상으로 출혈이 지속되거나 열이 나면서 출혈이 나타날 때에는 미꾸라지, 검은콩, 냉이, 앵두, 붕어 등이 도움이 된다. 각 식재료에 대해 더 자세히 알아보자.

●방합(진주조개)

성질은 싸늘하고 차며, 맛은 달고 독은 없다. 열독을 없애고 눈 충혈도 없애준다. 특히 기운이 허한 여성에게 생기는 냉대하 및 하혈에 복용하면 좋다. 출산으로 기혈이 손상되었거나 출혈이 지속될 때도 도움이 된다.

●합리(바지락)

성질은 싸늘하고 맛은 달며 독이 없다. 오장을 윤택하게 하고 입맛을 돋우며 주독을 풀어 숙취 해소에 도움이 된다. 여성의 혈괴(血塊, 혈액이 맺힌 덩어리)를 푸는 효능이 있어 산후 자궁 회복이 더딜 때 먹으면 좋다.

●담채(홍합)

홍합을 섭조개라고도 하는데, 성질은 따뜻하고 맛은 달다. 오장을 보하고 허리와 다리를 부드럽게 하며, 원기가 손상되어 체중이 감소할 때 좋다. 출산 후 어혈이 맺혀 배가 아픈 것을 치료하며, 자궁내 종양이나 냉대하, 부정출혈에도 효과적이다.

●수근(미나리)

성질은 평하고 차다. 진액이 손상되어 입 안이 마르고 갈증날 때 먹으면 좋자. 술 마신 뒤 생긴 열독을 풀어주기도 한다. 정신을 맑게 하고 정을 보충해주며, 홍합과 마찬가지로 냉대하나 부정출혈이 있을 때 효과적이다.

산후 설사

산후 설사는 잘못된 음식을 먹어서도 생기지만, 평소에도 비위가 약한 산모에게 더 잘 나타난다. 산후 설사는 진액의 손실뿐 아니라 정혈(精血)의 손상을 초래해서 산후 회복을 어렵게 만든다. 유즙생성에도 영향을 미치므로 모유량도 줄어들 수 있다. 따라서 산후 설사는 가볍게 여겨서는 안 되고 반드시 조기에 치료해야 한다. 다음의 식재료도 도움이 된다.

●우육(쇠고기)

소화기계통의 장부를 보하여 토하거나 설사하는 것을 멎게 한다. 힘줄과 뼈, 허리와 다리를 튼튼하게 하여 출산 후 설사를 할 때는 물론 산후부종, 산후 관절통에 모두 좋다. 출산 후 쇠고기 미역국을 끓여 먹는 것도 이러한 효능이 있기 때문이다.

●추어(미꾸라지)

성질이 따뜻하고 맛이 달며 독은 없다. 중초(中焦, 음식의 흡수·배설을 맡는 곳) 혹은 비위를 보하고 설사를 멎게 한다.

●앵두

일명 함도(含桃)라고 한다. 위를 비롯한 장기의 소화력을 높여 체하여 설사하는 것을 멎게 한다. 앵두는 음력 3월 말~4월 초에 익어 정양의 기운을 받고, 모든 과실 중 제일 먼저 익기 때문에 성질이 뜨겁다. 옛사람들은 이를 귀하게 여겨 침묘(寢廟)에 올렸다. 많이 먹어도 나쁠 것이 없다.

●모과

성질이 따뜻하고 맛이 시며 독은 없다. 몹시 토하고 설사하며 경련이 그치지 않는 것을 치료한다. 소화를 잘 시키고 설사 뒤의 갈증을 멎게 하며, 근골(筋骨)을 튼튼하게 하여 다리와 무릎에 힘이 없을 때 섭취하면 좋다.

●무화과
맛은 달고 입맛을 돋우며 설사를 멎게 한다.

●마고(표고버섯)
정신을 맑게 하고 입맛을 돋우며 구토와 설사를 다스린다. 아주 향기롭고 맛있다.

●상실(도토리)
성질은 따뜻하고 맛은 쓰면서 떫으며 독은 없다. 장을 튼튼하게 하여 이질과 설사를 멎게 한다.

산후 변비

임신 중 산모의 진액에 아이에게 가고, 출산하면서 출혈도 있으며 수유를 하면서도 진액을 많이 사용하므로 출산 후에는 진액이 부족해져서 변비가 생기기 쉽다. 그래서 산후 변비는 일반적인 변비 치료와 다르다. 일반적인 변비 치료는 설사하는 약으로 치료하는데, 산후에는 설사가 나면 진액이 많이 손상되기 때문에 더 큰 산후병이 생긴다. 산후 변비는 진액이 부족해서 생기는 변비이기 때문에 진액을 보충한다. 기운이 약해져 대장활동이 활발하지 못하므로 기운을 보충해 변비를 치료한다. 식재료는 다음의 것으로 챙겨 먹자.

●호마(검은깨)
기력을 돕고 살찌게 하며 골수와 뇌수를 충실하게 한다. 힘줄과 뼈를 단단하게 하며 오장을 윤택하게 하고 얼굴빛을 좋게 해주기도 한다. 골수를 보하고 정을 보충해 오래 살게 한다. 환자가 허해져 말할 기운조차 없을 때는 검은깨를 쓴다. 검은깨 기름은 대장을 편안하게 해주고 머리카락이 빠진 것도 다시 나게 한다.

● 지마유(참기름)

대소장을 잘 통하게 해준다. 이것만 먹거나 들깨죽에 타서 먹기도 한다.

● 수근(미나리)

대소장을 잘 통하게 해준다. 줄기와 잎을 짓찧어 즙을 짜서 마시거나 절이거나 무쳐 먹는다.

● 우유

대장을 잘 통하게 해준다. 수시로 타락죽을 만들어 먹어도 좋고, 생우유 그대로 마셔도 좋다.

소변불리(소변이 나오지 않는 현상)

산후에 요로감염이나 전포증으로 인해 소변이 잘나오지 않는 경우가 있다. 요로감염은 소변이 잘나오지 않으면서 통증이나 혈뇨를 동반한다. 전포증은 통증, 혈뇨 같은 증상이 없다. 임신 중 태아에게 눌려 찌그러진 방광이 출산 후 회복되어야 하는데, 기운이 허해 방광의 본래의 형태를 회복하지 못하고 방광 수축력이 약해져서 소변이 잘 안 나오게 되는 것이다. 이런 산후 전포증은 방광의 기운을 많이 보충해 치료한다. 다음의 식재료는 소변이 잘나오도록 돕는다.

- **선어(두렁허리)**

몸에 습한 기운이 침입하여 뼈마디가 쑤시고 아픈 것을 치료한다. 또한 출산 후 혈기가 고르지 못하고 여위거나 소변이 방울방울 떨어지는 것을 낫게 한다.

- **회향**

방광을 따뜻하게 하여 냉기를 없앤다. 볶아서 가루를 내어 물에 타 먹거나 달여 먹는다.

- **저신(돼지콩팥)**

방광을 보하고 잘 통하게 해준다. 물에 삶아서 국물까지 먹는다. 돼지콩팥보다 오줌보가 더 좋다.

- **곤포**

방광이 땅기면서 소변이 잘 나오지 않는 것을 치료한다. 곤포 80g에 대파의 하얀 밑동부분인 총백 3줄기를 넣고 함께 푹 달여 생강, 산초, 소금을 섞어 먹으면 좋다.

산후부종

현대의학에서는 산후부종이 영양부족이나 빈혈 임신 고혈압증이나 심장, 신장, 간의 병변으로 발생한다고 한다. 하지만 대부분은 이런 병변이 없이도 산후부종이 발생한다. 물론 산후 2~3일경에 생겨서 10일이 경과하면 자연스레 사라지지만, 부종이 심각하거나 열흘이 지나도 사라지지 않는다면 병으로 보고 치료해야 한다.

한의학에서는 산후에 생기는 부종을 어혈이 정체되어 생기는 부종과 기운이 약해져서 생기는 부종, 그리고 간혹 혈이 허해서 생기는 부종으로 나눈다. 산후부종은 기본적으로 어혈을 풀고, 기운을 보충해 치료한다. 산후부종을 다른 부종처럼 이뇨작용이 있는 약재들로 치료하면 가뜩이나 진액이 부족한 산모가 더 진액을 빼앗기게 되므로 피부소양증, 탈모, 모유량 부족 등 다른 증상을 초래한다. 식재료는 다음을 챙겨 먹는다.

● 감귤껍질

감귤껍질을 술에 넣고 달여 먹는다. 천둥의 신으로 불리는 뇌공이 '산후에 몸이 부은 데는 감귤껍질을 술로 먹는다.'라고 했는데, 그 술이 바로 이것이다.

● 이어육(잉어살)

성질은 차고 평하다. 맛이 달며 독은 없지만 일설에는 독이 있다고 하였다. 황달, 소갈, 수종, 각기병 등에 쓰며, 기를 내리고 냉기와 현벽(痃癖, 배꼽이나 옆구리에 있는 적취)을 깨뜨린다. 또한 태동과 임신부가 몸이 붓는 것을 치료하며 안태(安胎)시킨다.

● 여어(가물치)

붓기를 가라앉히고 소변이 잘나오게 하며 치질을 치료한다. 그러나 상처 회복을 방해하므로 상처가 있다면 먹지 말아야 한다.

기침과 감기

산후에 기혈이 허할 때는 어떤 병이든 조심해야 하는데 감기도 예외는 아니다. 산후에 찬 기운이 들어와서 감기에 걸리면 산후풍으로 이어지기 쉽다. 그러니 찬 기운이 들지 않게 조심해야 하고, 이미 찬 기운이 들었다면 최대한 빨리 치료하는 것이 최선이다. 기침을 하면 배와 회음부에 힘이 들어가게 되는데, 아직 몸을 추스르지 못한 상태에서 기침을 반복하면 통증 때문에 자궁과 회음부 회복이 더딜 수 있다. 기침을 멎게 하는 식재료를 소개한다.

●은행

성질이 차고 맛은 달며 독이 있다. 폐와 위의 탁한 기를 맑게 해주고 숨찬 것과 기침을 멎게 해준다. 일명 백과(白果)라고 한다. 은행은 독성이 있으므로 한 번에 많은 양을 먹거나 장기간 먹는 것은 주의한다.

●생강

담을 삭히고 기를 내리며 구토를 멎게 한다. 딸꾹질하고 기운이 치미는 것과 숨이 차고 기침하는 것을 치료한다. 성질이 따뜻하나 껍질의 성질은 차므로, 뜨겁게 쓰려면 껍질을 제거하고, 차게 쓰려면 껍질째 쓴다.

●내복(무)

매우면서 달고 독은 없다. 음식을 소화시키고 담벽(痰癖)을 없애며, 소갈을 멎게 하고 뼈마디를 부드럽게 한다. 오장에 있는 나쁜 기운을 씻어내고 끈끈한 가래와 함께 기침을 하거나 피를 토하는 것을 치료한다. 무가 기침을 내리는 데는 가장 빠르나, 오랫동안 먹으면 수염과 머리털이 빨리 새게 만든다.

●길경(도라지)

성질은 약간 따뜻하고 맛은 맵고 쓰며 독이 조금 있다. 숨이 찬 것을 치료하고 목구멍이 아픈 것과 가슴, 옆구리가 아픈 것을 낫게 한다.

●총백(파 밑동)

감기로 인해 오한과 발열, 목이 붓고 아픈 인후통을 치료한다. 가슴이나 목까지기가 치밀어 올라 통증이 있을 때 효과적이다. 간에 있는 사기를 없애주고 오장을 잘 통하게 하며 온갖 약독을 제거하며 대소변이 잘나오게 돕는다. 겨울에 먹는 것이 좋은데, 반드시 다른 양념과 섞어서 먹되, 많이 먹지 말아야 한다. 많이 먹으면 뼈마디가 벌어지고 땀이 나 사람이 허해지기 때문이다.

소화불량, 식욕부진

출산 후에 식욕이 없어 잘 먹지 않는다고 가볍게 말하는 산모가 종종 있는데, 이는 위험한 상황이다. 산후에는 아기에게 젖도 물려야 하고 손상된 몸을 회복시키느라 에너지가 필요한 상태이기 때문이다. 체내에 어혈이 많이 고여 있을 경우 식욕이 없어지고 소화도 잘되지 않으며 모유도 부족해진다. 이럴 때는 단순히 소화제만 먹지 말고, 한의원을 방문해 근본적인 치료를 하는 게 좋다. 참고로 다음의 음식을 먹으면 더 좋다.

● 석수어(조기)

성질이 평하고 맛은 달며 독이 없다. 음식이 소화되지 않고 헛배가 부르거나 갑자기 이질이 생긴 데 주로 쓴다. 순채와 같이 국을 끓여서 먹으면 음식 맛이 나게 되고 소화가 잘 되며 기를 보해준다.

● 건강(말린 생강)

성질은 몹시 뜨겁고 맛이 맵고 쓰다. 오장육부의 기혈순환을 도와 팔다리와 관절이 저리거나 아픈 증상을 치료하고, 구토, 설사, 이질을 낫게 한다. 위장을 따뜻하게 하여 오래된 식체를 없앤다. 찬 기운으로 명치가 아프고 답답할 때도 좋다. 건강을 많이 쓰면 기운이 흩어지는데, 이럴 때는 생감초를 써서 완화시켜야 한다.

●제채자(냉이)

성질은 따뜻하고 맛은 달며 독은 없다. 간기가 잘 통하도록 하고, 중초와 오장을 편하게 해준다.

산후빈혈증

분만 중 출혈이 과다했던 경우 산후에 빈혈 증상이 나타나게 된다. 가벼운 경우는 안색만 창백하고 그 밖에 뚜렷한 증상은 없지만, 심하면 얼굴이 누렇게 되고 수종이 나타나며 온몸이 무기력해진다. 머리가 어지럽고 가슴이 떨리며 식욕이 없는 등의 증상이 나타난다. 이럴 때는 철분 함량이 풍부한 동물의 간과 기타 내장을 많이 먹는 것이 좋다. 또 단백질이 풍부한 생선, 계란 종류, 황두와 콩 제품을 먹고, 날것과 찬 음식은 삼가는 것도 도움이 좋다.

●달걀

출산 후 출혈이 심해 빈혈이 오거나 어지러울 때 효과적이다. 또한 중풍으로 얼굴 신경이 마비되었을 때도 쓴다. 달걀흰자에 형개가루를 타서 먹으면 좋다. 난산이거나 태반이 잘 나오지 않는 경우에는 달걀과 함께 식초를 먹으면 도움이 된다.

●초(식초)

성질이 따뜻하고 맛은 시며 독이 없다. 옹종(작은 종기)을 삭히고 혈훈(血暈, 출혈이 심하고 정신이 흐린 증상)을 낫게 하며, 징괴(癥塊, 아랫배의 덩어리)와 단단한 적을 부순다. 산후혈훈과 여러 가지 원인으로 피를 많이 흘려서 생긴 혈훈증을 치료하고, 가슴앓이와 목구멍이 아픈 것에도 효험이 있다. 일체의 생선이나 고기나 채소의 독을 없앤다.

요실금

초산부의 30%, 두 번째 출산 산모의 50%, 세 번째 출산 산모의 70%가 요실금을 경험한다. 요실금은 산모의 몸이 회복되면서 대부분 저절로 없어지지만 6주의 산욕기가 지나도 남아 있다면 자연 치유가 어려운 것으로 보고 적극적으로 치료해야 한다. 한방에서는 요실금이 있는 산모는 그렇지 않은 산모보다 기운이 많이 허한 것이므로 빠른 회복을 위해 더 적극적으로 산후 보양에 힘써야 한다고 전한다.

요실금의 예방과 치료를 위해 케겔운동을 하면 도움이 된다. 케겔운동은 골반저근을 강화하는 것인데, 눈에 보이는 근육을 단련하는 게 아니므로 쉬운 운동은 아니다. 소변을 보는 도중에 소변을 끊는 연습을 해보면 골반저근 수축 방법을 더 쉽게 알 수 있다. 케겔운동을 할 때는 배에는 힘을 주지 않도록 주의한다. 배에 손을 대고 골반저근을 수축하면 배에 힘이 들어가는지 살필 수 있다. 한 번 수축할 때 그 상태로 10초 정도 유지한다. 처음에는 10초 유지가 힘들지만 차츰 익숙해진다. 그렇게 10초 정도 유지하는 것을 10회씩 하루에 5번 정도, 총 50회 정도를 한다. 하지만 이것도 근육을 강화시키는 운동이기 때문에 갑자기 많이 하면 무리가 되므로, 하루 20회 정도에서 차츰 늘리는 것이 좋다.

케겔운동 외에 도움이 되는 운동으로는 프로그스퀴즈와 힙롤운동이 있다. 이 운동도 골반 저근을 강화하는 운동이다. 그림으로 설명해두었으니(p.142~143) 보고 따라 해보도록 하자.

산후 유즙 불하, 결유(缺乳)

산후에 유즙이 심하게 적거나 전혀 없는 것을 결유라 한다. 유방은 위장의 경락에 속하고, 유두는 간의 경락에 속한다. 그래서 충분히 영양공급을 하면 모유량이 늘지만, 간의 기운이 잘 소통되지 않으면 유즙이 분비되지 않는다. 기운이 울체되면 유즙이 분비되지 않고, 기혈이 허약해지면 젖이 생성이 되지 않는다는 얘기다.

모유 촉진 유방 마사지법

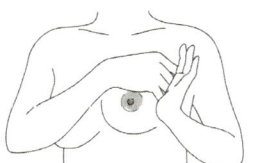
가슴의 옆쪽 가장자리에 손을 대고 반대쪽 손바닥을 그림처럼 갖다 댄다.

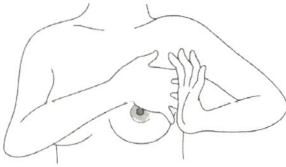
손바닥으로 가슴을 최대한 안쪽으로 민다.

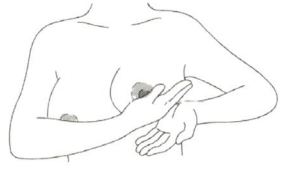
가슴의 사선 방향으로 손을 대고 다른 손으로 받친다.

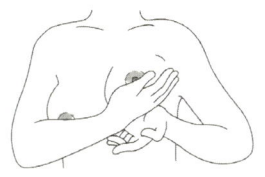
또다시 가슴을 최대한 안쪽으로 민다.

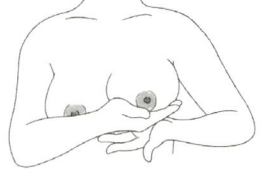
손을 가슴 밑부분에 대고 다른 손으로 받친다.

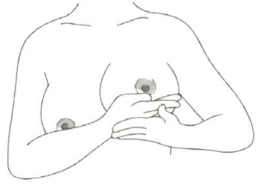
손바닥으로 가슴을 위로 올렸다가 내린다.

쉽게 이야기하면 모유가 부족한 것은 없어서 나오지 않는 경우와 막혀서 나오지 않는 경우, 두 가지가 있는 것이다.

막혀서 나오지 않는 경우는 수유 횟수를 늘리고 유축과 마사지를 자주 하면 모유량을 늘릴 수 있다. 마사지는 그냥 누르거나 문지르기보다 유방을 가슴으로부터 떼어낸다는 느낌으로 하는 게 좋다. 나선형으로 유벽에 꼬불꼬불 붙어 있는 유선을 떼어낸다는 느낌으로 상하 좌우로 밀고 유방 전체를 앞으로 쭉 당긴다. 이렇게 마사지하면 유선도 발달하고 울혈된 것이 풀어져 모유량이 늘어난다.

하지만 이러한 노력을 4~5주까지 충분히 했는데도 모유량이 늘지 않는다면, 기혈이 허한 경우로 보고 허한 부분을 보해야 한다. 출혈이 과다했거나, 산모의 체지방이 표준 이하이거나, 월경량이 원래도 적었던 산모는 기혈허약으로 인한 모유량 부족이 생기기 쉽다.

수유할 때는 인삼과 맥아를 주의해야 한다. 소양인처럼 평소 열이 많은 사람은

골반저근을 강화하는 운동법

● 프로그스퀴즈

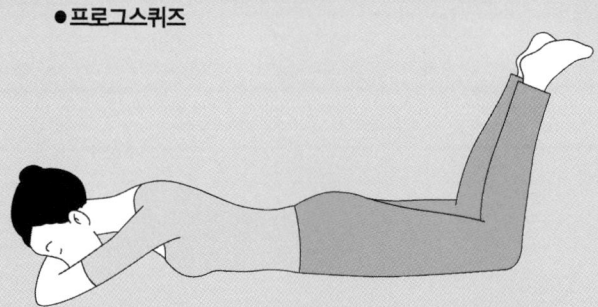

매트에 배를 대고 엎드려 세배하듯 두 손을 포개고 그 위에 이마를 얹는다. 다리는 어깨너비보다 약간 넓게 놓고, 무릎을 굽혀 뒤꿈치를 붙인다. 배꼽은 등 쪽으로 당겨 몸통 전체가 바닥에 무겁게 가라앉는 느낌을 유지한다. 어깨와 목의 긴장을 풀고 마시는 숨에 소변을 참는 느낌으로 회음부를 수축한다.

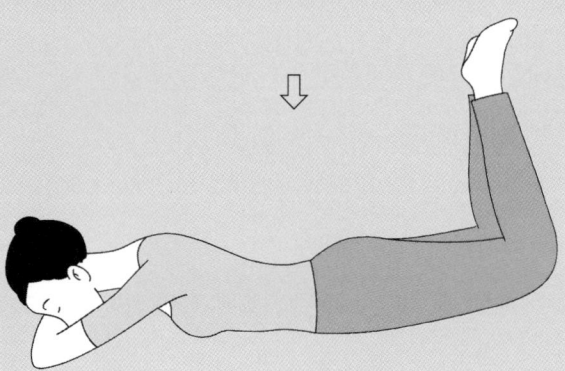

숨을 내쉬면서 갈비뼈가 서로 가까워지도록 옆구리를 작게 조이며, 뒤꿈치 사이에 놓은 풍선을 터뜨린다는 느낌으로 뒤꿈치를 조이면서 무릎을 바닥에서 약간 들어올린다. 호흡을 반복하며 뒤꿈치를 조이면서 무릎을 끌어올리는 동작을 5~10회 반복한다.

● 힙롤운동

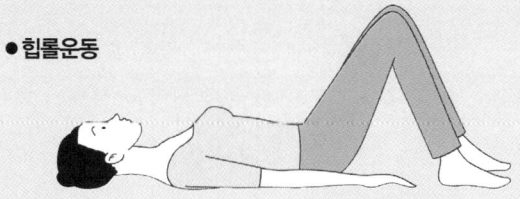

매트에 등을 대고 눕고 무릎은 골반 너비로 벌린 다음 구부려 세운다. 무릎 사이에 타월을 말아 끼우고 팔은 몸통 옆에 길게 놓는다. 어깨와 목의 긴장을 풀고 코로 공기를 마시며 갈비뼈를 옆과 뒤로 연다. 이때 배꼽을 등 쪽으로 당겨 복부가 납작해지도록 한다.

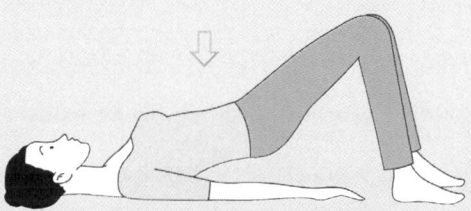

입으로 가늘고 길게 숨을 내쉬며 복근과 엉덩이 근육을 수축하여 꼬리뼈부터 척추를 하나씩 바닥에서 벗겨 내듯 엉덩이를 말아 올린다.

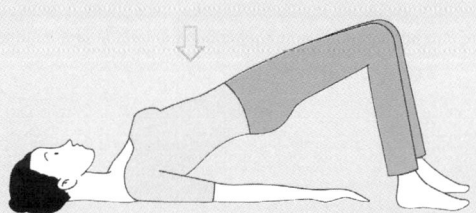

무릎부터 가슴 아랫선까지 일직선이 되도록 한다. 숨을 마시면서 명치에 물이 고인다는 느낌으로 엉덩이를 조여 높이를 유지한다. 엉덩이가 내려가지 않도록 무릎을 서로 가볍게 세 번 조이면서 호흡도 같이 짧게 세 번에 힘주어 내쉰다. 이 과정을 두 번 더 실시하고 마지막에 숨을 마시며 유지한다.

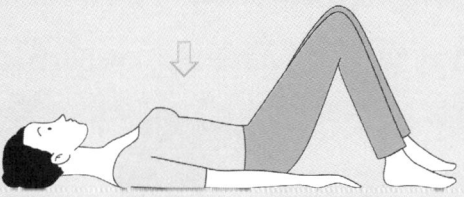

숨을 내쉬면서 갈비뼈를 모으는 느낌으로 등부터 척추 뼈를 하나씩 바닥에 내려놓는다. 꼬리뼈가 바닥에 닿을 때까지 순서대로 척추를 내린다.

인삼을 먹으면 젖이 적어진다. 맥아는 미성숙한 보리를 발아시킨 것으로 젖을 말리는 효능이 있는데, 특히 소음인의 젖이 줄어들게 된다. 시중에서 판매되는 조청과 식혜 음료는 맥아당을 원료로 사용한 것이 많으므로 수유하는 산모는 피해야 할 음식이다. 단, 인삼의 경우, 단독으로 복용하면 젖이 줄어들 수 있지만 다른 약재와 함께 복합 처방하면 젖이 줄어들지 않는다.

참고로, 처음엔 잘 수유하다가 갑자기 젖이 부족해져서 혼합수유를 고민하는 사람이라면, 모유가 안 나오더라도 젖을 더 물려보자. 엄마 젖을 오래 빨아서 더 이상 짜도 모유가 안 나오는데도 부족함을 느끼고 운다면, 이것은 모유가 줄어들어서가 아니라 먹는 양이 갑자기 늘어났기 때문이다. 3주, 6주, 3개월, 6개월째는 아기의 먹는 양이 갑자기 늘어나는 시기이다. 이때 모유량이 부족하다고 모유 수유를 포기하지 말고 아기가 달라는 대로 수유 횟수를 늘리면, 일주일 정도 지나 아기의 필요량만큼 모유량도 늘어난다. 이때 모유량을 늘리는 음식을 함께 섭취하는 것이 좋다.

● **돼지족발**
산모의 기혈이 쇠약해서 모유가 나오지 않을 때는 돼지족발과 통초를 넣어 달여 먹으면 좋다.

● **적소두(약팥)**
유선염 때문에 모유가 잘 나오지 않는 것을 치료한다. 달여서 따뜻하게 마시면 좋다. 그러나 이뇨작용이 있으므로 다량으로 장기간 복용하는 것은 금한다.

● **만청(순무)**
젖몸살로 아프고 오한과 발열이 있을 때 좋다. 뿌리와 잎을 깨끗하게 씻어 소금을 넣고 찧어 유방에 붙인다. 뜨거워지면 바꿔 붙이는데 3~5번 정도 교체하면 통증이 완화된다.

- ●유방이 작고 젖이 잘 나오지 않는 경우

돼지족발, 흑염소, 늙은 암탉, 붕어, 잉어, 가물치, 완두콩, 검정콩, 땅콩, 참깨, 들깨, 검은깨, 고구마, 새우(민물새우)가 효과적이다.

- ●유방이 크고 젖이 잘 나오지 않는 경우

상추, 양상추, 다래, 무화과, 통초를 복용한다.

땀이 쏟아지는 자한과 도한

산후에는 가만히 있어도 땀이 비 오듯 흐른다. 대부분 자연스럽게 땀이 그치지만, 시간이 지나도 땀이 계속 나는 경우가 있다. 이것을 산후 자한(自汗, 깨어 있는 동안에 땀이 많이 나는 증세)이라고 한다.

또, 깨어 있을 때는 괜찮다가 잠잘 때마다 땀으로 옷을 적시는 사람도 있는데, 이것을 산후 도한(盜汗)이라고 한다. 자한과 도한은 응급한 증상 중 하나이다. 먼저는 땀을 그치도록 기운을 보하고, 이미 손상된 진액을 보충해야 한다.

자한과 도한을 가늠할 때는 더위로 인해서 땀이 나는 것은 아닌지 살펴야 한다. 너무 덥게 해서 땀을 많이 내는 것도 진액 손상을 초래하므로 26~28℃ 정도의 실내온도를 유지하고 지나치게 덥게 해서 땀을 많이 내지 않도록 주의한다.

기미(면부황갈반)

기미는 한의학적으로 혈이 허해 생긴다고 본다. 그래서 산후에 임신선, 기미 등의 색소침착이 많아지는 것이다. 혈을 보하면 산모의 몸이 회복되면서 산후 한두 달 사이에 사라지는 것이 대부분이다.

chapter 05
산후풍

요즘 엄마들은 옛날과는 달리 직장 여성이 많습니다. 직장을 그만두지 않는 한, 출산휴가는 3개월 정도밖에 쓸 수 없지요. 몸의 회복과 아기만 생각하고 푹 쉴 수 있는 기간은 100일도 채 되지 않는 겁니다. 몸이 극도로 약해져 있는 이 시기, 엄마가 집안일, 육아, 직장 일에 시달리면 몸이 버텨내지 못합니다. 산후풍은 바로 이 틈을 파고들어 옵니다. 비정상적인 추위, 관절 통증, 뼛속이 시린 증상 등이 복합적으로 나타나면 산후풍을 의심해보세요.

나이가 들어서도 나타나는 산후풍

출산이라는 힘든 과정을 거친 후에는 극도로 허해진 상태이기 때문에 찬 기운이 몸에 들기 십상이다. 산후풍이란 말 그대로 바람이 드는 것인데, 몸에 찬 기운이 들어와 어혈이 경맥에 정체하거나 상하게 되어 발생하는 통증이다. 벽에 조그만 구멍이라도 있으면 바람의 통로가 된다. 하지만 벽이 튼튼하게 세워져 있으면 들어오지 못한다.

이처럼 산후풍은 산모의 허한 틈을 타고 들어오며, 산모가 튼튼하면 산후풍이 들어오지 않는다. 동화〈아기돼지 삼형제〉중 튼튼하게 집을 지은 막내 돼지의 집은 괜찮았던 것처럼 말이다. 산모의 몸 상태가 이미 너무 많이 허해져 있다면 한 번의 찬바람을 맞고도 산후풍이 생길 수 있다.

산후풍을 예방하기 위해 가장 먼저 해야 할 일은 산모에게 허약한 틈이 생기지 않도록 기운을 보해주는 것이다. 산후에는 조금 지나치다 싶을 정도로 관리해야 한다. 내의도 잘 챙겨 입고, 보호대도 잘 착용하고, 머리를 감고는 바로 말려서 체온이 떨어지는 것을 막아야 한다. 지금 당장은 젊고 건강해서 느끼지 못하겠지만, 실제로는 몸에 상당한 영향을 주는 일이기 때문에 절대 방심해서는 안 된다. 우선, 바람이 쉽게 들어오지 못하도록 조심하고, 땀이 나고 피부의 모공이 열린 상태이므로 급격한 체온 변화가 생기지 않도록 주의하자.

산후풍은 출산 직후에만 나타나는 것이 아니다. 출산하고 한참 뒤에 나타나기도 한다. 체력이 약한 사람은 그 증상이 빨리 나타나고, 그 때문에 몸이 아프니까 더 조심한다. 하지만 체력이 좋은 사람의 경우, 젊고 건강할 때는 이를 잘 모르다가 나중에 시간이 지나 나이가 들고 체력이 약해졌을 때 증상이 나타나기도 한다. 증상이 바로 나타나지 않아 괜찮은 줄 알고 방심하다가 나중에 더 심한 고통을 겪게 되는 것이다.

한 방송사에서 산후풍 관련 다큐멘터리를 다룬 적이 있다. 다큐멘터리는 산후풍을 앓는 여성들을 추적했다. 엄살이나 꾀병으로 여겨져 이해받지 못하는 병이지만, 실제 산후풍을 호소하는 경우가 많다는 얘기로 다큐멘터리의 포문을 열었다. 한 의사는 임신과 출산으로 인해 산후풍이 생길 수 있고, 실제로 출산 6개월 이내에 질환을 앓는 경우가 47%라고 밝혔다. 임신 막달에 이르면 체중이 증가해 척추에 무리가 오고, 릴랙신 호르몬 때문에 치골결합이 벌어지는데, 산후에 회복이 되어도 원상복구는 안 되고 심하면 찢어지는 경우도 있다고 상세하게 설명했다. 임신 기간에는 혈액량도 45% 늘고, 뇌하수체 갑상선도 커지기 때문에 출산 후 산후풍 증상이 생길 수 있다는 것이다. 이렇게 산후풍이 엄살이나 꾀병이 아니라 실제로 있으니 많은 관심과 도움이 필요하다고 호소했다.

그런데 산후풍 환자를 확인했더니 갑상선과 뇌하수체 문제로 인해 산후풍이 일어난 것이었다며, 산후풍 증상이 있으면 갑상선이나 뇌하수체에 이상이 없는지부터 확인해야 한다고 결론내렸다. 물론 특정 질환으로 인한 산후풍 증상도 있을 수 있지만, 산후풍이 곧 갑상선 및 뇌하수체 질환이라고 단정할 수는 없다. 그것이 정설이라면 갑상선 및 뇌하수체 질환이 없는 사람은 다시 꾀병 환자가 되는 것이다.

이 프로그램은 산후풍이 실제로 있는 병인지에 대한 많은 의문을 가진 사람들에게 산후풍이 실제로 있다는 것을 알려주었다는 점에서는 칭찬할 만했지만 한의사로서 볼 때 특정 질환만이 진짜 산후풍인 것처럼 보도되어 아쉬웠다.

또 다른 아쉬움은 바로 산후풍의 장기 추적이 이루어지지 않았다는 점이다. 단기간의 추적만으로는 산후풍을 속속들이 알 수 없다. 시간이 지나 나이가 들고 체력이 약해질 때 산후조리를 한 사람과 하지 않은 사람의 관절 통증 등의 유병률이 어떻게 달라지는지 장기 추적 조사가 이루어져야 한다. 그래야 정말 산후풍이 있는지, 산후조리가 산후풍 예방에 어떤 영향을 미치는지에 대해 알 수 있다. 이런 조사가 뒷받침되지 않은 상태에서 섣불리 산후풍의 위험성을 간과해서는 안 될 일이다.

산후풍을 예방하는 생활 수칙

●샴푸나 샤워 후 체온 변화가 생기지 않도록 주의한다

찬 기운이 들어오지 않게 하려면 어떤 것을 조심해야 할까. 옛날에는 찬 기운이 들어오면 안 된다고 출산 후 머리를 감는 것은 물론 목욕도 못하게 했다. 목욕을 하면 체온이 떨어지기 쉬운데, 옛날 집들은 외풍이 심해서 체온 저하를 더욱 부추기는 탓이었다. 하지만 지금은 상황이 다르다. 샤워를 하더라도 체온 변화가 생기지 않도록 주의만 하면 문제없다. 욕실에서 머리를 잘 말리고 옷을 갈아입은 후, 나오자마자 이불 안에 들어가 체온 변화를 최소화하면 된다. 찬물에 몸을 담그고 있거나 지나치게 찬 물을 마시는 일은 당연히 피하는 것이 좋다.

●여름철 산후조리, 무엇보다 급격한 체온 변화를 피한다

여름에 출산한 산모들은 특히 산후조리에 고생하는 경우가 많다. 찬바람을 맞으면 안 되고 몸을 따뜻하게 해야 한다고, 한여름에 내복을 입고 땀띠가 나도록 땀을 내는 경우가 대부분이기 때문이다. 하지만 너무 덥게 있을 필요는 없다. 땀을 억지로 내면 진액이 손상되어 건강을 더 해치게 되기 때문이다.

그래도 선풍기나 에어컨 등의 찬바람을 직접 맞아서는 안 된다. 실내온도는 밖의 온도와 너무 차이가 나지 않게 26~28℃로 맞추는 것이 좋다. 산모가 있을 때 방의 온도를 조절하지 말고, 미리 맞춰놓은 상태에서 산모가 들어가도록 한다. 환기를 시킬 때도 마찬가지이다. 산모를 다른 방으로 옮겨두고 환기 후 산모를 다시 들어오게 한다. 산모가 잠자리를 자주 옮기면 체온 관리가 어렵고 정서적으로도 안정되기 힘든 만큼 거처는 일정하게 한다.

겨울에도 실내에서 충분히 옷을 챙겨 입고, 되도록 외출은 피하는 것이 좋다. 꼭 외출해야 할 상황이라면 조금 심하다 싶을 정도로 잘 무장하고, 모자도 꼭 쓴다.

●관절을 지나치게 사용하지 않는다

산후풍을 예방하려면 관절을 아껴서 사용해야 한다. 산후에는 임신 중의 체중 증가로 척추와 골반이 무리한 데다가, 릴랙신이라는 호르몬 분비로 관절이 이완된 상태이기 때문에 이때 자칫하면 관절이 많이 상하게 된다. 릴랙신은 분만을 대비하기 위해 나오는 호르몬이다. 출산 과정에서 아기가 골반을 통과해 나오는데, 이때 골반이 꽉 닫혀 벌어지지 않는 상태라면 아기가 골반에 낀 채 나오지 못하게 된다. 릴랙신은 골반의 결합 상태를 약하게 해, 아기가 몸을 뒤틀며 골반을 통과할 때 골반이 벌어지도록 돕는다. 따라서 출산 전후에는 관절이 이완된 상태이며 이것이 회복되기까지는 산후 3~5개월 정도가 걸린다. 임신 중기에 가장 낮아지는 골밀도는 그 이후 서서히 회복되다가 산후 3개월이라야 정상 수준이 된다.

류머티즘 관절염의 경우 1/3이 산후에 발생한다는 조사 결과가 있다. 그것만 봐도 산후에 관절이 상하지 않도록 얼마나 조심해야 하는지 알 수 있다. 나이가 들어 무릎 관절 치환수술 등을 해야 하는 환자의 수도 여자가 남자보다 훨씬 더 많다. 이처럼 임신과 출산을 통해 여자는 관절이 아주 약해지고, 손상되기 쉬운 상태가 되기 때문에 이 시기에는 관절에 문제가 생기지 않도록 조심 또 조심해야 한다.

출산 후에는 척추도 벌어져 있어 무리하면 주변 근육, 인대에 통증을 일으키기 쉽다. 게다가 척추와 골반의 변형이 찾아와서 고질적인 만성 통증이 되어버린다. 골반이 벌어져 있기 때문에 산후에 무거운 것을 들게 되면 골반장기탈출증이 생길 위험이 두 배 이상 높아진다. 골반장기탈출증은 자궁·직장·방광 등이 골반 밖으로 나가게 되는 증상을 말하며, 요실금·배변장애 등을 유발하기도 한다. 따라서 무거운 것을 들거나, 관절을 과다하게 사용하는 일은 반드시 피해야 한다. 하지만 무리하면 안 된다고 너무 누워만 있어도 어혈이 정체되기 쉽고, 기운을 더 상하게 하기 때문에 15~20분 정도의 가벼운 보행은 해주는 것이 좋다.

●수유 틈틈이 꼭 스트레칭을 한다

산모들은 잦은 수유 자체만으로도 통증이 생기기 쉽다. 수유 자세만 좋아도 통증이 오는 것을 줄일 수 있다. 등베개나 수유 쿠션을 활용하여 무릎을 엉덩이보다 약간 높게 하는 자세가 편하다. 오랫동안 고개를 숙인 자세로 아이를 안고 수유하다 보면 팔을 많이 쓰게 되어 목과 어깨 통증이 생기기 쉽다. 목과 어깨 통증을 해소하는 데 효과적인 브릴치킨 운동이나 요가, 필라테스를 하는 것도 좋다.

또, 서 있는 것보다 앉아 있는 자세가 허리에 4배 이상 무리가 가는데, 수유로 인해 오랜 시간 앉아 있기 때문에 안 그래도 약해진 허리에 더 무리가 갈 수밖에 없다. 수유를 하고 나면 바로 일어나서 15~20분 정도 걷고 허리 스트레칭을 한다. 허리에 통증이 있는데 치료하기 어려운 상황이라면, 일단 허리에 보호대를 해 통증을 줄인다. 보호대를 하더라도 수유 후에는 반드시 걷기와 스트레칭을 해서 목, 어깨, 허리, 엉덩이의 근육과 인대를 풀어주어야 한다. 손가락 마디가 아프다면 되도록 사용하지 말고 손을 뜨거운 물과 찬물에 번갈아 10초 정도씩 넣으면 도움이 된

브릴치킨 운동

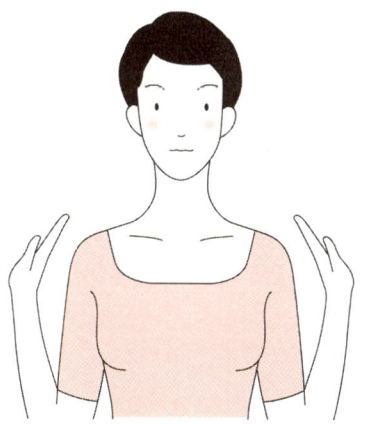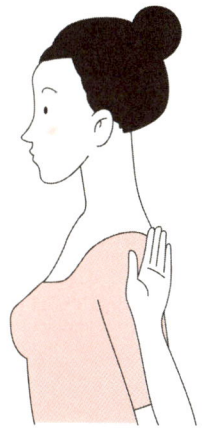

1 턱을 가슴 쪽으로 끌어당긴 상태에서 머리를 뒤쪽으로 쭉 밀어내어 목 뒷부분이 늘어나게 한다. 가슴을 내밀어 가슴 위치가 평상시보다 위로 올라가도록 한 다음, 어깨뼈를 등 쪽으로 모아서 꽉 조인다.

2 양팔을 구부리고 양손이 어깨선보다 뒤로 가도록 한다. 팔꿈치를 몸통에 바짝 붙이고 손바닥이 바깥쪽을 향하게 한다. 10까지 세고 난 뒤 자세를 푼다.

다. 한방 파스를 붙이는 것도 좋은데, 냄새 때문에 아기가 거부할 수 있으므로 수유 30분 전에는 떼는 것이 좋다.

일상생활 관리로도 증상이 개선되지 않으면 한의원을 방문해서 부족한 기혈을 보충하고 몸의 냉기를 쫓는 치료를 적극적으로 받는다.

산후 관절통증에 좋은 식재료

● 돼지콩팥

산후에 뼈마디가 아프고 땀이 멎지 않는 것을 치료한다. 돼지콩팥을 잘게 썰어서 맑은 국을 끓여 양념과 쌀을 넣고 죽을 쑤어 먹는데, 난산에는 참기름과 꿀을 각각 같은 양으로 하여 돼지 간을 삶은 물에 타 먹으면 곧 효험이 난다.

● 녹용

허로(虛勞)로 몸이 야위는 것과 팔다리와 허리, 등뼈가 시큰거리고 아픈 것을 치료한다. 남자의 신기(腎氣)가 허냉하고 다리와 무릎에 힘이 없는 것을 보하고, 여자의 냉이 많이 나오거나 피가 섞여 나오는 것을 치료한다. 태기를 안정시키는 데도 쓰인다.

● 해송자(잣)

성질은 조금 따뜻하고, 맛은 달며, 독은 없다. 골절풍과 풍비(風痹)증, 어지럼증을 치료하고, 피부를 윤택하게 하며, 오장을 살지게 하고, 허약하고 여위어 기운이 없는 것을 보해준다. 산후풍으로 손목이나 발목, 무릎 등이 시리고 아픈 것을 치료한다. 또한 오장을 튼튼하게 하고 허약하고 야위어 기운이 없는 것을 보한다. 피부 미용에도 좋다.

chapter 06
산후비만

임신과 출산 과정을 거치면서 체중이 증가하는 것을 산후비만이라 합니다. 학문적으로는 출산 6개월 후 체중이 3㎏ 이상 더 증가해 있는 현상을 말하지요. 산모의 몸은 모유를 만드느라 지방을 더 많이 저장하게 되어 생리적으로 3㎏은 증가하는 것이 정상이라는 관점입니다. 하지만 요즘은 체중 관리로 출산 전보다 체중이 적게 나가는 경우도 있기 때문에 이런 정의는 학문적 정의일 뿐이고, 대개는 출산 전 체중을 되찾지 못하면 산후비만으로 인식합니다.

산후비만은 왜 생길까?

임신 전 과체중이었거나 35세 이상인 임신부는 그렇지 않은 여성에 비해 산후 체중 증가가 많다. 결국 산후비만이 되지 않으려면 임신 전부터 체중 조절을 하는 것이 필요하다. 임신 중에도 체중이 지나치게 증가하지 않도록 관리해야 한다. 임신 중에는 입덧으로 먹지 못해 고생한 데 대한 보상 심리로 식사량이 늘며 체중이 폭발적으로 증가하는 경우가 많다. 막달에 아이가 아래로 내려가면 위를 압박하던 것에서 놓여나 식욕이 증가해 체중이 급격히 느는 경우도 많다.

이렇게 임신 전, 임신 중에도 관리해야 하지만 가장 중요한 시기는 산욕기이다. 산후비만의 70%는 산욕기에 발생하는데, 수유로 열량 섭취가 늘고, 산후조리를 이유로 활동량이 줄어들기 때문이다. 사실 이때는 수유로 소모하는 열량이 크기 때문에 오히려 체중이 감소하기 쉬운 시기인데, 모유 수유에 대한 오해가 산후비만을 만든다. 수유에 필요한 열량은 500㎉인데 과다한 열량을 섭취하는 경우가 많은 탓이다. 이미 대부분의 사람이 세끼만 잘 챙겨 먹어도 1일 권장량을 넘는 열량을 섭취하고 있다. 모유량이 안정된 후에는 열량을 제한해도 모유의 양과 질에 아무런 영향을 미치지 않는다는 연구 결과가 있다는 것도 알아두자. 이런 사실만 제대로 알아도 수유를 통해 오히려 체중을 줄여갈 수 있다.

스스로 점검하는 산후비만

산후에 체중이 잘 줄어들고 있는지 점검하려면 산후의 생리적인 체중 감소 수치에 대해 알아야 한다. 출산 직후에는 아기의 출산과 태반·양수 배출, 혈액 손실 등으로 4.5~5.9kg이 감소하면 정상이다. 출산 후 1~3주까지는 2.3~3.6kg 정도가 이뇨와 발한 작용을 통해 감소한다. 임신 중 45%까지 늘어났던 혈액량이 소변과 땀을 통해 빠져나가면서 체중이 줄어드는 것이다. 그러므로 3주까지 총 7~9kg이 빠지는 게 정상이다.

산모의 체중이 잘 줄고 있는지 확인하는 첫 번째 시점은 바로 이 3주째이다. 그 이후에는 모유 수유와 활동량 증가로 서서히 감소해서 6개월이 되었을 때에는 임신 전보다 2~3kg 정도 증가하는 게 보통이다. 이렇게 6개월째에는 정상 체중(임신 전보다 2~3kg이 증가한 체중)을 회복해야 한다. 출산 후 6개월째에 정상 체중을 회복한 산모와 그렇지 않은 산모의 체중을 8.5년이 지나 살펴봤더니 정상 체중을 회복한 산모는 2.4kg밖에 증가하지 않았는데, 정상 체중을 회복하지 못한 산모는 8.3kg이 증가했다는 조사 결과가 있었다. 그래서 산후 6개월까지 정상 체중을 회복하느냐 못하느냐는 이후 체중 증가를 가늠할 수 있는 지표가 되기도 한다.

3주까지 7~9kg이 빠지는 정상적 체중 감소는 산후부종이 얼마나 빨리 없어지는가에 달려있다. 산후부종은 기허부종(氣虛浮腫)으로, 출산 때문에 산모의 체력이 떨어져서 온다. 산후부종을 빨리 사라지게 하려면 기운을 많이 보충해서 산모의 몸을 회복시켜야 한다. 그래야 효과적인 체중 감량도 가능하다. 기운을 많이 보충하면 과도한 열량 섭취도 예방할 수 있다. 기운이 없으면 에너지를 빨리 얻으려고 탄수화물이나 당분을 많이 찾게 되는데, 이때 열량을 필요 이상으로 섭취하기 쉽다. 이

레그레이즈 운동

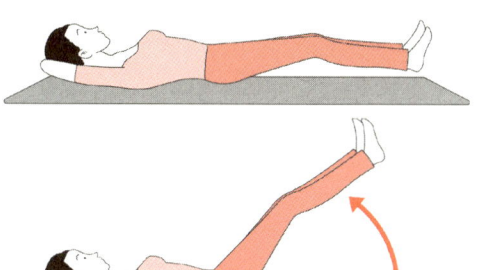

1 매트에 등을 대고 누운 다음 손은 윗몸일으키기를 할 때처럼 머리 뒤에 둔다. 무릎을 조금 구부리고 그 상태로 다리를 살짝 띄운다.

2 복부에 힘을 주고 숨을 들이마시면서 다리를 들어 올리는데, 이때 엉덩이가 바닥에서 떨어지지 않도록 한다.

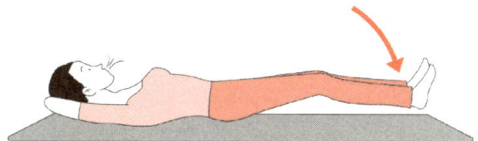

3 숨을 내쉬면서 다리가 바닥에 닿지 않을 만큼 내려 1초 정도 멈춰 버티고 다시 다리를 들어 올린다. 처음에는 이 동작을 10회 정도 반복하고, 차츰 횟수를 늘려간다.

로 인해 얻은 과잉 에너지들은 다 지방으로 저장된다. 탄수화물 중독이 있는 사람이 쉽게 비만이 되는 이유이기도 하다.

효과적 체중 감량을 위해서는 운동요법도 병행하자. 다만, 산후풍이 생기지 않도록 몸에 무리가 되지 않는 범위에서 운동해야 한다. 산욕기에는 15~20분 정도의 산책과 스트레칭 정도로만 몸을 움직여야 한다. 산후 2개월 이후부터는 유산소운동이 가능한데 걷거나 뛰는 유산소운동은 관절에 무리가 많이 가므로 등받이가 있는 사이클 같은 기구로 운동하는 것이 좋다. 하지만 관절의 통증 등 산후풍 증상이 있는 산모는 유산소운동의 시기를 늦추는 편이 낫다.

체중 감량을 위한 유산소운동 외에 약해진 복근과 벌어진 골반, 그로 인해 흐트러진 척추 관절을 바로잡아주는 처치도 필요하다. 체중이 줄어도 복근이 약해져 복부비만이 생기고, 골반과 척추관절이 벌어지고 흐트러져 하체비만이 나타나기도 한다. 필라테스처럼 복부와 골반, 척추를 잡아주는 운동을 병행해나가는 것이 가장 좋다.

Questions & Answers
산후 산모 건강 Q&A

Q 출산한 지 5~6일째인데 오로의 양이 오히려 늘었어요. 오늘은 갑자기 핏덩어리가 나와서 걱정됩니다. 왜 그런 건가요?

A 오로는 출산 후 자궁에 남아 있던 혈이 총 2~3주에 걸쳐 배출되는 것으로, 처음에는 선홍색을 띠다가 점차 갈색을 띠며 나중에는 투명한 액체가 나옵니다. 그런데 자궁 수축이 원활하지 않으면 오로가 잘 배출되지 않고 자궁 안에 고여 덩어리지게 됩니다. 그러다가 수유, 마사지, 활동 등으로 자궁 수축이 촉진되면 갑자기 오로의 양이 늘고 덩어리째 나오게 되는 것입니다.

오로 배출은 너무 일찍 그쳐도, 너무 오랫동안 나와도 안 됩니다. 실제로 오로 배출이 끝난 경우도 있지만, 자궁이 잘 수축되지 않아서 오로가 그 안에 고인 채 나오지 못해 일찍 그치는 수도 있습니다. 이렇게 자궁 수축이 잘되지 않는 경우 오로가 멈췄다가 다시 배출되기도 하고, 오로가 줄어들다가 갑자기 양이 많아지기도 하는 것입니다. 한편, 오로가 너무 오랫동안 배출되는 것도 자궁 수축이 느리기 때문입니다. 심하면 2~3개월까지 오로가 배출되는 경우도 있습니다.

두 경우 모두 자궁 회복이 비정상적인 데다가 어혈이 정체된 것이므로 적극적인 어혈 치료가 필요합니다. 훗배앓이도 현대의학에서는 병리적인 소견이 아니지만 한의학에서는 어혈이 있다는 신호로 봅니다. 어혈이란 혈류가 원활하지 않거나 국소에 혈액이 정체되어 있는 것으로, 노폐물 성분이 많은 비정상 혈액을 말합니다.

자궁 내에 어혈이 정체되면 여성 종양, 산후풍, 불임의 원인이 됩니다. 산후에는 자궁에 어혈이 정체되기 매우 쉬운 상태가 되므로 어혈 치료를 반드시 해주도록 합니다. 참고로 산모의 오로 배출을 돕기 위해서는 아이에게 젖을 자주 물리고, 하루 15분 정도 가벼운 산책 정도의 보행을 해주는 것이 좋습니다.

 산후조리를 잘못했는지 1년이 지났는데도 손가락 관절 마디마디가 아픕니다. 발목도 그렇고요. 시간이 지나면 회복될까요?

 산모가 튼튼하고, 체력이 좋으면 산후관절통증은 가벼운 경우 산욕기를 지나면서 소실되기도 합니다. 하지만 6주 이후에도 통증이 지속되는 경우 산후풍으로 진단할 수 있으며, 방치하지 말고 적극적인 치료를 받아야 합니다.

우선 산후풍의 원인이 되는 어혈 치료, 기혈을 보하는 치료에 이미 들어온 풍을 내보내는, 즉 소염 진통 작용이 있는 약재들과 관절을 튼튼하게 하는 약재들로 치료하게 됩니다. 이때 한약뿐 아니라 침, 뜸 치료가 병행되어야 더 빨리 낫습니다.

"그때는 괜찮을 줄 알았어."

이것이 오랜 세월을 지내온 어머니들의 체험담입니다. 지금은 필요성을 느끼지 못하고 괜찮겠지 하고 지나가지만, 나중에 큰 후회로 돌아옵니다. 산후풍은 예방이 가장 적극적인 치료입니다. 출산 직후부터 치료를 해주는 게 좋습니다.

 둘째 아이 출산 후 제대로 쉬어보질 못해서 그런지 여름에도 조금만 시원하게 있으면 팔이 시리고 저립니다. 산후풍은 치료받으면 완치가 가능한가요?

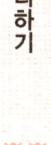 산모의 몸이 회복되기도 전에 무리한 것이 원인입니다. 모든 병이 다 그렇지만 산후풍도 최대한 치료를 빨리 시작해야 좋습니다. 하지만 지금이라도 산

후에 약해진 기혈을 보하기 위한 치료가 도움이 됩니다. 특히 약해진 근골을 보강하는 처방이 더해진 산후조리약으로 산후풍을 치료할 수 있습니다.

산후풍은 출산이나 유산 후에 발생하는 통증과 감각이상, 내한성(추위를 참는 능력) 결여, 온도 적응 능력 저하, 발한 과다 등을 증상으로 하는 증후군을 말합니다. 보통 출산이나 유산 후 8주 이내에 발생하며, 치료하지 않을 경우 오랫동안 지속되는 경우가 많습니다. 출산으로 허약해진 몸이 산후풍의 가장 큰 원인이 됩니다.

가장 많이 호소하는 증상은 통증으로, 특히 손목이나 무릎이 시큰거리고 아프다고 하는 경우가 가장 많습니다. 이 외에도 관절 부위가 시리고 몸으로 바람이 들어오는 것같이 춥고 온몸이 시리거나 땀이 지나치게 많이 나고, 남의 살같이 감각이 없거나 화끈거리고 저리기도 합니다.

출산 전이라면 3~4kg쯤 들어 올리는 것은 거뜬했겠지만 출산 후 관절이 약해진 상태라 아이를 안고, 수유하다보면 손목에 무리가 오게 됩니다. 다른 산후풍 증상이 없이 손목만 아픈 경우라면 관절이 약해진 상태에서 아이를 돌보다 무리가 온 것입니다. 이때는 처음부터 누운 자세에서 수유하는 편이 손목통증을 예방하는 좋은 방법이 됩니다.

그리고 유축하는 경우 너무 힘껏 젖을 짜다보면 손목이나 손가락 관절에 무리가 오게 됩니다. 이 경우 도움을 받거나, 혼자서 해야 하는 경우라면 따뜻하게 찜질하고 부드럽게 마사지한 뒤에 무리하지 않는 선에서 힘을 씁니다.

Q 제왕절개로 출산하고 이제 5개월, 몸무게는 예전보다 1kg 정도 더 빠졌는데 뱃살이 빠지지 않아요. 어떤 운동이 효율적일까요?

A 임신 기간 중에 이완된 복근은 체중 감량을 한다고 회복되지는 않습니다. 복근이 이완되면 복부비만을 초래할 뿐 아니라 허리통증의 원인이 되기 때문에

산후에는 체중 감량뿐 아니라 복부 근육을 사용하는 운동을 해야 합니다. 목·어깨 통증이 없으면 윗몸 일으키기를 해도 되고, 목·어깨 통증이 있으면 바닥에 누워 다리를 굽혀 천천히 들어올리는 레그레이즈(p.155)가 제일 좋습니다. 레그레이즈와 같은 복근운동은 하루 100개 정도는 해야 효과를 얻을 수 있습니다. 처음에는 10개를 하기도 힘들 정도로 복근이 많이 약해져 있겠지만 차츰 개수를 늘려서 100개씩 꾸준히 하면 빠른 효과를 얻을 수 있습니다. 좌식 사이클도 추천합니다.

Q 출산 후 소양증과 피부묘기증이 생겼어요. 피부과 치료도 효과가 없고, 밤이나 새벽이면 더 심해져서 잠을 못 잡니다. 무슨 방법 없을까요?

A 출산 후 진액이 너무 지나치게 소모된 탓입니다. 진액이란 우리 몸에 있는 정미(精微)한 액체 물질로서, 출산 시 많이 소모되면 이후 산후변비, 소양증, 피부건조, 피부묘기증 등이 나타날 수 있습니다. 이는 진액이 채워져야 해결될 수 있습니다. 진액을 보충하는 한약을 꾸준히 복용하고 너무 잦은 샤워나 목욕은 자제하는 것이 좋습니다. 보습제를 사용하는 것도 도움이 됩니다.

Q 일정한 시간만 되면 외음부가 가려워서 힘듭니다. 산부인과에서는 아무 이상이 없다고 하는데, 가려움증으로 인해 생활하기가 불편할 정도입니다.

A 산부인과 검사 결과 염증 소견이 없는데도 가려움증이 있다면 음허로 인한 소양감일 가능성이 높습니다. 피부가 건조하면 가려움이 생깁니다. 음허라는 것은 체수분, 혈액, 호르몬 등의 진액이 부족해지는 것으로, 진액을 보충하는 한약과 침, 좌욕제를 병행해서 치료할 수 있습니다.

아이 낳고 냉이 심해져서 생리할 때 빼고 거의 계속 나옵니다. 치료할 방법이 있는지요?

냉대하는 생식기 감염으로 인한 분비물을 말합니다. 일차적으로는 산부인과에서 항생제, 소염제 등을 사용하게 됩니다. 하지만 반복되는 경우 면역력이 약해진 것으로 한약 치료가 더 효과적입니다. 냉대하는 자궁이 약해지고 차가워져서 생기는 것으로, 따듯하게 하고 튼튼하게 해주는 치료를 하면 효과적입니다. 몸이 차가운 사람은 체질적으로 신장의 에너지를 약하게 타고난 경우, 비위의 기능이 약해 음식을 먹어도 에너지를 잘 흡수하지 못하는 경우, 흡수된 에너지를 필요한 곳으로 잘 보내주지 못하는 경우에 해당합니다.

특히 아래가 차다는 것은 신장의 에너지가 약하다는 것을 의미합니다. 이 신장의 에너지는 우리 몸의 가장 근본이 되는 에너지이기 때문에, 이것이 약해지면 비위의 기능도 약해지는 경우가 많습니다. 신장의 에너지가 해와 같다면, 비위는 해의 에너지를 받아야 빛을 내는 달의 에너지와 같기 때문입니다.

이렇게 중요한 신장의 에너지가 약해지면 몸의 아랫부분이 차가워지게 되며, 특히 여성의 경우 해부학적으로도 아랫부분이 외부에 노출되어 있기 때문에 찬 기운이 들어오기 더 쉽습니다. 여성의 몸이 이러한 이유들로 차가워지면 냉대하가 발생합니다.

물컵에 찬물을 담아두면 컵 표면에 물방울이 맺힙니다. 우리의 몸도 비슷합니다. 몸이 차가우면 분비물, 즉 냉대하가 생기는 것입니다. 냉대하가 반복해서 생기는 것은 한마디로 면역력이 약해졌기 때문으로 볼 수 있습니다. 이 경우 몸을 따뜻하게 해주는 한방 치료가 적합합니다.

자연분만으로 아기를 낳은 지 133일째인데, 소변을 자주 보게 되고 개운치가 않아요. 찌릿한 느낌도 있고요. 괜찮을까요?

A 소변이 개운하지 않고, 자주 보게 되고, 통증도 약간 있다면 먼저 방광이나 요로에 염증이 생겼을 가능성이 가장 큽니다. 염증 없이 이런 증상이 있으면 과민성방광증후군으로 진단됩니다. 한의학적으로는 방광의 기운이 많이 약해져서 발생하는 것으로, 방광이 예민해져서 자주 요의를 느끼고 방광 수축력도 약해져서 잔뇨감도 남아 있게 됩니다. 화장실을 갈 때 급하게 가고, 심하면 실수까지 하게 되기도 하고요. 방광염이나 과민성방광 같은 배뇨장애에 대한 한방 치료는 효과도 빠를 뿐 아니라 산모의 몸과 방광을 튼튼하게 해주어 재발의 우려도 적습니다.

한의학적으로, 소변을 자주 보는 소변빈삭(小便頻數)은 허증과 실증으로 나뉩니다. 방광에 열이 가득 차서 생긴 실증은 이뇨 작용이 강한 약과 성질이 차가운 약들로 치료하게 됩니다. 현대의학적으로도, 가벼운 방광염에는 이뇨 작용을 이용합니다. 그래서 물을 많이 마시거나 맥주를 마시면 소변으로 염증이 빠져나가기 때문에 도움이 된다고 조언합니다. 염증을 치료하는 소염제, 항생제들이 한의학적으로 볼 때에는 매우 성질이 차가운 약들입니다. 소변빈삭의 실증에 대해서는 한의학적 치료 방법이나 현대의학의 치료 방법이 같다고도 할 수 있습니다.

소변빈삭이 허증인 경우는 방광이 약해지고 차가워지거나, 우리 몸 전체의 기를 담당하는 비장과 폐가 약해져서 전신의 기운이 약해졌을 때, 방광과 밀접한 관계가 있고 타고난 생명 에너지가 저장되는 신장이 약해졌을 때 발생합니다.

허증으로 인한 소변빈삭은 이뇨 작용이 강한 약이나 성질이 차가운 약으로 치료하면 더 악화될 수밖에 없습니다. 과민성방광증후군은 허증인 경우가 대부분이기 때문에 몸을 따뜻하게 해주고, 약해진 장부의 기운을 보충해서 치료해야 합니다.

소변을 너무 참았던 게 원인 같다는 과민성방광증후군 환자를 많이 봅니다. 맞는 말입니다. 소변을 너무 참으면 방광의 기운이 손상을 당하게 됩니다. 이 외에도 여러 가지 원인으로 방광의 기운이 약해져서 발생하는 것이 과민성방광증후군입니다. 마음이 약한 사람이 더 예민하듯이 방광이 약해져서 한층 예민해진 것입니다. 그래서 조금만 소변이 차도 요의를 느끼고, 참을 수 있는 능력이 떨어지고, 긴장할 때 교감신경이 항진되면 영향을 크게 받게 됩니다.

그런데 과민성방광증후군을 가진 상태에서 방광염에도 걸리게 되는 경우가 있습니다. 방광이 약해져 있으니 감염도 더 쉽게 되는 것입니다. 알레르기 비염과 감기를 봐도 그렇습니다. 알레르기 비염을 가지고 있는 환자들의 경우 면역력이 약해져 있기 때문에 그 상태에서 감기에도 더 쉽게 걸리게 됩니다. 그렇듯이 과민성방광증후군 환자들도 중간 중간 방광염에 걸려서 증상이 더 심해지는 경우가 있습니다.

과민성방광증후군을 가지고 있는 중에 증상이 악화된다면 방광염에도 걸린 것이 아닌지 검사해봐야 합니다. 무심코 지나치면 방광염이 진행되어 신우신염 등 더 큰 병으로 이어질 수도 있습니다.

Q 9월 초에 출산 예정이에요. 산후 관리에 땀을 많이 빼야 부기도 잘 빠진다는데 더위를 많이 타서 그 시기에 산후관리를 어찌해야 할지 모르겠어요. 알려주세요.

A 산후부종은 심장이나 신장에 이상이 생겨서 발생한 부종이 아니라 기운이 허해져 혈관이 잘 수축하지 못해서 나타나는 부종입니다. 따라서 기운을 보강해주어야 산후부종이 치료됩니다. 땀을 빼거나 이뇨 작용으로 부기를 뺀다는 것은 잘못된 상식이며 오히려 산모의 진액이 손상되어 더 큰 병을 만들게 됩니다.

땀이 많이 나는 산후발한은 생리적 현상이지만 억지로 땀을 많이 흘리면 진액을 소모하게 됩니다. 따라서 산후에는 절대 억지로 땀을 내어서는 안 됩니다. 한의학

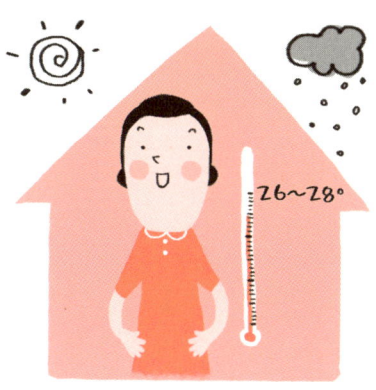

적으로 한혈동원이라고 해서 땀과 피는 근본이 되는 물질이 같기 때문에 억지로 땀을 많이 흘리면 혈액 등 진액이 부족해지는 것입니다. 그렇지 않아도 아기에게 혈액, 진액 등이 다 가고, 출산으로 인한 출혈, 수유 등으로 진액이 부족해지기 쉬운 상태이기 때문에 진액을 소모시키는 땀내기, 이뇨나 설사 관련 식재료는 산후에 반드시 금해야 합니다.

땀을 억지로 내지 않기 위해서는 온도를 조절해야 하는데, 산모에게 적설한 온도는 26~28℃입니다. 이 온도를 유지하되 바깥과의 기온차가 너무 크지 않게 하세요. 덥더라도 선풍기나 에어컨의 찬바람을 직접 쐬는 것은 좋지 않으니 면으로 된 얇고 긴 옷을 입는 것이 좋습니다.

원래도 땀이 많은 산모는 여름에 땀이 많이 나게 되면 진액 손상이 더 심해질 수밖에 없습니다. 열이 많아서 땀이 많은 경우에는 열을 내리고 진액을 보충해줘야 하고, 기가 허해서 땀이 많은 경우에는 기운을 보충해 땀과 기운이 새는 것을 막고, 이미 손상된 진액을 보충하는 약재들을 사용해서 치료해야 합니다.

여름에는 보통 사람들도 땀을 많이 흘려 진액손상이 생길 수 있는 시기입니다. 그래서 여름에 많이 사용되는 처방 중에 생맥산이라고, 진액을 보충해주는 약이 있습니다. 보통 사람도 진액 손상이 생길 수 있는 여름. 이때 진액이 부족한 산모가 조리하는 것은 정말 더 어려운 일이지요. 게다가 이때 부기를 뺀다고 땀을 더 많이 내는 산모도 많으니 답답할 노릇입니다. 여름은 진액이 소모되기 쉬운 환경이므로, 진액이 손상되지 않도록 온도 조절을 잘해야 하고, 또 이미 진액이 손상되었다면 꼭 진액을 보충하는 약재들을 사용한 한약 치료를 받아야 합니다.

Q 출산 후 10개월이 되었습니다. 완모를 하고 있어선지 살이 빠지긴 했는데, 출산 전 몸무게인 56kg까지 도달하기에는 7kg의 벽이 있네요. 현재 몸무게인 63kg에서 56kg까지 빼고 싶은데 출산 후 10개월이 지났다면 저 7kg은 이제 제 몸무게가 되어버린 건가요? 그리고 모유 수유 중인데, 살 빠지는 한약을 복용해도 되는지도 궁금합니다.

A 우리 몸은 6개월 이상 지속된 체중에 대해서 항상성을 가지게 되어 유지하려는 경향이 있습니다. 그래서 체중은 임신 기간부터 출산을 거쳐 산후 회복을 하는 과정 내내 관리해야 합니다. 하지만 그 기간이 지났다고 해서 체중 감량이 불가능한 것은 아닙니다. 좀 더 노력이 필요할 뿐이지요.

10개월이면 이유식의 양이 늘면서 모유의 양이 줄고 있는 시기이니 거기에 맞추어 식사량을 조절하세요. 체중 감량을 원한다면 조금 더 양을 줄여도 됩니다. 모유가 줄어들까봐 걱정하는 사람이 많지만, 이제까지 완모를 잘해왔다면 모유의 양이 크게 줄지는 않으니 안심해도 됩니다.

수유하는 엄마의 몸은 수유를 하지 않는 임신 전 몸과는 다릅니다. 이 시기에 맞는 산후조리약을 복용하면 엄마가 건강해지는 것은 물론 아기도 건강해지고, 체중까지 관리할 수 있습니다. 출산 후 10개월째에 웬 산후조리약인가 싶지요? 산후조리란 출산 후 2~3개월만 받으면 되는 거라고들 생각하니까요. 그러나 넓은 의미로 봤을 때 산후조리란, 수유가 끝나고 출산 전 체중과 건강이 회복될 때까지 계속 진행되는 것입니다. 그러니 이 시기에 복용하는 약도 산후조리약인 셈입니다.

이때 처방되는 한약은 일반적인 다이어트 한약과는 다릅니다. 수유모의 산후비만 치료는 모유의 전유와 후유 중에서 후유의 생산량을 늘림으로써 아기의 성장과 엄마의 체중 감량을 도와주는 처방을 합니다. 후유를 많이 생성하게 되어 엄마는 많은 양의 칼로리를 소모하고, 아기는 영양이 좋은 후유 덕분에 성장 발육이 좋아지는 일석이조의 효과를 볼 수 있습니다.

산후비만의 70%는 산욕기에 발생합니다. 산욕기는 출산 후 6주 이내의 회복 기간을 말하는데, 출산 직후에는 5~6kg이 빠지고, 출산 후부터 2주까지는 2~3kg 더 빠져서 총 7~9kg 감량되는 것이 정상이지요. 바로 이 기간이 출산 이후 비만 여부를 결정짓는 중요한 시기입니다. 그런데 출산 후 건강을 해치게 될까 걱정되어 다이어트를 시도하지 못하는 경우가 많습니다. 물론 일반적인 다이어트 약을 복용해서는 안 됩니다. 그러나 산모를 위한 한방 다이어트는 일반적인 비만 치료와는 다르게 산모의 몸을 회복하는 데 중점을 두니 괜찮습니다.

산욕기 비만의 90% 이상은 부기가 정상적으로 빠지지 않아서 생깁니다. 임신 중 과다한 체중 증가, 운동 부족, 임신중독증, 다이어트 중의 임신, 난산으로 인한 손상 등이 있었던 산모에게 출산 후 부종이 생기기 쉽지요. 그러나 이때 생기는 부종은 신장 기능 이상과는 무관하며 기허(氣虛), 즉 기운이 허해져서 생기는 부종입니다. 따라서 산욕기에는 기운을 보충해 면역기능과 신진대사를 촉진하여 부종을 치료함으로써 체중을 감량하게 됩니다. 산모의 기운을 보충해주는 치료이므로 건강 회복에도 효과적이며 모유의 질도 훨씬 좋아진답니다.

보통 출산하고 아이와 양수, 늘어난 혈액량이 줄어드는 것까지가 7~9kg이고, 수유를 하면서 차츰 더 체중이 감소합니다. 그런데 임신 전보다 7kg이 더 늘었다면 임신 중 체중이 많이 늘었거나(평균 12kg 정도 증가), 수유하면서 먹는 것은 더 늘어났는데 활동은 줄어들면서 체지방이 많이 늘어났을 가능성이 큽니다.

하지만 체중 감량은 얼마든지 더 할 수 있습니다. 10개월이면 적극적으로 다이어트를 할 수 있습니다. 모유가 안정되는 1~2개월 정도가 지나고, 식사량을 잘 조절하면 수유하면서 훨씬 더 쉽게 체중 감량을 할 수 있습니다. 수유를 통해 체지방을 계속 소모하게 되기 때문입니다. 게다가 10개월이면 아기가 먹는 모유의 양은 줄고, 이유식의 양이 늘어나는 때이므로 엄마가 먹는 칼로리는 더더욱 제한해야 합니다.

이때 습담을 없애는 다이어트 한약과, 모유를 늘리고 산모의 기혈을 보충하는 약재를 사용한 산후 다이어트 한약인 황후감비탕(皇后減肥湯)을 병행하면 더 안전하고 효과적으로 체중을 줄일 수 있습니다. 황후감비탕은 수유 중인 산모의 모유가 줄지 않도록, 그리고 아이에게도 안전하도록 엄선된 약재만을 사용합니다.

참고로 수유 이후의 다이어트에 대해서도 잠깐 짚고 넘어가겠습니다. 수유가 끝난 이후, 이제 아이에게 해가 되지 않으니 바로 다이어트에 잘 듣는 한약을 조제해 달라는 분들이 많습니다. 하지만 수유가 끝났더라도 엄마의 몸은 아직 회복이 다 된 것이 아니므로 아무 다이어트 한약이나 무턱대고 고르면 곤란합니다. 다이어트 한약에는 대부분 식욕 억제 효과가 강한 약재가 들어가는데, 이 약재는 진액을 말리는 효능이 있습니다. 실제로 임상 연구에서도 그 약재가 모유량을 줄이는 효과가 있다고 밝혀졌답니다. 산모들은 산후 진액이 많이 부족한 상태이므로 이런 약재는 되도록 쓰지 않는 것이 좋습니다.

Q 출산한 지 4개월이 지났습니다. 감정 기복이 심하고, 왜 이렇게 살아야 하나 하는 생각도 들어요. 산후우울증인가요?

A 출산 후에 나타나는 호르몬의 변화로 인해 과반수의 여성들이 출산 직후 일시적으로 산후우울증을 경험하게 됩니다. 이는 출산 직후 엄마 몸의 에스트

로겐과 프로게스테론 농도가 급격히 떨어지기 때문입니다. 그러나 우리 몸은 큰 변화가 생기더라도 그것을 극복하고 정상화하는 항상성을 지니므로 시간이 지나면 호르몬이 정상으로 돌아오고 우울증도 사라지게 됩니다.

그러나 현재 출산 4개월가량이 지났는데도 우울감이 심하다면 이는 산후우울증으로 볼 수 있습니다. 임신과 출산은 여성이 겪는 큰 변화로서 출산 후 몸이 허해지면 심기(心氣)도 많이 손상될 수 있습니다. 엄마가 우울증을 겪으면 아기에게도 악영향을 끼치므로 빠른 치료와 상담이 필요합니다.

시간이 지남에 따라 저절로 나아지기도 하지만 많은 여성들이 여러 가지 변화와 마음의 부담감으로 까닭없는 불안감에 사로잡히기도 하고 무기력감에 빠지기도 하지요. 사소한 일에 눈물이 나거나 식욕도 없고 밤잠을 설치는 일도 있습니다.

산후우울증을 극복하기 위해서는 이런 증상은 많은 사람들이 산후에 겪는 것이며, 시간이 지나면서 자연스럽게 나아진다는 긍정적인 인식부터 가져야 합니다. 인식이 바뀌면 적극적으로 기분을 전환하기 위한 노력을 하면 되지요.

우울감이 극복되지 않고 오랜 기간 지속될 때는 전문가의 상담 및 치료가 필요합니다. 이럴 때는 적극적으로 한방 치료를 받으세요. 한의학적으로 우울증은 심장의 혈이 허해지면서 나타나게 되는 경우가 많습니다. 갱년기와 산후에는 혈이 허해지며 우울증이 나타나게 됩니다. 허한 심장의 혈을 보하면 산모의 몸도 건강해지면서 정신적인 문제인 우울증도 잘 치료됩니다.

엄마라면 누구나 세상에 처음 나서는 아이에게 어떤 것과도 바꿀 수 없는
최고의 선물인 모유를 주고 싶습니다. 그러나 모유 수유의 과정도 모든
기술과 마찬가지로 학습과 훈련, 적응 기간이 필요하지요.
세상의 모든 값진 것들이 그렇듯 모유 수유도 만만한 과정은 아닙니다.
젖몸살이 올 때는 아기 낳을 때만큼 힘들고 아프기도 합니다.
그렇지만 그 쉽지 않은 과정은 충분히 보람 있고 가치 있는 결과를
가져다줍니다. 이제 모유 수유를 바라고 준비하는 분들을 위해
모유 수유에 대한 개괄적인 소개와, 아기 돌보기 중 특히 궁금하게 여기는
사항들에 대해 설명할까 합니다.

PART 04
엄마의 선물 모유 수유 성공하기

chapter 01
아기를 위한 최적의 음식, 모유

늦게 결혼해 첫아이를 임신한 현영 씨는 출산이 가까워오면서 걱정이 앞섭니다. 아이에게 좋다는 모유를 먹이고 싶은데, 첫아이 때 모유 수유에 실패한 경우가 많다는 말을 듣고 자신은 과연 성공할 수 있을까 걱정되어서입니다. 주변에 도와줄 만한 친척도 지인도 없습니다. 현영 씨는 일단 최선을 다해 준비를 철저히 하기로 했습니다. 정기 검진 받는 병원에서 개최하는 모유 수유 교실에 열심히 참여하고 강의 끝에 모형 인형으로 자세 연습도 했습니다. 서점에 가서 참고할 만한 책도 샀지요. 혹시나 도움이 필요할 경우를 대비해서 국제 모유 수유 전문가의 연락처도 인터넷으로 검색해두었습니다. 그러고 나니 좀 안심이 되지만 완전히 잘 할 수 있을지는 아직 자신이 서지 않습니다. 그래도 이제 출산 때까지 모유가 잘 나오도록 잘 먹고 적당히 운동하며 되도록 마음 편히 기다리기로 했습니다.

모유는 엄마의 선물

10여 년 전과는 달리 요즘은 책과 대중매체의 홍보로 모유가 좋다는 것은 누구나 알고 있다. 하지만 아직도 우리나라에서는 국제규약으로 금지된 분유 광고가 공공연하게 이루어지고 있다. 그 때문에 많은 엄마와 아빠, 할머니와 할아버지들이 분유와 모유가 큰 차이가 없다고 알고 있다. 특히 모유의 이점이 밝혀지기 전에 출산·육아를 한 할아버지 할머니 세대에서는 오히려 우유가 영양가가 높은 줄 오해하는 분들도 있다. 모유는 아기가 잘 자랄 수 있도록 맞추어진 최적의 음식이다. 소젖은 송아지를 위한 성분을, 사람 젖은 사람을 위한 최상의 성분을 갖추었다. 세계의 어떤 분유회사도 아직 모유와 같은 성분의 분유를 만들어내지 못하고 있고, 어떤 과학자도 모유의 구성 요소를 다 밝혀내지 못했다.

모유의 장점

● **모유를 먹이면 아기의 면역력이 높아진다**

모유는 아기의 건강에 필요한 모든 단백질과 당질, 지방을 제공해주고 항체, 면역인자, 효소, 백혈구 등과 같이 면역체계에 도움을 주는 많은 성분을 함유하고 있다. 분유에는 이런 작용이 없다.

모유를 먹는 아기는 비만아가 드물다. 아기가 배부르면 스스로 그만 먹기 때문이다. 최근의 연구에 따르면 모유 수유아들은 비만이 될 확률이 낮으며, 여자아기는 커서 유방암에 걸릴 확률이 낮다고 한다.

● **모유는 아기의 지능 발달에도 좋다**

실제로 모유를 먹은 기간이 길거나 많이 먹은 아기일수록 지능지수와 다른 인지

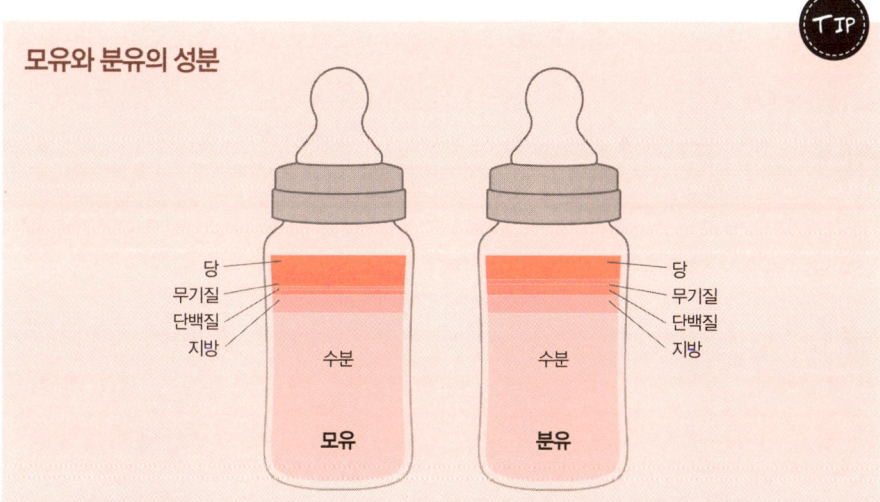

모유와 분유의 성분

단백질 양적으로는 분유에 더 많으나 유청 : 카제인의 비율은 모유가 60 : 40, 분유가 20 : 80으로, 유청 비율이 높은 모유가 더 흡수율이 높다.

지방 양적으로는 모유와 분유가 같지만, 모유에는 흡수가 잘되는 올레인이 많다. 양질의 지방인 불포화 지방산은 모유가 분유보다 4배나 많다.

무기질 전체적인 함유량은 분유가 더 높지만 모유가 더 흡수가 잘된다. 모유에는 철분이 적지만 분유보다 흡수율이 좋다. 칼슘의 양 또한 모유보다 분유가 많으나, 분유에는 인 또한 많은 편이다. 칼슘에 비해 인이 많으면 칼슘이 흡수되지 않으므로 분유는 좋은 칼슘 공급원이 될 수 있다. 이에 반해 모유는 칼슘과 인의 비율이 정상적이므로, 아기에게 칼슘을 제대로 공급할 수 있다.

능력 수치가 좋다는 연구 보고가 많다. 분유에는 모유보다 2배나 많은 양의 단백질이 들어 있는데, 이는 사람에 비해 빨리 체중이 증가하고 근육이 발달하는 소에게 필요한 것이다. 사람은 체중 증가가 더딘 반면 뇌를 비롯한 중추신경계의 발육이 빠른데, 이를 위해서는 단백질보다 당질이 많이 필요하다. 모유에는 이러한 유당과 올리고당, 그리고 뇌를 구성하는 성분이 많이 들어 있다.

● **모유는 아기의 정서적 안정에도 좋다**

깜깜하고 따뜻한 자궁으로부터 이 세상으로 갑자기 밀려나온 아기는 시끄러운 소리, 밝은 빛, 여러 가지 낯선 냄새 등의 자극으로 혼란스럽기 마련이다. 안정을 얻으려면 그만큼 시간이 필요하다. 모유를 먹는 동안 아기는 부드럽고 따뜻한 가슴, 태내에서 들었던 것과 같은 엄마의 심장박동을 느낀다. 갑자기 던져진 세상에 적응할 수 있는 안정감과 큰 힘을 얻는 것이다.

● **모유 수유는 엄마의 건강에도 도움이 된다**

아기가 젖을 빨면 호르몬을 자극하여 자궁이 효과적으로 수축되고 오로의 배출이 촉진된다. 그래서 산후 회복을 빠르게 하고 엄마의 체형을 되찾는 데 도움을 준다. 젖을 먹이는 기간이 길수록, 수유 기간 무월경이 길수록 유방암에 걸릴 확률이

TIP

초유의 효능

젖이 나오기 시작하고 2~3일 동안은 영양과 면역물질이 풍부해서 세상에 처음 나온 아기를 보호해줄 수 있는 초유가 나온다. 초유는 자연적인 완화제로서, 아기가 첫 번째 변, 즉 거무스름하고 타르 같은 태변을 볼 수 있도록 하는 중요한 역할을 한다. 초기에 대변을 충분히 잘 보면 빌리루빈 배출이 원활해져서 신생아 황달을 예방할 수도 있다.
초기 며칠 동안 아기가 젖을 잘 빨면 엄마의 자궁 수축을 자극하여 태반 배출이 촉진되며, 출혈 가능성을 낮춰준다. 또한 엄마의 유방울혈을 방지하며, 모유의 양이 좀 더 빨리 증가하도록 자극한다.

분유 수유아와 모유 수유아의 질병 위험도 비교

분유 수유아는 모유 수유아에 비해 수유 기간 동안 _____에 걸릴 확률이 _____배 더 높다.	
알레르기, 아토피피부염	2~7배
중이염	3배
장염	3배
뇌수막염	3.8배
요로감염	2.6~5.5배
제1형당뇨병	2.4배
영아돌연사증후군	2배
폐렴, 하기도 감염질환	1.7~5배
염증성 장질환	1.5~1.9배
호치킨 림프종	1~6.7배

출처 : 미국가정의학회지 2000년 4월호(61권 7호)

낮아지고 골밀도가 높아져 골다공증의 위험도도 낮아진다. 또한 젖을 분비하는 양만큼 엄마 몸의 지방이 분해되어 체중이 빠진다.

● **많은 엄마들이 아기와 신체적·정서적 교감을 통해 만족감과 기쁨을 느낀다**

즉 행복감을 경험하는 것이다. 실제로 모유 수유 시 프로락틴과 옥시토신이라는 두 호르몬이 분비되는데, 프로락틴은 엄마가 긴장을 풀고 아기에게 집중하도록 도와주고 옥시토신은 엄마와 아기 사이에 강한 애착과 사랑의 감정을 불러일으킨다.

● **모유는 언제 어디서나 간편하게 아기에게 먹일 수 있다**

따뜻한 물을 위한 보온병도 필요 없고 상할 염려도 없다. 항상 아기에게 딱 맞는 온도로 가장 신선하게 준비되어 있다.

●모유는 분유보다 비용이 적게 들어 가정경제에 도움이 된다

아기가 질병에 잘 걸리지 않으니까 의료비도 덜 든다. 튼튼하게 자라나므로 커서도 의료비가 적게 든다.

chapter 02
모유 수유에 성공하는 방법

요즘 엄마들은 모유 수유에 적극적입니다. 모유의 우수성이 알려지고부터 모유 수유 비율은 점차적으로 늘어났습니다. 그러나 아직도 다른 나라에 비하면 턱없이 낮은 편이지요. 모유 수유를 하고 싶어도 하지 못하는 사람이 많거든요. 신생아실에서 분유를 주는 바람에 아기 입맛이 분유에 맞춰진 경우, 공갈 젖꼭지를 자주 물리다 보니 아기가 엄마 젖꼭지를 낯설어하는 경우, 유선염에 걸려 아기에게 분유를 주고 만 경우, 모유 수유를 포기할 수밖에 없는 이유들입니다. 어떻게 하면 이런 일을 피해 완전 모유 수유를 할 수 있는지 미리 알아두세요.

산후 초기에 무조건 물린다

아기가 태어나 처음 경험하는 젖꼭지가 공갈젖꼭지나 우유병의 젖꼭지라면 나중에 모유를 먹지 않으려고 든다. 그러니 초기에는 모유가 나오든 말든 엄마 젖을 자꾸 물리며 아기가 익숙해지도록 한다.

원래 아기를 낳고 나서 바로는 젖이 잘 돌지 않는다. 나온다고 해도 찍, 하고 찔끔 나오고 끝이다. 이러면 아기가 굶을까 초조한 마음에 분유를 먹이는 사람이 많은데, 조급하게 생각할 필요는 없다.

태어난 첫째 날 아기 위는 한 번에 5~7ml(1작은술)밖에 수용할 수 없다. 하루 총량으로 따지면 30ml 정도가 필요할 뿐이다. 찔끔 나오고 끝인 젖으로도 아기는 충분히 배를 채운다는 얘기다. 사흘째가 되어야 한 번에 22~27ml 정도를 수용할 수 있고, 열흘째에는 60~81ml, 한 달째 평균 80~120ml로 필요한 양은 늘어난다. 그러므로 젖이 적고 아예 안 나오는 것 같더라도 꾸준하게 물리면 완전 모유 수유를 할 수 있다.

아기의 신호를 읽어라

아기는 배가 고프면 신호를 보낸다. 보통 아기가 배고픈 경우 운다고 생각하는데 그것은 가장 최후에 보내는 신호이다. 아기가 자거나 편안히 눈을 뜨고 있을 때라도 수유 시간이 다 되었을 경우, 입술 주위에 손을 살짝 대보아 아기가 손을 빨려고 하면 수유한다. 아기가 입을 벌려 입에 닿는 것을 빨려고 하고, 주먹을 입에 집어넣거나 입맛을 다시고 입을 오물거리며, 더욱 말똥말똥해지면서 움직임이 많아지면 배고프다는 신호이다. 이때 수유를 시작하면 된다.

제왕절개라면 젖을 자주 짠다

제왕절개를 했다면 수유에 더 어려움을 겪을 수 있다. 제왕절개가 유즙 생성을 지연시키기 때문이다. 기진맥진하기는 아기도 마찬가지다. 특히 분만이 길어지고 진통과 마취에 오래 노출되었다면 처음에는 아기가 무기력할 수 있다. 이 경우 젖을 찾고 빠는 힘이 약해지기 때문에 수유가 더 어려워진다. 따라서 제왕절개를 한 산모는 수유 후에 손이나 유축기로 남은 젖을 짜는 횟수를 늘리는 게 도움이 된다. 또한 아기의 기력을 보충해주고 마음을 달래려면 최대한 피부 접촉을 늘리자.

TIP

조산아의 모유 수유

저체중으로 태어난 조산아의 경우 엄마와 피부 접촉(정기적 캥거루 케어)을 하고 모유를 먹이는 것이 더 건강하게, 정서적으로도 안정적으로 키우는 방법이다.
조산아 산모의 모유는 만삭아 산모와 비교했을 때 성분이 다른데, 조산아는 만삭아에 비해 소변 희석 능력이 부족한 등의 차이가 있어 조산아에게는 조산아 산모의 모유가 가장 적합하다. 그런데 아이가 엄마의 젖을 빨 수 없기 때문에 모유량이 늘기 더 어렵다. 자주 젖을 짜서 모유량이 많아질 수 있도록 해주는 게 좋다. 양쪽을 같이 유축하거나, 한쪽 유축을 하는 동안 다른 쪽 유방을 마사지하는 것이 모유량을 늘리는 데 더 효과적이다. 젖병이 아닌 컵이나 스푼으로 수유하고, 모유 강화제도 사용한다. 아기가 빠는 힘이 약하거나 엄마의 젖 공급이 부족하거나 젖 사출 반사가 약해졌을 때에는 튜브 수유 기구를 붙여서 사용하는 것도 매우 효과적이다. 나중에 젖을 먹기 시작하면 교차 요람자세와 미식축구공 잡는 자세로 모유 수유를 한다.

올바른 수유 자세

우선 준비가 필요하다. 손을 깨끗이 씻고 편안한 자세와 평온한 마음으로 아기에게 젖을 물린다. 엄마가 스트레스를 받으면 스트레스호르몬이 작용되어 젖이 잘 나오는 것을 방해하기 때문이다. 수유 시간은 대략 짧으면 15분, 길면 30분 정도 걸리는데 이는 짧은 시간이 아니다. 이 시간 동안 좀 더 편안한 자세를 위해 수유 쿠션을 준비한다. 소파에 앉아서 먹일 경우 한쪽 발을 받칠 받침대도 필요하다. 수유 중에 이동하기 어려우므로 갈증이나 허기가 질 때 먹을 수 있는 음료나 간식을 가져다놓으면 좋다. 엄마가 좋아하는 조용한 음악이 있으면 틀어놓는 것도 좋다.

●요람식 자세

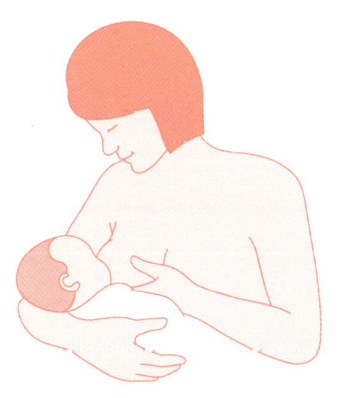

젖을 먹일 때 가장 일반적인 자세이다. 우선 침대나 편안한 의자에 똑바로 앉아 베개 등으로 등과 머리를 지지한다. 몸을 구부려 유방을 아기에게 가져가지 말고 아기를 유방 쪽으로 데려온다. 팔 밑에 수유 베개나 쿠션을 두어 팔을 지지한다. 아기의 몸이 엄마의 몸과 마주 보게 하여 아기의 입이 유두를 정면으로 물게 한다. 이때 아기의 머리와 등, 엉덩이는 일직선이 되게 한다. 아기의 아래쪽 팔을 엄마의 팔 아래로 넣어 엄마의 허리를 감싸게 하여 빠지지 않도록 고정시킨다. 수유하고 있는 유방 쪽의 팔은 굽혀서 아기의 머리를 받친다. 손으로는 아기의 무릎을 지지하여 다른 편 유방을 가로지르면서 아기를 수평으로 둔다. 아기가 엄마와 최대한 밀착하게 하여 아기가 유륜(유두 주변의 불그스름한 원 안에 오돌토돌 돌기가 솟은 곳)을 되도록 많이 물게 하기 위해서이다.

● 교차요람식 자세

요람식 자세의 변형인 교차요람식 자세는 먹이려는 유방과 반대쪽 팔에 아기를 안는 것 이외에는 요람식 자세와 같다. 이 자세에선 아기의 엉덩이보다는 목과 등의 상부를 엄마 손으로 받치고, 대신 아기 엉덩이는 엄마의 팔꿈치나 무릎 위에 놓은 베개 위에 올려놓는다. 역시 아기의 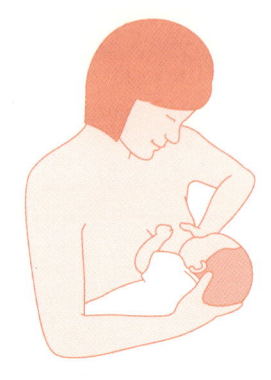 몸을 돌려서 엄마와 마주 보도록 하고, 아기의 입과 엄마의 유두가 일직선이 되도록 한다. 교차요람식 자세는 엄지와 나머지 손가락으로 아기의 목덜미를 잡아서 요람식 자세보다 쉽게 머리 위치를 잡아줄 수 있기 때문에 아기가 젖 물기를 어려워 할 때 유용하다.

● 누워서 먹이는 자세

출산 후 치질이나 회음부 절개가 아물지 않아 불편할 때, 제왕절개 후 수술 부위가 아물지 않아 통증이 많을 때, 밤중에 수유할 때 주로 하게 되는 자세이다. 엄마의 등을 지지하기 위해 베개를 등 밑에 두 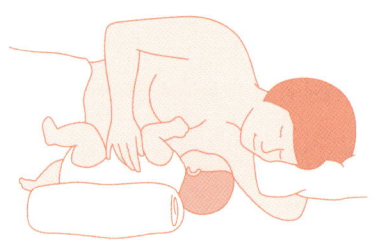 고, 아기도 엄마를 향하게 옆으로 눕힌다. 이때 담요나 기저귀 또는 수건을 말아 등 뒤에 받쳐주어, 아기가 옆으로 누워 있는 자세를 유지하도록 한다. 이렇게 되면 아기의 입이 유방의 위치에 있게 되어 유두를 쉽게 물 수 있다. 처음 신생아 때는 아기 입의 위치보다 유두가 높을 수 있으니 아기 머리에 팔베개를 해주면 좋다. 아니면 아기 머리 아래에 수건을 괴어준다. 아기 코가 많이 눌리지 않는 선에서 엄마에게 아기를 최대한 밀착시킨다. 아기와 엄마의 몸이 멀어서 아기가 젖꼭지 끝만 물고 있게 되면 유두가 헐거나 갈라질 수 있기 때문이다. 제왕절개를 한 경우는 아랫다리를 굽히고 무릎 사이에 베개를 놓으면 좀 더 편하게 수유할 수 있다.

이 자세의 장점은 반대쪽 젖을 먹이기 위해서 다시 일어날 필요가 없다는 것이다. 단지 아기 밑에 베개를 좀 더 높이 괴어서 아기를 반대편 높이까지 올려주고 좀 더 아기 쪽으로 몸을 기울이면 젖을 먹일 수 있다.

● 미식축구공 잡는 자세

이 자세는 배 주위에 압력을 주지 않아 제왕절개를 한 엄마에게 유용하다. 또 양쪽으로 젖을 먹일 수 있어서 쌍둥이 엄마에게도 적합하다. 말 그대로 옆구리에 미식축구공을 끼는 방식과 비슷하게 아기를 안는 것이다. 아기의 머리는 엄마의 무릎에 있는 베개 위에 놓고 두 발은 등 뒤에 놓는다. 아기를 엄마 팔 아래 옆구리 쪽으로 끌어올리고 나서 엄마의 팔로 아기의 등 위쪽을 지지하고 손과 손가락으로 아기의 어깨, 목과 머리를 받쳐준다.

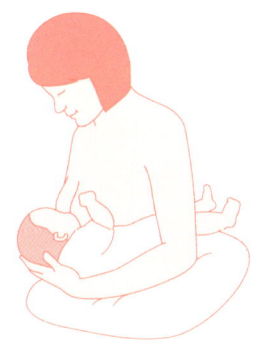

> **TIP**
>
> **제왕절개 산모라면 이렇게**
>
> 제왕절개 산모의 경우 수술 부위 때문에 편안한 수유 자세를 찾는 것이 힘들 수 있다. 이럴 때는 베개를 사용한다. 엄마가 일어나 앉을 때는 제왕절개 부위를 가리고, 옆으로 누울 때는 등을 받친다. 이러면 한결 편하게 수유할 수 있다. 제왕절개 산모는 미열이 생길 수 있는데, 이때도 다른 증상이 없으면 수유를 중단해서는 안 되고, 항생제 치료를 할 때에도 수유는 지속해야 한다. 항생제는 일반적으로 수유와 병행 가능한 약이기 때문이다. 제왕절개를 할 때 전신마취를 할 수 있지만, 수유에 안전한 전신마취제를 사용하면 괜찮다. 제왕절개 후 진통제가 보통 3일 동안은 필요한데, 수유에 방해되지 않는 안전한 진통제를 사용하도록 한다.

올바른 젖 물리기 방법

수유 자세를 선택했다면 이제 제대로 젖을 물리는 게 중요하다. 젖을 물릴 때 유두만이 아니라 유륜까지 깊숙이 물리는 것이 중요하다. 그래야 아기가 젖을 더 잘 빨 수 있고, 유두만 깨물려 유두가 쉽게 허는 불상사도 막을 수 있다.

1 아기를 안은 반대편 손으로 유방을 지지한다. 엄지손가락으로 유륜이 아닌 유륜 바깥의 유방 위쪽을, 나머지 손가락으로 그 아래쪽을 살짝 잡는다.

2 유방을 잡은 손으로 유방을 움직여서 유두로 아기 입술을 위아래로 가볍게 건드리거나 뺨을 건드려 아기가 하품하는 것처럼 입을 크게 벌리도록 유도한다.

3 아기가 입을 하품하듯 크게 벌릴 때 재빠르면서도 부드럽게 아기를 몸 가까이 끌어안아 유방을 듬뿍 물리도록 한다. 특히 아기 아래턱 방향의 유륜이 충분히 물릴 수 있도록 해준다.

4 만약 아기가 처음에 잘 물지 못한다면 엄마 손가락으로 아기의 아래턱을 밑으로 잡아당겨 아래턱 방향의 유륜을 충분히 물게 한다. 아기가 아래쪽 유륜을 충분히 물면 아기는 혀와 아래턱을 이용해서 유륜을 빨아 젖을 더 잘 먹게 된다. 이때 양 입술이 아래위로 쫙 벌어져 볼과 함께 K자를 만든다. 젖이 나오기 시작하면 빠는 동작은 줄어들고 젖이 꿀떡꿀떡 넘어가는 소리가 들릴 것이다.

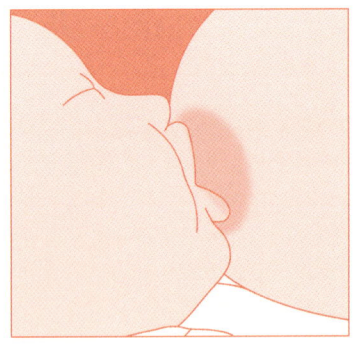 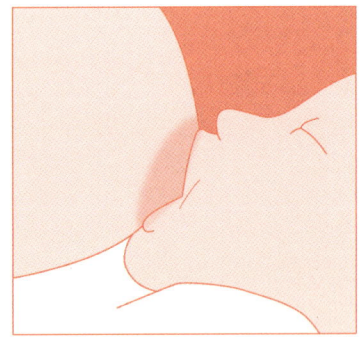

K자로 젖 물리는 법

젖 물리기가 잘못되면

아기가 처음 젖을 물었을 때와 처음 몇 번 빨 때는 약간 아프거나 불편할 수 있지만, 일단 규칙적으로 빨게 되면 아프지 않아야 한다. 처음 1분 정도가 지났는데도 통증이 느껴지면 젖 물리기가 잘못되었다는 신호이므로, 연습을 좀 더 하고 전문가의 도움을 받아 즉시 바로잡아야 한다.

젖을 물렸을 때 보조개가 생기거나 혀 차는 소리가 나도 젖 물리기가 잘못된 것이므로 바로잡아야 한다. 잘못되었을 때는 우선 손가락을 아기 입의 가장자리에 넣어 진공을 해제한 후, 아기 입을 부드럽게 유방으로부터 떼어낸다. 그냥 떼어내면 유두에 통증이나 열상을 일으킬 수 있기 때문이다. 또 아기가 입을 꽉 다무는 수도 있다. 그리고 나서 다시 올바른 젖 물리기 과정을 밟는다.

모유 수유의 과정은 스포츠, 이를테면 수영을 배우는 것과 비슷하다. 처음에 좋은 자세에 대한 글을 읽는다고, 한 번 전문가가 하는 것을 봤다고 그대로 따라 할 수 있는 게 아니다. 물론 타고난 운동신경으로 한 번 보고 따라 하는 사람이나, 말 또는 글로 설명한 걸 따라 하는 사람도 있겠지만 대부분 학습을 하고 익숙해지는 시간도 필요하다. 물론 다행히 수영을 배우는 것보다는 시간이 훨씬 적게 걸린다.

함몰유두는 어떻게 모유 수유할까?

함몰유두는 유륜을 부드럽게 잡았을 때 돌출하지 않고 오히려 유방 속으로 들어간다. 일부 함몰유두는 눌러서 잡아보지 않으면 정상처럼 보이기도 하지만, 대부분 항상 작은 보조개처럼 보이거나 분명하게 움푹 들어간 자국이 있다.

유두가 함몰되어 있으면 아기가 빨기가 힘들다. 특히 일부 함몰유두는 실제로 젖의 흐름을 방해하고, 유두 표면에 상처가 잘 생기기도 한다. 다행히 함몰유두라도 임신 기간 동안 충분히 뒤집어지거나 돌출되어 아기가 태어나면 별문제 없이 먹을 수 있게 되기도 한다. 그러나 출산 후 아기가 젖을 잘 물지 못하면 가능한 한 빨리 전문가의 도움을 받는다. 젖을 먹지 못하는 상황이 며칠 지속되면 젖의 양이 감소할뿐더러, 함몰유두를 교정하지 않고 젖 물리기를 하면 유두가 아프고 상처가 생겨 모유 수유가 어려울 수도 있기 때문이다.

등을 두드려 트림시키는 자세

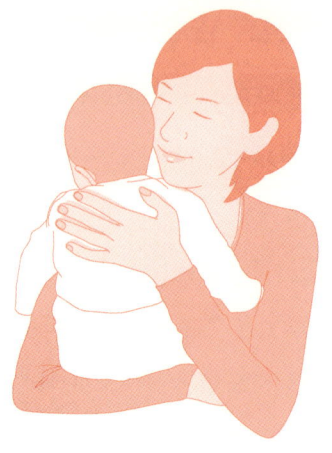

요컨대 그냥 저절로 되는 것은 아니라는 이야기이다. 계속 연습하고 잘못되었을 때는 전문가의 교정을 받는 것이 좋다.

위로 들어간 공기를 배출하는 과정, 트림

이제 드디어 젖을 물고 아기가 잘 빨고 있다면, 15~30분 정도 충분히 물려서 후유까지 먹도록 한 후 손가락을 넣어 유방으로부터 젖을 떼어낸다. 아기는 이제 배가 불러 상당히 만족스럽고 평화로운 표정이다.

아기가 엄마 젖을 먹는 동안 공기를 삼키는 경우가 있기 때문에 다 먹은 후 트림을 시켜줘야 한다. 몸 안에 들어간 공기가 시간이 지나 모유를 식도로 역류시키는 것을 막기 위해서이다. 일반적으로 모유 수유하는 아기들은 분유를 먹는 아기들보다 공기를 덜 삼키지만, 그렇다고 전혀 들어가지 않는 것은 아니다. 엄마의 모유량이 많아 꿀꺽꿀꺽 삼킨 후에도 트림을 항상 하는데, 이때 종종 유즙을 토해내기도 한다. 이것은 정상적인 현상이니 걱정하지 않아도 된다. 그렇지만 분수처럼 죽 뿜어내는 구토를 한다면 전문가에게 문의해야 한다.

트림을 시킬 때는 엄마의 어깨 위에 아기 머리를 기대고 똑바로 세우면 된다. 젖을 올리면 받칠 수 있게 깨끗한 수건을 아기의 턱 밑 또는 엄마의 어깨에 받친 다음 아기 등을 부드럽게 문지르거나 두드린다. 몇 분이 지나도 트림하지 않을 때는 아기를 반듯이 뉘어 재우거나 반대쪽 젖을 물리면 된다.

수유 간격과 시간

보통 분유를 먹는 신생아는 소화가 늦어 3시간 간격이어도 되나, 모유 수유아는 일반적으로 처음 6주까지는 2시간에 한 번 정도 수유하는 것이 적당하다. 밤에도 아기가 4시간 이상 잔다면 중간에 깨워서 수유하는 것이 좋다. 그 이후에는 4시간 정도 간격을 두어도 괜찮다.

무엇보다 아기가 먹고 싶어 할 때 먹이는 것이 가장 좋다. 아기가 먹고 싶어하는 시간은 항상 일정하지는 않다. 1시간 간격으로 몰아서 먹을 때도 있고 밤에 잘 때는 4시간 간격이 되기도 한다. 아기들 각자의 젖먹기 방식이 다 다르고, 이 또한 날마다 달라지므로 '시간에 의존하지 말고 배고플 때 보여주는 신호를 잘 관찰하여' 수유하는 게 좋다. 하루 평균 8~12회는 젖을 먹여야 한다. 자주 유방을 비워줄수록 유즙 생산이 촉진되어 젖도 많이 생성된다. 자주 수유하는 신생아는 황달이 생길 확률도 적어진다.

젖을 물리면 아기가 짜증내고 젖병만 빨려고 할 때

아기들은 입술의 촉각이 발달되어 있기 때문에 맨 처음 입에 댄 젖꼭지를 좋아한다. 태어나서 처음에 젖병을 접했다면 편안하고 힘들지 않은 젖병의 젖꼭지를 좋아하게 마련이다. 이런 것을 유두 혼동이라고 하는데 모유 수유를 포기하게 되는 큰 원인 중의 하나이다.

이를 예방하려면 출산 후 30분 이내에 아기에게 맨 먼저 젖병이 아닌 엄마의 젖을 물려주는 것이 중요하다. 만약에 유두 혼동이 생겼다면 엄마의 손가락을 이용해보도록 한다. 아기가 배고파할 때마다 엄마의 검지를 아기의 입에 넣어 빨게 하고, 아기가 잘 빨면 엄마의 젖을 물려준다. 아기가 빨지 않으면 다시 반복하는데, 반드시 엄마 젖만 주어야 한다. 아기가 너무 배고픈 상태에서는 빨지 않을 수도 있으므로, 초기에 배고플 때 보이는 신호가 있을 때, 즉 입을 오물거리거나 입맛을 다실 때 물리는 것이 좋다.

수유 시간도 15~20분이 걸린다고 했으나 중요한 것은 아기의 반응이다. 배가 부르면 아기 스스로 젖에서 입을 뗄 것이다. 한쪽 젖을 15~20분 이상 물려 젖 분비를 유도하고, 아기가 후유까지 충분히 먹을 때를 기다리는 게 좋다. 혹, 먹다가 자는 아기도 있는데 그러면 깨워서 먹여야 한다. 전유와 후유를 골고루 섭취해야 튼튼하게 크기 때문이다.

전유는 말간 물처럼 나오는데, 아기의 갈증을 해소하고 즉각적인 만족감을 준다. 젖당이 많이 들어 있는 것이 특징이다. 후유는 크림처럼 희고 뻑뻑하며 지방이 많이 들어 아이의 배고픔을 채워준다. 후유가 색이 더 진해서 참젖이라고 하고 처음의 맑은 전유는 물젖이라고 하는데, 물젖보다 참젖, 즉 후유만 좋은 것처럼 이야기하는 사람이 많다. 그러나 아기에게는 둘 다 필요하며, 오히려 에너지로 바로 쓸 수 있는 것은 전유에 든 젖당이다. 전유에는 면역물질도 많이 들어 있는데 이것을 짜내서 버린다는 것은 안타까운 일이다.

젖을 먹일 때 한 젖을 15~20분 정도 물리면 후유까지 먹일 수 있다고 하는데, 이런 정보가 엄마들에게는 더 부담감으로 작용하는 듯하다.

"우리 아기는 10분밖에 안 먹는데, 괜찮은 걸까요? 전유를 먼저 짜내고 후유만 먹일까 봐요."

이렇게 묻는 엄마들이 많다. 결론부터 말하자면 수유 시간이 짧아져 후유를 못

> **TIP**
>
> **아기가 모유를 충분히 먹고 있는지 확인하는 방법**
>
> 아기의 월령별 평균 성장치를 참고하여 체중이 적당히 늘고 있는지를 확인한다. 체중도 중요하지만 당장 오늘 아기가 젖을 충분히 먹었는지를 알 수 있는 실질적인 중요한 척도는 대변과 소변이다. 태어나서 처음 6주까지는 대변을 하루 2~5회 보는 것이 정상인데, 처음 3일간은 타르색 태변을 보고 그 후 점차 황금색으로 바뀐다. 6주 이후에는 장이 성숙하여 일주일 정도 대변을 보지 않는 경우도 있다. 소변의 경우는 태어나서 첫 2~3일은 기저귀 1~2개, 이후 3~4일은 기저귀 6~8개(천기저귀 기준, 일회용은 5~6개)를 쓰면 아기가 젖을 충분히 먹고 있다는 의미이다.

먹을까 걱정할 필요는 없다. 젖 빨기가 익숙지 않을 때에는 시간이 많이 걸리지만 아이가 익숙해지면 10분 안에 필요한 양을 다 먹을 수 있다. 항간에는 젖이 비는 느낌이 들 때까지 먹이라고 하는 경우도 있는데, 엄마의 모유량이 과다한 경우도 있기 때문에 아기의 반응을 잘 살피며 수유하는 게 좋다.

아기가 운다고 모두 배고픈 것은 아니다. 아기가 울면 잠이 깨서 우는 건지, 기저귀가 젖어서 우는 건지 먼저 살펴야 한다. 아기가 정말 배고플 때 젖을 줘야 더 맛있게 잘 먹고, 푹 자고, 대변도 잘 본다.

모유 수유 기간은 언제까지

세계보건기구(WHO)에서는 모유의 영양학적 장점과 감염병을 억제하는 효과를 충분히 얻도록 출생 후 6개월까지는 아기에게 모유만 먹이는(분유나 물도 먹이지 않는) 완전 모유 수유를 하고, 그 이후 두 돌까지는 모유 수유를 지속할 것을 권장하고 있다. 미국 소아과학회(AAP)도 첫 6개월가량은 젖만 먹이고 이후 6개월간 고형식을 도입하며, 이후에도 엄마와 아기가 원하는 대로 엄마 젖을 먹일 것을 권장하고 있다.

가능하다면 돌까지는 모유 수유를 지속하면서 적절한 보충식이를 하는 게 좋다. 《동의보감》 등 한의서에도 3~5세까지 젖을 먹이도록 권장하고 있다. 그런데 주변을 보면 혼합수유를 하거나 빨리 이유식을 시작하는 엄마들이 많다. 이유식을 너무 빨리 시작하면 오히려 알레르기의 원인이 되므로, 적어도 6개월부터 시작하는 것이 가장 좋다.

모유량이 적어서 늘리려면

대개는 실제로 젖이 부족하지 않은데도 부족하다고 느끼는 경우가 많다. 아기가 젖을 자주 찾거나, 젖을 먹고 분유를 먹이면 또 먹거나, 갑자기 젖을 더 자주 많이 찾거나, 유축해도 조금밖에 나오지 않을 때 등등. 아기들은 배가 불러도 빨고자 하는 욕구 때문에 젖을 빠는 경우가 있어 수유 후에 분유를 타 먹여도 젖병을 빨게 된다. 엄마 젖은 소화가 잘되기 때문에 빠르면 30분 만에 소화되기도 한다. 또한 3주, 6주째는 급성장거여서 이때 아기들은 젖을 더 많이 찾는 경향이 있다. 유축량은 항상 아기가 빠는 양보다 적으므로 유축량 때문에 걱정할 필요는 없다.

모유의 양을 늘리려면 충분한 영양과 수분 섭취, 심리적 안정이 우선되어야 한다. 젖을 만들기 위해서 엄마는 얼마나 많은 양을 더 먹어야 할까? 젖을 먹이는 엄마들은 하루에 500kcal를 더 먹으라고 하지만 실제 체격이나 활동량, 나이에 따라 달라질 수 있다. 하루에 300~400kcal가 산전 저장된 지방에서 쓰이므로, 나머지는 칼로리를 떠나 배고플 때 먹는 것으로 보충하는 게 어떨까. 물론 좀 더 활기를 줄 수 있는 영양가 있는 음식을 택해야겠지만 말이다. 음료도 마찬가지이다. 수분 섭취의 제1원칙은 갈증이 날 때 마시는 것이다. 그다음은 최대한 자주 빨릴수록, 또한 한쪽 젖을 다 먹여서 유방이 텅 비게 되어야 엄마 몸에서 젖을 더 만들어내려는 반응이 나타나 모유의 양이 늘어날 수 있다.

모유는 자신의 아기에게 딱 맞는 양이 맞춰지는 일대일 맞춤 영양식이다. 원래 허약 체질이었거나 생리량이 굉장히 적거나, 출산 시 심한 출혈로 기혈이 크게 손상되어 혈 부족으로 인한 모유 부족이 나타날 수도 있다. 이럴 경우 기혈을 보태주고 유선의 흐름을 좋게 해주는 조리약을 병행하면, 막힌 유선이 뚫리고 혈이 풍부해져 모유 수유에 많은 도움이 된다.

모유가 잘 나오지 않는 증상을 한의학에서는 결유(缺乳)라고 한다. 결유의 원인은 혈허와 기체이다. 쉽게 말하면 막혀서 안 나오는 경우가 있고, 없어서 안 나오는 경우가 있다. 막혀서 안 나오는 경우는 기운이 울체되어 나오지 않는 것으로, 초산인 경우 유선 발달이 아직 덜 되어서 그런 경우가 많다. 이런 경우는 수유 횟수를 늘리거나 마사지를 받는 것이 도움이 된다. 스트레스를 많이 받아도 젖이 잘 나오지 않거나 줄게 된다. 기체를 풀어주는 한약이나, 침 치료도 도움이 많이 된다.

없어서 안 나오는 경우는 산모의 기혈이 허약하거나, 음혈이 많이 허할 때이다. 기혈이 허약한 경우는 산모가 많이 마르고, 영양부족 상태로 단백질 등 고열량·고단백 식이가 필요한 경우이다. 요즘은 흔치 않지만 간혹 있으므로 저체중 산모는 수유를 위해 필요한 추가 열량을 꼭 섭취할 수 있도록 한다. 음혈이 허한 경우는, 꼭 산모가 약해 보이지는 않는다. 그래서 더 답답해하는 경우가 많다. 원래도 월경량이 적었거나, 출산하면서 출혈량이 많았거나, 임신 중에 과로 등으로 음혈을 많이 소모한 경우 엄마의 진액이 부족해져서 모유가 줄어들게 된다. 이런 경우는 음혈을 많이 보충해주어야 한다.

음혈이 부족해서 생긴 모유 부족의 경우, 이때 음혈이 보충되지 않으면 모유 부족에서 끝나지 않고, 월경량 감소, 월경불순 등의 자궁 기능 약화로 이어진다. 이는 이후에 갱년기장애, 조기폐경 등으로 이어질 수 있으므로 적극적으로 치료를 받는다. 음혈을 보하는 치료이기 때문에 녹용을 사용하는 것이 좋다.

모유량을 지금보다 줄이려면

모유량이 많으면 처음에 전유(묽은 젖)를 조금 짜내고 나서 아이에게 물린다. 이렇게 하는 것이 힘들면 젖병(유두혼동을 막기 위한 숟가락 형태의 젖꼭지)에 모유를 짜서 먹이는 것도 좋다. 모유가 너무 많으면 강하게 분출되어 아기가 두려워할 수 있다. 조금 짜내고 물려야 아기가 빨기 쉽다. 아기에게 젖을 물리지 않고 유축해서 먹이면 모유량을 조절할 수 있다.

chapter 03
모유 수유와 음식

엄마가 먹는 음식이 엄마의 몸을 만들고 엄마의 몸에 비축된 영양으로 젖이 만들어집니다. 정상적이고 건강한 식사야말로 젖 생산을 지속시키고 엄마와 아기의 몸을 건강하게 해주는 근본이라고 할 수 있습니다. 굳이 모유의 양을 늘리는 데 좋은 음식을 따로 찾기보다는 양질의 영양을 고루 섭취하면 됩니다. 즉 가능한 한 자연 상태 그대로에 가까운 음식을 균형 있고 다양하게 섭취하라는 얘기입니다. 주방에서 많은 시간을 보내야 한다는 뜻은 아니에요. 예컨대 치즈, 요구르트, 토마토, 신선한 과일, 생채소 혹은 채소 썬 것, 달걀 완숙, 견과류 등은 약간의 준비로도 먹을 수 있지요. 또 음식을 소량씩 자주 먹는 것은 많은 양을 세끼에 먹는 것만큼 영양가가 있습니다.

산후 보양식의 실체

아이를 낳고 나면 먹을 게 너무 많아진다. 여기저기서 호박 달여주고, 가물치 달여주고, 이 뼈 저 뼈 고아서 가져다준다. 이렇게 출산 직후에 산후 회복과 모유 수유를 위해 너무 영양가 있는 것만 찾아서 먹다 보면 산후비만이 될 수 있다. 지나친 고열량 식사나 과식을 자제하고 적정량을 골고루 섭취하는 것이 좋다.

옛날에 보약을 지어 먹을 수 있었던 양반들과는 달리 하루 세끼 밥 먹기도 힘들었던 평민들은 산모의 몸을 보하기에 적당하고 구하기도 쉬운 호박이나 가물치를 달여 먹었다. 옛 선인들의 지혜가 담긴 민간요법이지만, 호박이나 가물치가 모든 사람에게 맞는 음식은 아니다.

호박이나 가물치만 해도 산모의 상태에 따라 복용 여부가 달라지는데, 산후에 호박이나 가물치 등에 한약재를 임의로 섞어 먹는 경우가 있으니 더 걱정스럽다. 이 경우 산후 보약을 먹은 후, 출산 한 달 이상이 지나고 나서 복용하되 다른 한약재를 임의로 섞지 않고 순수한 호박이나 가물치만을 달여 먹는 것이 좋다.

산후 보양식도 산모의 체질이나 건강 상태에 따라 맞는 음식이 있고 맞지 않는 음식이 있다. 산모의 상태를 정확하게 진단하고 복용해야 한약이든 음식이든 제대로 산모를 보양해주고 아기도 튼튼해질 수 있다.

● 가물치

기와 혈을 크게 보하고 심기, 심음, 비위를 보하는 작용이 있다. 질 좋은 단백질과 소화되기 쉬운 지방, 칼슘이 많은 대표적인 알칼리성 식품으로 기력 회복에 효과가 좋다. 그러나 성질이 차가워서 몸이 차거나 기운이 약한 산모에게는 맞지 않는 음식으로, 오히려 소화장애를 일으키고 대장을 더 무기력하게 하기 쉽다.

게다가 《동의보감》에 의하면 창상이 있을 때는 써서는 안 된다고 했는데, 자연분만이든 제왕절개든 요즘은 산후에 창상이 없는 경우가 드물기 때문에 되도록 복용하지 않는다. 산모에게 상처가 있는 경우 오히려 치유를 지연시킬 수 있으므로 제왕절개 수술을 한 산모에게는 좋지 않을 수 있다.

가물치는 산후에 우울증과 불만으로 생기는 속열에 의해 발생되는 산후부종에 적합하다. 그러나 몸에 찬바람이 느껴지고 젖이 묽으며 소화력이 떨어지는 등 기운이 약한 산모라면 성질이 냉한 가물치보다 장어나 미꾸라지가 산후 회복에 더 좋다. 또한 가물치는 호박에 비해 강력한 이뇨 효과가 있기 때문에 출산 직후에는 적합하지 않고, 산욕기인 6주가 지난 다음에 먹는 것이 좋다.

● 호박

수분대사를 원활히 하고, 몸의 부종을 빼주는 이뇨 작용을 하며 소화력을 높여준다. 기운을 나게 하는 효과가 있고, 몸속의 독소를 제거하는 해독 작용이 있어서 산후 보양식으로 좋다. 호박은 비타민이 풍부하고 영양이 좋은 데다 약성이 강하지 않아서 간식이나 반찬으로 조금씩 먹는 것은 괜찮다. 그러나 《본초강목(本草綱目)》에서는 기체(우울증과 같은 증세), 습저(濕沮, 몸속에 수분이 많은 것)에는 호박을 사용하지 말라고 했다.

산후우울증이 있고 출산 직후 체세포에 수분이 많은 상태인 산모가 호박을 먹으면 오히려 수분과 열을 발생시켜 산후 회복을 더디게 하거나 오로의 배출을 저해하고 여러 산후 후유증을 일으킬 가능성이 있기 때문에 바람직하지 않다. 다만 산후 한 달이 지났는데도 부종이 남아 있는 경우 호박을 먹는 것이 도움이 된다.

●돼지족

우족탕이 수유에 도움이 되는지는 명확하지 않다. 수유할 때는 균형 잡힌 식사를 하고 특히 고단백의 음식을 섭취하는 것이 좋다. 돼지족도 단백질이 많으니 도움이 되긴 하겠지만, 성질이 차가운 음식이라 몸이 찬 산모에게는 맞지 않다.

●잉어

고단백 식품인 잉어는 예로부터 산모에겐 체력 보강 식품이었다. 그러나 산후에 어혈을 풀어주는 치료를 한 다음 먹는 것이 좋다.

●홍삼

출산 후 약해진 기력을 회복하는 데 도움이 되며, 아기에게도 전혀 해를 끼치지 않는다. 수유부가 건강한 젖을 생산하면 결과적으로 아기에게도 도움이 될 것이다.

양방에서는 인삼의 경우 젖을 마르게 한다고 하지만, 과학적으로 밝혀지지는 않았다. 홍삼 투여군이 유즙분비호르몬(prolactin)에 변화가 없었다는 임상 연구 사례도 있다. 인삼이나 홍삼은 유즙 분비를 조절하는 역할을 하는데, 젖이 묽고 많이 나오는 경우는 유즙 분비를 억제하고, 기허하여 젖이 적게 나오는 경우는 유즙 분비를 촉진한다.

특히 미국 식품의약국(FDA)에서도 인삼을 GRAS(Generally Recognized As Safty,

일반적으로 안전한 식품)로 분류하고 있듯, 고려인삼은 독성이 거의 없는 것이 특징이다. 고려인삼의 복용 및 사용에 따른 부작용은 거의 문제가 되지 않으며, 안전한 건강식품으로 입증되고 있으니 모유 수유 시에도 섭취할 수 있다.

다만, 임신 중 여성은 일반적으로 복약(服藥)을 신중히 하는 것이 상식이므로 한 번에 과량 섭취는 피한다. 체질에 따라서 임신 전 몸에 열이 많고 상체가 더 발달한 소양인의 경우는 홍삼이 맞지 않을 수 있으니 필요 시 한의사의 지시에 따라 섭취하는 것이 좋다.

● 옻닭, 옻오리

몸이 찬 편이라면 옻이 좋겠지만 그렇지 않으면 좋지 않다. 몸이 차고 더운 것은 본인이 판단하기 어려울 수도 있으므로 가까운 한의원에 방문해서 상담 후에 음식을 선택하는 것이 좋다.

수유 시 조심해야 할 음식

수유 중에는 아기의 필요량에 맞추어 모유의 양이 변화한다. 특히 아기가 한참 젖을 먹을 때 젖의 양이 줄면 안 되므로 수유 중에는 젖을 말리는 음식을 먹으면 안 된다. 특히 인삼과 맥아를 주의해야 한다. 단, 인삼의 경우 단독으로 복용하면 젖이 줄어들 수 있지만 다른 약재들과 복합 처방으로 하면 젖이 줄지 않는다. 또한 엄마가 먹은 것이 모유를 통해 아기에게 그대로 전달되므로 자극적인 음식이나 아이의 성장을 방해하는 음식은 먹지 않도록 한다.

●맥아

미성숙한 보리를 발아시킨 것으로 젖을 말리는데 특히 소음인이 먹으면 젖이 줄어들게 된다. 시중에서 판매되는 조청과 식혜 음료는 맥아당(엿기름)을 원료로 사용한 것이 많으므로 수유하는 산모는 피해야 한다.

●커피

하루 다섯 잔 이하의 커피(총 750ml 이하)에 함유된 카페인의 양은 대부분의 수유 중인 엄마와 아기에게 아무런 문제를 일으키지 않지만, 일부 엄마와 아기들은 다른 이들보다 민감할 수 있다. 카페인 양을 계산할 때는 커피, 아이스티나 뜨거운 차, 콜라, 카페인이 포함된 청량음료, 처방 없이도 살 수 있는 카페인이 포함된 약물을 다 포함해야 한다.

카페인이 포함된 식품을 섭취한 날은 아기의 상태를 잘 관찰해서 아기가 칭얼대거나 잠이 들지 못한다면 그 식품을 줄이거나 카페인이 없는 다른 비슷한 식품으로 바꿔야 한다.

●알코올

하루에 맥주 한 잔, 와인 한 잔 정도의 음주는 수유에 큰 영향을 주지 않는다. 그러나 수유 중에 엄마가 알코올을 과다 섭취 하면 사출반사나 젖 배출 반사를 방해하고 아기의 모유 섭취를 억제한다. 또한 운동 발달에 영향을 미치며 체중 증가가 느려지는 등의 부작용을 유발하므로 주의해야 한다.

●보리차, 보리밥, 옥수수차, 요구르트

보리차, 보리밥, 요구르트를 먹으면 모유가 삭는다, 젖을 말린다는 말은 맞지 않다. 물은 생수가 가장 좋지만, 생수가 심심해서 마시기 힘든 사람은 둥굴레나 숭늉 같은 것으로 끓여 먹는 게 좋다.

옥수수는 이뇨시키고 기를 내리는 성질이 있어서 출산 직후에는 삼가는 게 좋다. 어떤 차든 한 종류의 약재로 만든 차의 경우 과량을 복용하지 않도록 한다. 복용할 경우는 차의 농도를 옅게 해서 하루 한 잔 정도로 마시는 것이 좋다.

● 팻다운 음료

팻다운 음료는 이뇨 작용이 강해서 모유의 양을 많이 줄이고 지방 합성을 막기 때문에 모유의 질이 나빠지게 된다.

유즙불하(젖이 잘 안 나올 때)

젖이 나오지 않는 이유는 크게 두 가지로 나뉜다. 하나는 기혈이 너무 왕성하여 젖이 몰리고 막혀서 나오지 않는 것이고, 다른 하나는 기혈이 약하여 젖이 말라서 나오지 않는 것이다. 허한 것은 보하고 실한 것은 소통시켜야 한다.

젖이 뭉쳐 있어 이를 뚫을 때는 통초, 누로, 토과 등이 좋고, 젖이 허해 보할 때는 종유분, 돼지족발, 붕어 같은 것이 좋다. 여러 번 출산하고 젖이 나오지 않는 경우도 있는데, 이는 진액이 없어졌기 때문이다. 이럴 때는 반드시 자양하는 약을 써서 젖이 통하게 해야 한다.

유방이 작고 젖이 잘 나오지 않는 경우에는 돼지족발, 흑염소, 늙은 암탉, 붕어, 잉어, 가물치, 완두콩, 검정콩, 땅콩, 참깨, 들깨, 검은깨, 고구마, 새우(민물새우) 등이 좋다. 한편, 유방이 크고 젖이 잘 나오지 않는 경우에는 상추, 양상추, 다래, 무화과, 통초 등이 좋다.

● 돼지족발

부인의 젖줄을 잘 통하게 한다. 산모의 기혈이 쇠약하고 줄어들어 젖이 조금도 나오지 않는 경우에는 돼지발굽 4개와 통초 4냥을 물 한 말에 넣고 같이 달여 4~5되가 되면 즙을 짜서 연이어 마신다.

● 돼지족발땅콩조림

혈이 허해서 유즙을 충분히 만들어내지 못할 때 먹으면 좋다. 땅콩은 혈을 보해주어 유즙이 만들어지도록 돕고, 돼지족발은 혈을 보하면서 유즙이 잘 나오도록 도와준다. 두 가지를 함께 먹으면 유즙 생성 효능이 더욱 높아진다. 일반적인 혈허병증에도 사용할 수 있는데, 빈혈, 백혈구감소증에도 좋다. 《천금요방(千金要方)》에는 유즙이 안 나올 때에 돼지족발을 단독으로 고아 복용한다고 기록되어 있다. 이 음식은 기름진 편이어서 몸이 습하고 기름기가 많은 사람은 먹지 않는 것이 좋다.

● 돼지족발탕

기혈을 보하고 젖이 잘 나오게 한다. 돼지족발은 젖이 부족할 때 가장 좋은 약이며, 산후에 변비와 치질이 생겼을 때에도 좋다. 족발의 살을 발라 먹고, 그 뼈를 고아 먹어도 된다. 통초는 유선이 막혀서 유즙이 잘 나오지 않을 때 이를 뚫는 데 도움을 주는 약재로, 돼지족발탕을 끓일 때 함께 넣으면 좋다. 젖이 부족할 때 수시로 먹고, 변비와 빈혈이 심하면 땅콩 200g을 같이 끓여 하루 두 번씩 5~7일간 먹는다.

● 땅콩죽

땅콩은 기혈을 돕고 젖을 통하게 하므로 산후에 젖이 적을 때 사용하면 좋다. 특히 젖이 잘 나오지 않지만 돼지족발을 먹기가 힘들 때 땅콩죽을 대용식으로 쓴다. 땅콩은 기혈을 보하고, 변비, 모유 부족, 빈혈 증상을 치료한다. 하루 두 번씩 5~7일간 복용한다. 대변이 무르거나 설사하면 복용하지 않는 것이 좋다.

● 완두콩죽

비위가 허약하여 소화불량, 설사, 부종이 있으면서 젖이 부족하여 잘 나오지 않는 경우에 먹으면 좋다. 완두콩은 비위 기능을 조화시키고 진액을 만들어 갈증을 없애며 젖을 통하게 하는데, 특히 여름철에 좋다. 하루 한 번씩 7일간 복용한다.

● 상추돼지고기죽

상추돼지고기죽은 음액을 자양하고 열을 식히며, 젖을 통하게 한다. 평소 열이 많은 산모가 진액이 부족하여 젖이 잘 나오지 않을 때 복용한다. 상추는 성질이 냉하고 열을 식히는 작용이 있어 열이 많은 산모, 대소변이 시원하지 않으면서 젖이 부족할 때 돼지고기와 함께 복용하면 좋다. 하루 한 번씩 5~7일간 복용한다. 비위가 허약하고 찬 사람, 대변이 무른 사람은 많이 먹지 말아야 한다.

● 순두부명란젓찌개

두부는 단백질 함량이 소고기보다 높고 달걀과 비슷한 수준이라, 육류 대용으로 손색이 없는 식품이다. 원기를 회복시키며 입이 마르지 않게 해주고 콜레스테롤 수치를 낮추어 심혈관질환을 예방한다. 출산 후에 기력이 떨어져 있고 젖이 부족한 여성에게 좋으며 비위가 차갑고 혈뇨가 나오거나 류머티즘이 있는 경우는 먹지 않는 것이 좋다.

● 부추올갱이국

부추는 '비타민의 보고'라고 불릴 만큼 알리신, 카로틴, 비타민B_1, 비타민B_2, 비타민C 등을 많이 함유하고 있으며, 칼륨, 칼슘 등 무기질도 풍부하다. 《동의보감》에서는 부추를 구채라고 하며, 오장을 편안하게 하고 허약한 것을 보하고, 허리와 무릎을 덥게 한다고 했다. 성질이 따뜻하여 소화를 돕고, 혈내의 막힌 기를 통하게 하며, 혈관을 확장해 위장의 연동운동을 활발하게 해준다. 출산 후 소화가 힘들고 대변이 잘 나오지 않고 몸이 차가우며 젖이 잘 나오지 않는 경우에 복용하면 좋다. 단, 눈이 붓고 충혈되거나 피부질환으로 열이 날 때는 복용하지 않는다. 부추에는 초산염(질산염)이 다량 함유되어 있는데, 요리한 후 시간이 흐르면 초산염이 부드러워지면서 발암물질이 생기므로 요리한 지 하루 안에 먹도록 한다.

● 생새우술국

새우살은 젖이 잘 나오도록 도우며 황주는 그 효능을 보조한다. 혈허로 인해 젖이 잘 만들어지지 않을 때 복용하면 효과가 있다. 다만, 새우는 알레르기를 일으키기 쉬운 물질이므로 피부병을 앓는 경우에는 삼간다.

● 새우좁쌀죽

산후에 비위 기능이 허약해서 생긴 식욕 저하, 기운 부족, 모유 부족을 치료한다. 새우는 젖이 잘 만들어지게 하며, 좁쌀은 비위와 신장을 돕는 작용이 강해 출산 후에 기운이 허약한 여성에게 좋다. 하루 한 번씩 5일간 먹는다.

● 흑임자죽

기력 저하가 심해서 어지럽고 마른기침을 하며 변비가 나타날 때, 유즙을 만들 영양이 부족해서 유즙이 잘 만들어지지 않을 때 적당한 음식이다.

흑임자(검은깨)는 간(肝), 신(腎)을 보하고 오장을 자양하며 멥쌀은 비위의 기운을 길러준다. 흑임자죽은 이 두 가지를 같이 복용하여 보하는 기능을 강화시킨 것이다. 이 죽에 벌꿀을 첨가하여 섞어 먹으면 몸을 보하고 윤택하게 만드는 효력이 강해진다. 단, 기름져서 변이 쉽게 나오도록 하므로 몸이 습하고 대변이 묽은 사람은 복용하지 않는 것이 좋다.

● 적소두(약팥)

젖이 붓고 아픈 것을 치료하여 젖을 나오게 한다. 물에 달여 그 즙을 마시면 곧

나온다. 술과 같이 갈아서 찌꺼기를 제거하고 따뜻하게 하여 먹고, 찌꺼기는 환부에 붙이면 즉시 효험을 본다.

● 만청(순무)

유방염으로 젖이 곪아 아프고 오한과 발열이 있는 것을 치료한다. 뿌리와 잎을 깨끗하게 씻어서 소금을 넣고 짓찧어 붙인다. 뜨거워지면 바꾸어 붙이는데 3~5번 하면 차도를 본다.

유즙과다

젖이 적은 것도 문제지만 젖이 너무 많이 나오는 것도 문제이다. 모유량이 많으면 사출반사가 강해서 아이가 젖 먹기를 거부하는 경우가 많다. 엄마가 이를 구분하지 못하면 아이가 젖 먹다가 고개를 돌리거나 울고 보채는 것이 젖이 부족해서 그렇다고 잘못 생각하곤 한다. 모유량이 많은데도 아이가 젖 먹다가 보챈다면, 사출반사가 너무 강한 건 아닌지 살피자. 호스를 입에 대고 세게 틀면 어른도 겁이 날 수밖에 없다. 아래에 모유량 줄이는 음식을 소개한다. 이 식재료는 추후 젖을 말릴 때에도 도움이 된다.

● 엿기름(맥아)

엿기름은 소화를 돕고 위장을 따뜻하게 하여 입맛을 돋우는 데 쓰지만, 약간 볶아서 쓰면 젖 분비를 줄이는 효과가 있다. 산후 젖이 지나치게 많이 나와서 아이에게 충분히 먹이고도 계속 나오고, 유방이 불어나면서 아플 때 복용한다. 젖을 뗄 때에도 쓰인다.

● **칡즙**

칡은 본래 땀을 내고 열을 내리며 기침을 그치는 데 많이 쓰며, 알코올을 분해하는 효과가 있어 술을 마신 뒤 먹으면 좋은 약재이다. 평소 땀이 많이 나는데, 땀을 내도 시원하고 체격도 좋은 근육형으로, 피부는 가무잡잡한 사람, 대변은 복통과 설사보다는 변비 쪽에 가까운 사람에게 맞는 음식이다. 산후 젖이 지나치게 많이 나와 유방이 불어나면서 아플 때에도 복용할 수 있다. 칡즙을 먹게 되면 물 섭취량이 줄고 소변이 잘 나오면서 젖 분비가 줄어든다. 단, 칡은 성질이 차가워 위장이 차가운 사람과 식은땀이 많이 나는 사람에게 맞지 않으며, 오래 복용하면 위장이 상할 수 있으므로 장기 복용하지 않는다. 약재로 쓰이는 차를 한두 번 마시는 것까지는 괜찮겠지만 약처럼 자주, 오랜 기간 먹는 것은 한의사에게 상담한 후 결정하도록 한다.

● **호박씨**

소변이 잘 나오게 하고 대변을 묽게 하여 몸에서 수분을 배설시키는 작용이 있으므로 젖 분비를 줄어들게 한다.

chapter 04
모유 수유와 다이어트

앞에서도 말했지만 산후비만의 70%는 출산 후 6주 이내의 회복기인 산욕기에 발생합니다. 그런데 출산 후 다이어트를 잘못했다가 건강을 해칠까 걱정되어 다이어트를 시도하지 못하는 경우가 많습니다. 물론 일반적인 다이어트 약을 복용해서는 안 됩니다. 그러나 산모를 위한 한방 다이어트는 일반적인 비만 치료와는 달리 산모의 몸을 회복하는 데 중점을 둡니다. 식욕을 억제하고, 체지방을 감소시키며, 모유의 양을 유지시키거나 늘리면서 성공적인 다이어트로 이끕니다.

한약을 통한 다이어트

산욕기 비만의 90% 이상은 부기가 정상적으로 빠지지 않아서 생긴다. 임신 중 과다한 체중 증가, 운동 부족, 임신중독증, 다이어트 중의 임신, 난산으로 인한 손상 등이 있었던 산모에게 출산 후 부종이 생기기 쉽다. 따라서 산욕기의 비만 치료는 기운을 보충해 면역 기능과 신진대사를 촉진하여 부종을 치료함으로써 체중을 감량하게 된다. 산모의 기운을 보충해주는 치료이기 때문에 산모의 건강 회복에도 효과적이며 모유의 질도 훨씬 좋아진다. 수유기에는 원활한 수유가 진행되어 모유로 칼로리가 소모되게 하는 것이 엄마와 아이 둘 다를 위해 최선의 방법이다. 그런데 제왕절개를 하면 산모의 기혈이 많이 손상되어 신진대사가 원활하지 않아 자연분만을 한 경우보다 부기도 잘 빠지지 않고 모유 수유도 힘든 경우가 있다.

이때는 모유량도 늘려주는 한약 치료가 도움이 된다. 지금 당장은 모유의 양이 적어 혼합수유를 하더라도 치료 후 모유량이 늘면 분유를 점차 줄여가면서 완전 모유 수유도 가능하다. 그러면 자연스럽게 소비 칼로리가 늘고, 산후조리약으로 신진대사가 원활해진 상태라 점차 체중이 줄면서 출산 전 몸무게로 돌아갈 수 있다.

수유 중 비만 치료는 식욕을 많이 억제하는 약재를 쓰기보다 산후부종 치료와 체지방(습담)을 말리는 치료로 이루어진다. 산욕기 6~8주까지는 기혈을 보하는 치료로 부종을 다스려서 체중을 감량하기 때문에 오히려 모유량도 늘고, 산모의 면역력도 높아져서 아기의 면역력도 높아진다.

두 달 이후부터는 부종 치료와 체지방 감소를 함께 병행한다. 체지방(습담)을 말리는 치료가 병행되면 모유 중에서 전유가 조금 줄어드는 경우가 있지만 오히려 후유는 많아진다. 그만큼 젖이 진해지게 되어 아기가 분유 먹는 아기처럼 변을 다소 되게 보는 경우도 간혹 있다.

아기에게도 안전한 유기농 약재를 사용하고, 아기에게까지 영향을 미치는 것을 고려해서 약을 처방하기 때문에 걱정하지 않아도 된다. 기본적으로 기운을 보태서 면역력을 높여주므로 아기에게도 좋은 치료가 된다.

이때 처방되는 한약은 일반적인 다이어트 한약과는 다르다. 수유모의 산후비만 치료는 모유의 전유와 후유 중에서 후유의 생산량을 늘려줌으로써 아기의 성장과 엄마의 체중 감량을 돕는다. 후유를 많이 생성하게 되어 엄마는 많은 양의 칼로리를 소모하게 되고, 아기는 영양이 좋은 후유 덕에 성장 발육이 좋아지는 일석이조의 효과를 볼 수 있다.

식사량 조절을 통한 다이어트

많은 연구 결과에 따르면 적정 식이제한은 모유의 양과 질에 영향을 미치지 않는다. 식사량은 하루 세끼를 2/3 정도 양으로 먹고 간식과 야식은 금물이다. 양은 줄이되 단백질을 비롯한 각종 비타민, 무기질 등 영양소가 결핍되지 않게 골고루 식단을 짜는 것이 좋다.

수유를 하면서 다이어트를 하는 것이 절대 쉬운 일은 아니다. 출산 후 시간이 지날수록 다이어트는 더 힘들어지므로 6개월까지는 정상 체중을 찾고, 아무리 늦어도 1년까지는 정상 체중으로 돌아와야 한다. 그 이후에는 불어버린 체형과 식욕 등을 이미 정상으로 인식하게 되어 식욕을 줄이거나 체형을 바꾸기가 정말 힘들어진다.

운동을 통한 다이어트

모유 수유 중 다이어트를 위해서는 유산소운동을 40분 이상 하는 것이 좋다. 처음에는 주 3회로 시작하여 주 5회까지 늘린다. 유산소운동 중에서 관절에 무리가 가는 경보나 달리기보다는 사이클이 좋고, 사이클 중에서도 등받이가 있는 것을 이용한다.

모유 수유 중 운동을 하면 젖산 분비가 촉진되어 아기에게 좋지 않다는 이야기를 많이 듣는다. 하지만 그것은 지나치게 격렬한 운동을 했을 때 생기는 일이다. 격렬한 유산소운동을 하면 모체 혈액과 모유 내의 젖산 농도가 상승해서 모유의 맛이 변하기 때문에 아기가 싫어할 수 있다. 지나치게 격렬한 운동은 관절에도 무리가 가므로 산모에게 좋지 않다. 운동을 할 때는 너무 빠른 속도로 하지 말고, 가벼운 경보를 40분 정도 하는 것이 가장 좋다. 그래도 걱정이 된다면 운동하기 전에 모유를 먹이거나 운동 후 1시간 30분이 지났을 때 수유한다.

우리 몸은 6개월 이상 지속된 체중에 대해서 항상성을 가지게 되어 유지하려는 경향이 있다. 그래서 체중은 임신 기간에서부터 시작해서 출산을 거쳐 산후 회복과 동시에 늘 염두에 두고 관리해야 하는 부분이다. 하지만 그 기간이 지났다고 해서 체중 감량이 불가능한 것은 아니다. 좀 더 노력이 필요할 뿐이다.

Questions & Answers
모유 수유와 아기 돌보기 Q&A

모유 수유 편

 골다공증이라고 하는데 수유 중 칼슘 보충을 위해서는 어떤 음식을 먹어야 하나요?

모유 수유를 하면, 오히려 엄마의 골밀도는 더욱 높아질 수 있습니다. 모유로 칼슘이 빠져나가기는 하지만 그로 인해 엄마의 몸에 칼슘 흡수도 잘되고 침착도 잘되기 때문이지요. 수유부의 칼슘 권장량은 하루 1,000mg으로 일반 성인과 같습니다. 출산과 수유로 일시적으로 골밀도가 낮아지긴 하지만 아기가 이유식을 시작하면서 골밀도는 다시 높아져 보통 첫돌쯤에 완전히 회복됩니다.

칼슘 보충제가 있긴 하지만 신선한 식품으로 직접 음식을 통해 섭취하는 것이 가장 좋습니다. 칼슘이 풍부한 음식은 녹황색채소(브로콜리, 시금치, 케일, 파슬리), 두부, 콩, 깨, 호두, 김, 멸치, 새우, 우유, 유제품, 통곡물, 간, 순무, 아몬드, 뼈째 먹는 정어리 통조림 등이 있습니다. 우유나 유제품을 먹지 않는 채식주의 엄마들은 칼슘을 충분히 먹도록 신경 써야 한답니다. 예를 들면 양배추의 일종인 조리한 청경채 한 컵(227g)은 우유 한 컵(240ml)에 든 칼슘의 86%가, 참깨 반 컵(113g)에는 우유 한 컵(240ml)의 두 배에 해당되는 칼슘이 함유되어 있습니다.

식품으로 보충하는 것이 가장 좋지만, 산전 골밀도 검사에서 결과가 좋지 않아 걱정이었다면 의사의 처방하에 칼슘 보충제를 복용하세요. 골다공증 약도 종류가 여러 가지입니다. 호르몬, 칼슘 등의 비타민 미네랄제제가 있는데 이는 수유 중이라도 복용할 수 있습니다. 하지만 조메타(zoledronic acid), 파미론(pamidronate disodium) 등의 성분으로 만들어진 골대사 관여 약물들은 임신, 수유 중에는 금하고 있습니다.

Q 아이를 안고 수유하다보니 양쪽 어깨와 오른쪽 팔이 많이 저립니다. 집에서 쉽게 할 수 있는 운동법을 알려주세요.

A 수유 자세 때문에 어깨통증, 허리통증이 생기는 경우가 많습니다. 팔저림까지 있다면 디스크나 어깨충돌증후군 등을 의심할 수 있는데, 대부분 어깨 근육 뭉침이 심해 목에서 팔로 이어지는 신경이 눌린 결과입니다.

이때 도움 되는 운동 중 하나가 브릴치킨 운동법(p.151)입니다. 닭이 날개를 펼치고 있는 모양과 비슷해서 브릴치킨이라는 이름이 붙은 이 동작은 우스꽝스러워 보일 수도 있지만 승모근과 어깨, 경추의 긴장을 풀어주는 데 효과가 탁월한 운동법입니다. 모유 수유로 어깨와 팔이 아픈 산모 외에 전화 통화를 길게 하는 사람이나 컴퓨터를 오래 사용하는 사람에게도 효과가 좋습니다.

Q 모유 수유를 할 경우 생리가 언제부터 나와야 정상인가요?

A 일반적으로 모유 수유를 하지 않는 여성은 분만 후 5주 정도 배란이 되지 않으며, 수유를 하는 여성은 8주 이상 무배란이 지속됩니다. 출산 후 생리가 다시 시작되는 것은 모유 수유 시 2~18개월, 분유를 먹일 경우 1~2개월 사이입니다. 혼합수유모의 경우 모유 수유만 할 때보다 생리를 빨리 시작할 수는 있지만 혼합수유를 한다고 해서 바로 생리를 하게 되는 것은 아닙니다.

생리를 빨리 시작한다고 더 건강한 것은 아니고, 모유 수유 중에 생리를 시작하는 경우도 걱정할 일은 아닙니다. 모유 수유 중인데 3개월 만에 혹은 6개월 만에 생리를 할 수도 있고 6개월이 넘어도 생리를 하지 않을 수 있습니다. 또 모유 수유 중에 불규칙하게 생리를 하는 경우도 있는데, 이는 수유가 호르몬 분비에 영향을 주어 아직까지 정상적인 생리주기를 찾지 못했기 때문입니다.

유즙분비호르몬이 증가하면 여성호르몬 분비는 억제되는데, 수유 횟수가 적거나 수유를 중단하면 유즙분비호르몬이 줄어드는 대신 여성호르몬 분비가 많아지면서 생리를 시작하게 되는 것입니다.

하지만 모유 수유를 중단해도 바로 정상적인 생리를 하지 않는 경우도 많습니다. 모유를 나오게 하는 유즙분비호르몬과 생리를 하게 하는 여성호르몬이 서로를 억제하기 때문에 수유 중에는 정상적인 생리불순이 생기게 되고, 수유를 중단한 뒤에도 일정 기간은 생리주기가 불규칙할 수 있습니다.

Q 모유 수유 중 피임하려면 어떻게 해야 하나요? 피임약을 먹어도 되나요?

A 완전한 모유 수유(물, 주스, 고형식 혹은 다른 보충식을 전혀 먹이지 않는 것)의 또 다른 장점은 첫 6개월간 생리가 시작되는 것을 미루어 임신 가능성을 현저하게 줄여준다는 점입니다. 즉 출산 후 6개월이 지나지 않았고, 첫 생리를 시작하지 않았으며, 하루 종일 아이에게 젖만 먹인다면 여타 피임 방법을 쓰지 않고도 피임 효과를 기대할 수 있습니다. 그러나 그렇지 않다면 생리를 하지 않아도 임신 가능성이 있기 때문에 추가로 피임해야 합니다.

피임약은 수유 중에 복용하면 모유량을 감소시킬 수 있으므로 치료를 위해 꼭 복용해야 하는 경우를 제외하고는 삼갑니다. 따라서 모유 수유나 혼합수유를 할 경우에는 콘돔 등의 피임 기구로 남편이 피임을 해주는 것이 좋습니다. 출산 후 여성의 몸은 주기 조절 외에는 어떠한 방식의 피임이든 몸에 무리가 올 수 있습니다.

Q 모유 수유 중 산후 배에 튼 자국을 고주파나 침으로 치료할 수 있나요?

A 고주파나 침 치료는 수유와 전혀 무관합니다. 따라서 수유 중에도 한의원에서 충분히 튼살 치료를 받을 수 있습니다. 한의학에는 유고무손이라 하여 질병, 해결해야 될 증상이 있으면 임신 중이나 모유 수유 중에도 정확한 진단과 취혈로 자침하면 손해날 게 없다고 합니다. 다만 몸의 기력이 심하게 저하된 사람의 경우는 침 치료의 횟수를 적게 하거나 치료를 제한을 하는 등 인체의 기운을 보전하기 위해 신중을 기하고 있습니다.

Q 출산 후 머리카락이 한 움큼씩 빠지고 이가 시려요. 왜 그런 건가요?

A 머리카락은 나고, 자라고, 빠지기를 반복하지만 임신 중에는 에스트로겐과 안드로겐 등 호르몬의 영향으로 머리카락이 덜 빠집니다. 그런데 출산 후 산모의 호르몬이 임신 때와 다르게 변화하면서 그동안 빠지지 않았던 머리카락이 한꺼번에 빠지게 됩니다. 갑자기 머리카락이 많이 빠지는 것처럼 느껴져 탈모를 걱정하지만 이 현상은 시간이 지남에 따라 자연스럽게 나아지고 임신 전 머리숱으로 유지됩니다. 그동안 두피를 청결하게 관리하고 가볍게 마사지를 해주는 것도 도움이

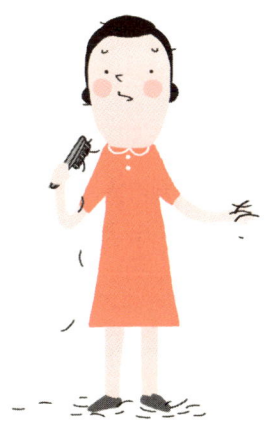

됩니다.

그런데 간혹 원래 머리숱보다 훨씬 줄어들 정도로 심하게 빠지고 나지 않는 경우가 있습니다. 이는 단순히 출산 후 호르몬의 변화로 인한 자연스러운 현상이 아니라 산후에 혈허가 심해서 문제가 생긴 것입니다.

모발은 혈지여(血之餘)라고 해서 피가 남아서 생기는 것인데, 산후에 혈이 허해서 탈모가 생긴 것입니다. 기혈이 성한 산모에게는 모유 수유가 장애가 되지 않지만 혈허한 산모에게는 모유 수유가 당연히 몸에 무리가 되고 탈모에도 영향을 끼치게 됩니다.

산후 탈모가 2~3개월이 지났는데도 회복되지 않는다면 적극적으로 치료해야 합니다. 아기에게 엄마의 영양(기혈)이 많이 쓰이고, 출산하면서 출혈과 기력 소모가 심하고, 출산 후에도 수유하면서 진액을 다 빼앗겨서 엄마는 심한 기혈허약 상태에 놓입니다. 그래서 산후 탈모가 진행되고요. 스트레스가 있는 경우에는 더 심해서 스트레스로 인한 기운의 울체를 풀어주고, 스트레스로 인한 열을 꺼주어야 합니다.

김치 먹을 때 이시림도 심한 상태라면 몸이 정말 많이 허약해진 것으로 보입니다. 한방 치료를 통해서 기혈을 많이 보해주어야 탈모와 풍치도 소실되고, 산모의 면역력이 높아지면서 모유의 면역력까지 높이게 되어 아기에게도 좋은 치료가 됩니다.

Q 모유 수유 중 한약을 먹어도 될까요?

A 네, 물론입니다. 모유 수유 중뿐만 아니라 임신 중에 복용해도 됩니다. 한의학에서는 수천 년 전부터 임신 중에 발생하는 각종 질환, 산후 질환에 대해 한약을 써서 매우 효과적으로 치료해왔습니다. 한약을 복용하면 엄마의 면역력이 높아져서 모유의 질도 더 좋아지고, 아기도 더 건강해지게 됩니다. 독성이 있는 한

약재들은 임신 금기약이라 하여 처방하지 않는 등, 최대한 안전을 중요시하고 있습니다.

자주 쓰이는 한약재가 250~300종 정도 되는데, 그중 일상생활에서 흔히 볼 수 있는 식품이 100여 가지나 된답니다. 예를 들면 연근, 우엉, 도라지, 검정콩, 검정깨, 팥, 밤, 잣, 매실, 둥굴레, 두충, 오미자, 결명자, 율무, 찹쌀, 마, 생강, 대파, 밀 등등이지요. 그러니 한약을 먹으면 안 된다는 말은 좀 과장해서 밥도 반찬도 먹으면 안 되고 차도 마시면 안 된다는 말과 다를 게 없답니다.

덧붙여 설명하자면, 한의원에서는 산후 모유 수유 중인 산모와 아이 모두에게 많은 도움을 줄 수 있습니다. 산후우울증이 와서 식욕도 없고 아이에게 환하게 웃어주기 힘들 때도 한약을 통해서 치료할 수 있고요. 젖몸살이 와서 힘들 때, 모유량이 부족할 때, 젖을 끊으려고 할 때도 한의사의 진단과 조언, 한약을 통해 치료와 도움을 줄 수 있답니다. 또한 엄마가 무릎·허리·손목·손가락 등이 아플 때, 아기가 잘 크지 않을 때, 감기를 비롯해서 엄마와 아기가 여러 가지 불편한 증상이 있을 때도 역시 한의원을 방문하면 따뜻한 치료를 받을 수 있답니다.

모유 수유 중 X-ray 찍어도 되나요?

수유 중에 방사선 진단검사를 받게 되면 방사선 물질이 모유에 축적되거나 아기에게 전달되기 때문에 일시적으로 젖을 먹일 수 없습니다. 수유 금지 기간은 사용된 방사선의 종류와 양에 따라 다르므로 담당 의사의 지도가 필요합니다. 그러나 X-ray 검사 정도로는 영향을 미치지 않으니 걱정하지 않아도 됩니다.

모유 수유 중 치질 수술해도 되나요?

분만 과정에서 엄마의 항문은 아기가 밀고 나오는 힘에 의해 손상을 받을 수 있습니다. 분만 중에는 그 통증이나 손상을 감지하지 못하다가 그 이후 통증을 느낄 수 있으며, 출산으로 인한 기혈 허탈로 기운이 아래로 내려가서 치질이 밖으로 내려올 수 있습니다.

치질은 변비가 있을 시에 악화되므로 변비를 예방하는 생활습관과 식생활을 해 주어야 합니다. 그러나 정도가 심해서 수술이 반드시 필요할 경우에는 수술 요법도 한 방법이 됩니다. 임신 중에는 수술을 권하지 않습니다. 수유 중에도 평소보다 엄마의 에너지 소모가 크므로 수술은 좋지 않습니다. 수술 자체에는 문제가 없지만 수술 후 항생제 요법을 할 때는 모유 수유를 할 수 없습니다. 그러니 수술은 수유가 끝난 후에 받는 것이 어떨지요?

이렇게 되면 수술 날짜가 많이 미뤄지는데 본인이 증상을 줄일 수 있는 쪽으로 노력해야 할 것 같습니다.

 모유 수유 중에 머리가 아픈데 어떻게 해야 하나요?

두통은 수유하는 산모들에게 목, 어깨 통증과 동반되는 경우가 많으므로 걱정하지 않아도 됩니다. 스트레칭과 적극적인 통증 치료를 받기 바랍니다.

수유 중에도 먹을 수 있는 약들은 많습니다. 진통제로 해결될 수 있는 두통도 있지만, 어깨와 등 근육이 많이 뭉쳐 있거나 소화불량 시에도 두통이 올 수 있습니다. 몸의 전반적인 상태를 잘 파악하고, 상담 후에 치료받도록 하세요.

모유 수유 중인데 냉이 많이 나와서 질정제를 넣었더니 피가 묻어나요.

냉은 생식기의 감염으로 분비물 양이 늘어나는 것인데, 면역력이 많이 떨어져서 반복적인 질염으로 냉대하가 생깁니다. 비염도 염증 치료를 하지만 또 생기듯 질염도 재발이 잦답니다. 이런 경우 한방 치료가 효과가 매우 좋고, 치료 속도도 빠른 편입니다. 모유 수유 중이더라도 질염이 있다면 산모의 감염 치료가 우선시될 수 있습니다. 생식기 감염이 아주 심하다면 적극적으로 항생제 치료를 받을 수도 있습니다. 항생제, 소염제를 쓰면 젖이 좀 마를 수도 있습니다. 하지만 꼭 치료받아야 합니다. 그 이후에 모유량이 많이 줄면 모유량을 늘리고 산모의 면역력을 높이는 한방 치료를 받는 것도 좋습니다. 먼저 병원에서 검사받고 치료가 필요하다면 적극적으로 치료하세요. 심하지 않은 경우라면 한방 좌욕제도 도움이 됩니다.

질에 삽입하는 일반적인 제제의 경우 가끔 피가 묻어날 때가 있는데 이는 염증으로 인한 점상출혈 때문입니다. 약의 문제는 아니므로 계속 쓰는 것은 무방하지만, 호전이 없는데 그 약을 계속 쓰는 것은 의미가 없겠지요. 항생제를 잠시 쓰는 동안만 수유를 중단하거나, 한방 좌욕제를 병행해보는 등 다른 방법을 시도해보아야 할 것 같네요. 피로도가 심하다면 면역력이 많이 떨어져서 질염이 잘 낫지 않는 것이니, 기혈을 많이 보하는 치료가 이루어져야 할 것입니다. 질정제로 크게 호전되지 않는다면 산부인과를 다시 방문하고, 전체 컨디션이 많이 나쁘다면 한의원을 방문해서 치료받기 바랍니다.

 모유 수유 중인데 변비가 있어요. 어떻게 하나요?

산후변비는 진액 부족으로 생기는 것이기 때문에 설사시키는 종류의 변비약을 먹으면 진액이 더 부족해져서 병을 키우게 됩니다. 이럴 때는 진액을 보충

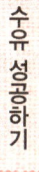

해주는 치료가 필요합니다. 한약을 복용하고 있다면 해당 한의원에 문의해도 좋습니다. 진액을 보충해주는 약재들로 치료해야 하니까요. 그렇지 않으면 목마를 때마다 물을 충분히 마시고, 사과나 씨앗 종류들을 복용하면 도움이 됩니다. 복부 마사지도 열심히 하고요.

Q. 10일 후면 직장에 나가야 해서 젖을 말리려는데 어떻게 해야 하나요? 엿기름은 어떤가요?

A. 우선 아이에게 젖을 물리지 말아야 합니다. 아이가 젖을 빠는 힘은 엄청납니다. 젖을 물리면 호르몬 분비가 더 왕성해지고 젖은 더 늘어나게 됩니다. 한의학적으로도 젖을 말리는 데 가장 효과적인 것이 맥아, 즉 엿기름입니다. 맥아는 비위(소화 기능)를 좋게 해주는 약재로 많은 양을 사용하면 젖을 말리는 효과가 있습니다. 엿기름을 내려서 물 대신 열심히 드세요. 그리고 젖이 어느 정도 차면 유축기를 사용하는데, 더 좋은 것은 손으로 짜주는 겁니다. 안 나올 때까지 짜지 말고 가벼워지는 정도까지만 짜는 게 요령입니다. 이것을 잘 조절해야 젖몸살이 오지 않습니다. 젖이 빨리 도는 사람은 더 자주 짜야 할 것이고, 젖이 덜 도는 사람은 시간 간격을 두고 짜도 됩니다.

이렇게 아이에게 젖을 물리지 않고, 엿기름 내린 물을 마시고, 젖이 차면 유축기나 손으로 짜주다 보면 젖이 도는 시간 간격이 길어지면서 젖을 서서히 끊을 수 있게 됩니다. 간혹 젖이 지나치게 빨리 돌고 짜내주어도 젖몸살이 심한 경우라면 젖몸살을 풀어주는 한약 복용도 권합니다. 스트레스가 심해도 젖몸살이 심해지니까 마음을 편히 가지고요.

엿기름 내린 물을 먹는 동안 짜낸 모유는 아이에게 주어도 전혀 무해합니다. 소화 기능을 좋아지게 하는 효능이 있고, 기운을 깎아내리는 등의 작용이 없기 때문에 걱정하지 않아도 됩니다.

마사지를 받는 것은 더 자극이 되기 때문에 적합하지 않습니다.

10일밖에 남지 않아서 서서히 말리는 게 쉽진 않을 것 같습니다. 직장에서 젖을 자주 짜는 것이 가능하다면 다행이지만요. 애 낳는 것보다 젖몸살이 힘들다는 말도 있지요. 잘 계획해서 성공하기 바랍니다.

Q 돌인데도 야간 수유를 3~4번씩 해요.

 아이가 배가 고픈 것일까요? 그렇다면 이유식이나 밥 식사에 좀 더 신경 써야 합니다. 배가 고파서 깨는 아이라면, 야간 수유를 할 때 충분히 많은 양을 물립니다. 뱃골을 키우고 낮 동안 섭취량을 늘려 배가 고파서 깨지 않도록 만들어 주어야 합니다.

모유 수유는 돌까지 적극 권장됩니다. 미국 소아과학회에서는 두 돌까지 권유하기도 합니다. 아이와 엄마가 힘들지 않고 행복하다면, 3~4살이 된 아이들도 장난처럼 젖을 빨기도 하지요. 그 순간 아이가 느끼는 행복감과 만족감은 그 무엇보다 높다고 하고요. 젖빨기가 반드시 영양 섭취만을 목적으로 하지 않기 때문입니다.

그러나 밤에 깊이 잠들지 못하고 아이가 자꾸 깨서 젖이나 우유병을 물려야만 다시 잠든다면, 아이가 깊이 잠들지 못하는 이유를 찾아야 합니다. 한방에서는 아이들이 잠들기가 어렵거나 잠들었다가 다시 깨고 보챌 때 비위 기능이 편치 않은 경우, 심열(속열)이 많은 경우, 스트레스가 심한 경우 등으로 나누어 살펴봅니다. 침 치료나 마사지 외에 필요한 경우 한방 치료를 통해 아이의 편안한 수면을 도울 수 있습니다.

또한 아이가 울고 보챌 때 덥거나 습하거나 시끄럽거나 너무 밝지는 않은지 수면 환경을 살펴주는 것도 중요합니다. 아이가 칭얼거리고 깨려고 하는 때에 토닥이고 달래어서 한두 번 수유 없이 그냥 넘어갈 수 있다면, 다음부터는 깨는 횟수도 줄어들게 됩니다.

2~3돌이 된 아이의 경우, 야간 수유나 젖병 사용을 고집한다면 아이가 제대로 알아듣는 것이 아니더라도 설명하고 설득합니다. 분유든 모유든 마찬가지입니다.
"이제는 밤에 깨지 않고 푹 자야 키도 많이 크고 멋있어지고……."

물론 그 아이가 설명을 제대로 알아듣고 동의하는 것은 아니지만 이후의 경과에 큰 영향을 미칩니다. 아이에게 아무런 고지를 하지 않고 갑자기 야간 수유를 중단하는 것과, 아이에게 설명하고 동의를 구하는 것은 매우 큰 차이를 보입니다.

다만, 평소 아이가 이유 없이 짜증을 내거나 울고 보챌 때 수유 또는 우유병으로 해결(?)해왔다면, 이미 습관이 되어버렸을 수 있습니다. 어느 정도 습관이 굳어진 아이라면, 다른 아이보다 시간이 좀 더 걸리고 힘들 수 있습니다.

야간 수유는 엄마와 아이가 피곤하지 않고 괜찮다면 여러 번을 해도 좋습니다. 그러나 엄마와 아이가 야간 수유보다 숙면이 더 필요하다면, 야간 수유를 중단하고 깊은 잠을 자는 것이 좋습니다. 아이의 컨디션에 문제가 있다면 상담을 받고 필요한 치료를 하는 것도 좋습니다.

Q 가슴이 붓고 누르면 아프고 욱신거리는 부분이 붉어졌어요. 젖몸살인가요? 치료는 어떻게 하죠?

A 젖몸살이나 젖뭉침이 생기면 젖을 더 자주 물려야 합니다. 유관에 지방 조직이 뭉쳐 흐름을 방해하여 울혈이 생긴 것입니다. 이때 아기의 턱을 뭉친 쪽에 닿도록 향하게 하여 더 자주 빨게 하면 유관의 흐름을 뚫어주어 도움이 됩니다. 단, 젖몸살이나 젖뭉침이 생기면 유륜이 단단해지고 유두가 편평해지기 때문에 젖을 무는 것이 힘들어져 아기가 잘 빨지 못할 수 있습니다. 젖 먹이기 30분 전에 뭉

친 유방을 따뜻하게 찜질하여 말랑말랑하게 함으로써 젖이 잘 나오고 아기가 잘 빨 수 있도록 준비합니다. 아기는 처음에 더 세게 빨기 때문에 뭉친 쪽 젖을 먼저 물리는 것이 좋습니다. 젖을 다 먹이고 난 후 남아 있는 젖은 짜내세요. 울혈이 심해 통증과 열이 난다면 냉장고에 넣어둔 시원한 양배추 잎이나 차가운 물수건을 아픈 유방 부위에 올려놓습니다.

 젖꼭지가 아파요. 갈라지고 피가 나와요. 어떻게 치료하나요?

젖꼭지가 아프고 때때로 갈라지고 피가 나오는 것은 수유 중에 흔하게 일어나는 증상입니다. 젖꼭지가 아픈 것을 예방하려면 목욕할 때 따뜻한 물로 씻되, 유두를 건조하게 하거나 자극을 줄 수 있는 비누 사용을 피해야 합니다.

또 아기가 유방을 제대로 물지 않으면, 모유량도 줄 수 있고 아기의 섭취량이 감소할 뿐만 아니라 유두가 아프고 갈라지고 피가 나올 수 있습니다. 따라서 젖 먹일 때 아기의 입술과 잇몸이 유두가 아닌 유륜에 놓여 있는지 다시 확인하고, 젖을 먹일 때마다 자세를 바꾸는 것도 좋습니다. 예방을 위해 출산 후 수일 내에 모유 수유 전문가 등에게 자세를 확인받는 것이 좋겠습니다.

수유 후에는 유두를 말리고 초유나 모유 또는 의료용 라놀린크림이나 한방의 자운고(紫雲膏, 일반적인 크림이나 로션은 오히려 문제를 악화시킬 수 있음)를 바르면 상처가 난 유두가 진정됩니다. 유두 보호기를 사용해보는 것도 도움이 됩니다. 자운고는 《외과정종(外科正宗)》에 기재된 윤기고(潤肌膏)라는 고약을 활용한 한방 연고입니다. 아토피 및 습진 등 여러모로 쓰이는 만능약이지요.

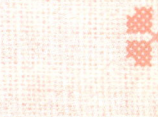

Q 열이 펄펄 나고 온몸이 불덩이인 데다 머리가 터질 듯 아프고, 오른쪽 가슴이 너무 아파요. 어떻게 하죠?

A 모유량이 많이 늘면서 젖몸살이 생긴 것일 수도 있지만, 열이 날 정도로 심하다면 유선염이 생겼을 수 있으므로 적극적인 치료를 받아야 합니다. 심하면 피고름까지 나와서 항생제, 소염제를 쓰고 수유를 중단해야 하는 경우도 있습니다. 먼저 가까운 한의원을 방문해서 젖몸살을 풀어주는 한약을 복용하고, 그게 어렵다면 타이레놀이라도 복용하세요. 그래도 계속 생기면 산부인과에 꼭 방문하기 바랍니다. 참고로 타이레놀은 다른 약과 다르게 카페인이 들어 있지 않아 소아나 산모가 복용하기 좋아요.

Q 아기가 황달이 있는데 모유 수유를 해도 되나요?

A 결론부터 말하자면 대부분의 황달은 모유를 먹여야 얼른 낫습니다. 왜 그런지 차근차근 따져보겠습니다. 신생아의 절반 이상이 태어나서 2~5일 무렵에 황달이 나타납니다. 이 시기는 아기가 엄마 배 속에 있으면서 배꼽을 통해 영양분을 섭취하다가 이제 밖으로 나와 입을 통해 영양분을 섭취하며 점차 적응해나가는 시기입니다. 영양분 섭취법도 달라지지만, 산소를 조달하는 방법도 달라지지요.

엄마 배 속에 있을 때 산소를 운반하는 헤모글로빈은 몸 밖으로 태어난 후 사용하는 헤모글로빈과는 물리적·화학적 성질이 다릅니다. 태내에 있을 때는 엄마 혈액 속에 있는 산소를 가져오는 것이 목적이지요. 하지만 태어난 후에 이 헤모글로빈은 필요 없어지고, 공기 호흡에 적합한 헤모글로빈이 필요해집니다. 그래서 예전 헤모글로빈은 연달아 분해되고 새로운 헤모글로빈이 차근차근 만들어지지요.

이때 옛 헤모글로빈이 분해되면서 빌리루빈이라는 물질이 나오는데, 아기 간에서 처리하지 못할 정도로 많이 나오면 황달이 생기는 것입니다. 이러한 자연스럽고 질병이 아닌 과정을 의학적인 용어로 '생리적 황달' 혹은 '초기모유황달'이라고 표현합니다. 이런 황달은 모유를 적게 먹여서 생기므로 초기모유황달이라는 이름이 붙은 것입니다. 모유를 잘 먹으면 간에서 처리된 빌리루빈이 대소변으로 배출되므로 1~2주 정도 후에 황달이 사라지지요. 실제로 모유 수유를 일찍, 더 자주 하면 신생아 황달을 예방하는 효과가 있다는 연구 결과도 있습니다. 초기의 불충분한 모유 수유가 황달을 발생시킬 수 있다는 연구 결과도 있고요. 일부 신생아들은 계속 조는 만큼, 깨워서 자주 젖을 먹도록 하면 생리적 황달은 차츰 사라집니다. 특히 후유를 충분히 많이 먹어야 대변 배출이 원활해져서 빌리루빈 수치가 빨리 내려갈 수 있습니다.

출생 시나 생후 1~2일 이내에 빌리루빈 수치가 높거나 빠르게 상승하고 있다면 대부분 수유와는 무관한 황달입니다. 이것을 '병리적 황달'이라고 하는데, 치료하는 중에도 젖은 자주(24시간마다 10~12회), 계속 주어야 합니다. 아기가 먹는 초유와 성숙유는 장운동을 더욱 자극해 빌리루빈 배출 속도를 빠르게 한답니다.

그러나 어떤 법에도 예외가 있듯, 모유 수유를 해서는 안 되는 황달도 있습니다. 이를 '후기모유황달'이라고 합니다. 후기모유황달은 생후 1주경 시작되어 3주 이상 지속되기도 합니다. 초기모유황달이 엄마 젖으로 치유된다면, 후기모유황달은 엄마 젖으로 병이 납니다. 정확한 원인은 밝혀지지 않았지만 모유에서 생성되는 물질이 빌리루빈의 배설을 방해하여 발생한다고 봅니다. 후기모유황달이 의심되면 48시간 정도 모유를 끊게 됩니다.

초기모유황달이 96%임에도 대부분 병원에서는 먼저 모유를 끊는 방법을 선택하고 있습니다. 4%의 위험성 때문에 우선 모유를 끊는 것입니다. 하지만 황달이 생겼다고 무작정 끊기보다는 하루 12회 정도 충분한 수유를 하고, 대변도 잘 보고 있는지 확인합니다. 이런데도 황달이 생긴다면 모유를 끊어보는 것이 좋지만, 그렇지 않다면 우선 충분한 수유로 원활한 대변 배출이 이루어지도록 해주어야 합니다.

Q 수유 전에도 멍울이 있었는데 모유 수유 중에 더 커졌어요. 괜찮은가요?

A 유방의 멍울은 대개 양성이 많습니다. 검사상 섬유질이 뭉친 거라고 했다면 섬유선종이니 그냥 놔두어도 문제는 없습니다. 하지만 수유 중엔 유선 조직이 커지고, 울혈의 현상이 더 잘 나타나므로 더욱 커질 수 있습니다. 만약 증대되는 선종으로 인해 유방의 크기가 달라졌다거나, 점점 더 커져서 불안감이 증대된다면 수술할 수도 있습니다.

Q 한쪽 젖만 많이 먹였더니 짝젖이 되었어요. 어떻게 하나요?

A 유방의 크기를 같게 하려면 작은 쪽을 더 많이 물려서 젖이 더 많이 돌게 해야겠죠. 그러나 차이가 있더라도 수유가 끝나면 원상태로 돌아온답니다.

Q 젖을 뗀 지 한 달이 넘었는데 젖이 나와요. 괜찮은가요?

A 수유를 중단했어도 유즙이 나올 수 있으므로 걱정하지 않아도 됩니다. 유방에 덩어리가 만져지거나 한다면 산부인과 검진을 받아보는 것도 좋습니다.

Q 모유 수유 중에 염색이나 파마해도 되나요?

A 파마가 수유에 영향을 준다는 연구 결과가 발표되지는 않았습니다. 다만 피부를 통해서 흡수되는 부분이 있기 때문에 최소한 3일 정도는 뒤에 수유하는 것이 좋다는 의견도 있습니다.

아기 돌보기 편

 아이가 자다가 자지러지게 울거나 칭얼거리는데 달래지지 않아요.

아이들이 자다 깨서 칭얼거리거나 자지러지게 우는 것, 혹은 잠들기가 쉽지 않고 잠투정이 심한 경우를 한방에서는 '야제(夜啼)'라고 합니다. 야제 증상은 출생 이후부터 2~3돌까지 많으며, 간혹 5~6살 아이들에서도 관찰할 수 있습니다.

이러한 야제 증상은 치료가 꼭 필요하다는 것을 모르는 엄마들이 많습니다. 아이와 함께 밤을 꼬박 새웠다, 울고 칭얼거리는 아이를 달래다가 같이 울어버렸다는 엄마에게 한약을 먹으면 낫는다고 이야기하면, 눈이 동그래지면서 묻습니다.

"이게 치료가 되는 거예요? 이제야 살 것 같아요."

아이의 밤낮이 2~3일만 바뀌어도 엄마의 컨디션이 엉망이 되어버리는데, 아이 본인의 몸 상태는 어떨지요.

또한 아이는 자면서 큽니다. 잠을 자는 동안 최대한 몸이 이완되고 편안해지면서 성장의 밑바탕을 만들어가는 것이죠. 야제, 수면불량은 성장에도 크나큰 영향을 미칩니다. 그러므로 당연히 빠른 시간 이내에 수면 사이클을 찾아, 편안한 수면으로 기분 좋은 아침을 맞아야 할 것입니다.

밤낮이 바뀐 상태가 지속되고, 밤보다 낮에 자는 경우가 많거나, 낮에도 안 자면서 밤새 깨고 칭얼거리는 경우라면 치료가 필요합니다. 예로부터 이러한 야제 증상의 원인은 자정 이전과 이후로 나누어서 따지기도 하며, 아이의 상태에 따라 비한(脾寒), 심열(心熱), 구창중설(口瘡重舌), 객오(客忤)로 크게 나누고 있습니다. 먹는 것이 충분치 못하거나 소화기가 불편한 경우, 타고나길 심열이 심하고 안정되지 않는 경우, 입병이 나고 아픈 경우, 무언가에 놀란 경우로 이해할 수 있습니다. 이를 요즈음의 시대상을 고려해 조금 더 자세히 살펴보자면 다음과 같습니다.

1 아이 몸의 생리 활동 리듬이 깨어진 경우

2 속열이 많아 답답한 경우

3 몸이 아픈 경우

4 신경이 예민한 아이

5 덥고 습하거나, 난방이 심하거나 하여 잠자리가 불편한 경우

6 야간 수유

7 엄마 아빠가 늦게까지 자지 않는 경우

8 외출, 명절치레 등으로 낯선 환경을 경험한 경우

편안히 수면에 들기 위해서는 신체 리듬, 기운 흐름이 조화를 이루어 밤이면 안정되고, 밤새 안정된 기운이 유지되고, 아침 무렵에는 다시 활기를 얻어야 합니다. 그래야 편히 자고 아침에 기분 좋게 일어날 수 있지요.

야제를 해결하기 위해서는 '몸 안의 이유'와 '몸 밖의 이유'를 살펴보아야 합니다. 생활 리듬을 조절하고 기운의 순환을 돕는 '비장' 기능이 저하되었는지, '심장'의 불기운으로 인해 열이 많고 답답해하는지, 반복되는 영아산통이나 불편감을 느끼는지, 선천적으로 예민하거나 혹은 신체의 조화와 균형이 깨어져서 '신장' 기능에까지 영향을 미쳤는지 살펴야 합니다. 또한 잠자리가 너무 덥거나 불편하지 않은지, 식습관이 올바르지 못한지, 늦게까지 깨어 있는 어른으로 인해 수면 환경 자체가 조성되지 않는지, 낮 동안의 외출이나 명절 혹은 새로 시작한 어린이집 등 낯선 환경을 경험하고 그로 인해 기운이 울체되지 않았는지 살펴봅니다. 그리하여 우리 아이 야제증의 원인을 찾고 편안한 수면을 취할 수 있도록 해줍시다.

●몸이 차고 소화기가 약한 아이

얼굴이 희거나 노랗고, 손발이 차거나, 입가에 침을 많이 흘리는 경우 등이 해당

합니다. 비장 기운을 북돋우는 약재를 이용해 중심을 잡아주는 치료를 시행합니다. 잠잘 때 배나 손발이 차다면, 두꺼운 이불보다는 긴 옷을 입히거나 수건 등을 배에 2~3번 둘러줍니다. 또한 평소에 비장을 튼튼히 하는 마사지나 쭉쭉이 체조 등으로 팔다리를 많이 주물러주는 것이 좋습니다. 그리고 잠들기 2시간 전부터는 물을 제외한 간식이나 음료 섭취를 줄입니다(돌 이전의 모유나 분유 섭취 아기 제외). 잠들기 전 속이 비고 가벼워야 숙면을 취할 수 있기 때문입니다.

● **열이 많은 아이**

심장의 화 기운을 내리고, 대소변을 빼내는 방법으로 심장, 소장의 열을 치료합니다. 덥지 않게 재우는 것이 좋습니다. 찬바람이 들거나 지나치게 춥게 재우는 것이 아니라, 덥지 않고 땀을 많이 흘리지 않도록 서늘한 환경을 유지해주는 것이 중요합니다.

● **예민한 아이**

우선 원인이 되는 한, 열, 질병 등을 제거하고, 신장 기능이 튼튼해지도록 치료를 시행합니다. 균형이 깨진 아이일수록 엄마의 인내심이 더욱 필요합니다. 아이들이 울고 떼쓰며 잠자리에 드는 것이 아니라, 기분 좋게 잠들 수 있도록 배려해주는 것이 좋습니다.

잠들기 전 편안한 상태에서 따뜻한 물로 목욕하는 것이 도움이 됩니다. 이때 여름에는 40℃, 겨울에는 38℃ 정도의 온도가 좋고, 30℃ 정도의 미지근한 물로 마무리하는 것이 기혈순환에 더욱 도움이 됩니다. 목욕 후 아이가 좋아하는 담요나 엄마의 옷 등으로 감싸주면 아이들에게 더욱 안정감을 줄 수 있답니다.

● 잠자리가 불편한 아이

아이들이 기분 좋게 잘 수 있는 온도는 22~23℃, 습도 50% 정도입니다. 여름철 에어컨 사용으로 실내, 실외 온도차가 높은 경우 오히려 체온을 떨어뜨릴 수 있으며, 겨울이라고 어른들이 뜨끈하게 느낄 정도로 난방하면 아이들은 덥고 갑갑할 수 있습니다. 얇은 옷을 입히도록 하고, 두꺼운 이불보다는 얇은 이불로 아이들을 서늘하게 유지해주는 것이 수면에 훨씬 효과적입니다.

Q 생후 150일인데, 감기에 장염까지 걸렸어요.

A 보통 아이들은 생후 5~6개월경이면, 모체 면역력이 떨어집니다. 즉 엄마에게 물려받았던 철분, 영양분뿐만 아니라 면역 기능이 소진되는 단계입니다. 물론 아이에 따라 돌 즈음까지 감기 한 번 앓지 않고 건강하기도 하고, 3개월 이후부터 감기에 걸리고 아플 수도 있습니다. 타고난 체력, 면역력과 생활환경(형, 누나 등의 큰아이나 어린이집을 시작하는 시기 등)에 따라 차이가 날 수 있습니다. 이 시기가 지나면서 아이들은 아프기 시작합니다(그래서 6개월 전에는 감기에 걸리지 않아야 한다고 설명함). 문제는 아플 수는 있지만, 그런 시간이 너무 오래가거나 반복되면 면역력이 더욱 저하되어 고질병으로 자리 잡게 된다는 것입니다.

아이에 따라 장점막이 약한 경우는, 감기만 걸리면 혹은 감기에 걸려 항생제를 복용하면 설사를 유발하기도 합니다. 그래서 감기와 장염 치료약을 함께 먹게 되는 경우도 있고요. 실제 한의원에 내원하는 아이들 중 감기는 다 나았는데 장염만 10여 일 정도 더 가는 경우도 있습니다.

보통의 경우는, 이렇게 한 번씩 아프면서 스스로의 면역력을 키워갑니다. 외부의 바이러스와 나쁜 기운을 이겨내는 힘을 키워가는 것이지요. 3~7일 정도 적당히 아프고 잘 낫는 경우라면, 스스로의 면역력을 키워 병을 이겨나가는 과정으로 크게 걱정하지 않으셔도 되며, 굳이 약을 먹일 필요가 없습니다. 다만, 감기가 반복되거나 감기 때마다 장염이 반복되거나, 한번 아프면 2주 이상 오래도록 낫지 않는 경우라면 아이가 면역력을 보강하도록 도와주는 것이 좋습니다.

호흡기가 약하거나 소화기가 약한 경우, 약한 부분을 조금만 보강해주면 이후로는 스스로 이겨낼 수 있습니다. 돌 이전의 아이들도 쉽게 먹을 수 있는 증류탕약을 이용하거나, 일반 한약을 이용할 수 있으며, 또한 호흡기나 소화기를 보강할 수 있는 한방 마사지를 병행한다면 더욱 효과가 좋습니다.

한 가지 명심할 것은 모유 수유 중인 아기가 아니라 스스로 식사할 수 있는 아이일 경우, 감기에 걸리거나 장염이 걸리면 약간 배가 고픈 듯이 먹여야 한다는 사실이에요. 배가 빵빵해지도록 배불리 먹여버리면 체하기 쉽습니다. 특히 아이가 먹으려 하지 않을 때에는 아이가 지치지 않을 정도로 먹는 양을 줄이는 것이 회복에 도움이 됩니다. 또한 감기나 장염이 나은 후 먹을 것을 찾는 때라도 배불리 먹기보다는 약간 모자란 듯이 먹도록 해주세요.

큰 병 후 체력 보강을 위해 먹어야 한다고요? 아닙니다. 큰 병 후에는 소화가 잘되는 부드러운 음식을 조금씩, 배가 고픈 듯이 먹어주는 것이 체력 회복에 훨씬 큰 도움이 됩니다.

생후 50일이 지났는데도 녹변을 봐요.

생후 1~2개월 아이들의 엄마들은 아이 똥이 파랗다고 이야기합니다. 대부분은 파란색보다 녹색, 쑥색, 초록색 등 다양한 색이지요.

아이들의 녹변은 대부분 정상 반응입니다. 양방에서는 음식물이 소화되는 과정 중에 빌리루빈이 분비되고 이것이 소장, 대장을 지나치며 노랗게 변하는데, 아이들은 아직 소화 과정이 미숙하다보니 그럴 수 있다고 설명합니다. 한방에서는 아이들은 한창 생장하는 기운이 크므로 그로 인해 푸른색이 나타나기 쉽다고 보고, 병이라 판단하지 않지요. 그러므로 아이가 잘 먹고, 잘 싸고, 잘 놀고, 잘 잔다면 녹변은 걱정하지 않아도 됩니다.

그러나 녹변이 아이의 몸 상태를 나타내주는 지표가 되기도 합니다. 아이의 장운동이 빨라져서 음식물이 장을 재빨리 통과해버리는 경우에도 녹변이 나타날 수 있으며, 대표적인 경우가 장염이나 우유(분유) 알레르기 등입니다. 또한 아이가 놀라거나 흥분한 경우라면, 장도 스트레스를 받아 장운동이 불규칙하고 빨라져서 녹변이 나타날 수 있습니다.

분유 먹는 아이라면, 별다른 문제 없이 녹변을 보는 경우가 대부분입니다. 하루 한 번 정도 대변을 보면서, 질퍽하고 쑥색이며 냄새가 좀 시큼한 정도라면 괜찮습니다. 물론 아이가 잘 먹고 잘 놀고 기분이 좋아야겠지요.

모유를 먹는 아이라면, 전후유 불균형이 아닌지 살펴보아야 합니다. 탄수화물이 많은 전유를 과다 섭취하고 지방이 많은 후유를 먹지 않는 아이의 경우 녹변이 많습니다. 그러므로 모유 수유 시에는 한쪽을 완전히 비울 수 있도록 해야 하며, 아이의 배가 많이 작다면 한쪽만이라도 완전히, 혹은 전유를 약간 짜내어 후유를 충분히 먹을 수 있도록 해주어야 합니다. 이러한 경우는 녹변보다, 지방 섭취가 불충분한 것이 더욱 문제가 될 수 있습니다. 아기의 두뇌 발달을 위해서는 충분한 지방 섭취가 가장 중요하기 때문입니다.

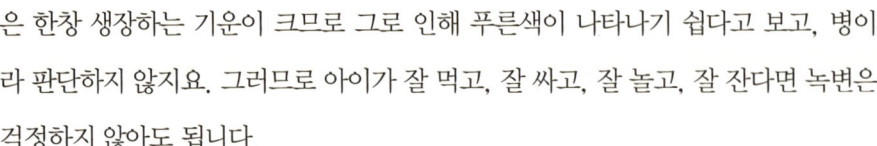 우리 아기 똥은 냄새를 참을 수 없을 정도예요!

A 모유만 먹는, 혹은 분유만 먹는 아이라도 속이 편치 않으면 냄새가 지독한 대변을 봅니다. 방귀를 뿡뿡 뀌어댈 때에도 냄새 때문에 코를 싸쥐게 되고요. 이러한 증상이 1~2일 정도라면, 먹는 양을 조절해주고 배 마사지를 하면서 지켜보

세요.

여러 가지 마사지 방법이 돌고 있지만, 가장 기본적이고 의학적으로 의미가 있는 마사지 방법은 대장이 있는 부위를 시계 방향으로 돌려가면서 마사지하는 것입니다. 대장이 있는 부위를 잘 모르는 경우가 많은데, 골반뼈 바로 위부터 갈비뼈 바로 밑까지의 복부 전체 가장자리 부분이 대장이 지나가는 부위입니다. 이 부분을 시계 방향으로 문지르면 됩니다.

혹시 대변의 고약한 냄새가 오랜 기간 지속된다면 소화기를 편히 하기 위해 상담을 받는 것이 좋습니다.

돌이 지나고 수유를 끊었는데, 생우유를 안 먹어요.

 아이가 이유식이나 밥을 잘 먹나요? 그렇다면 굳이 우유를 먹을 필요가 없습니다. 다양한 반찬으로 충분한 단백질, 칼슘, 지방질을 섭취하고 있을 테니까요. 우유는 칼슘 흡수율이 떨어지고 고단백·고열량 식품이라 비만을 유발합니다. 지금의 아이들은 "우유 먹어야 키 큰다."라고 했던 세대와는 다르죠.

아이가 이유식이나 밥을 잘 먹지 않나요? 그렇다면 우유를 먹이지 말아야 합니다. 돌이 지나고 수유를 끊으면서 아이는 액체 음식이나 유동식이 아닌 고형 음식에 익숙해집니다. 이 시기는 단순히 '밥을 먹는 시기'가 아니라, 밥과 반찬, 어른이 먹는 다양한 음식을 먹기 위한 준비 과정이자 시작 단계인 것이지요. 이때 아이들은 다양한 맛과 향이 있는 고형 음식을 씹어서 삼키기보다는, 마시는 액체상의 음식이나 유동식이 익숙하기 마련입니다. 먹던 것(모유, 분유의 액체 형태)이 익숙한 것이지요. 밥을 제대로 먹지 않는 아이에게 우유라도 먹여 보겠다고 하는 것은, 아이의 이유식-고형식 시기에 혼란을 주는 것입니다.

또한 아이가 밥도 우유도 먹지 않으려 한다면, 이는 소화기장애가 있는 것으로 보아야 합니다. 뱃골이 원래 작더라도 먹을 만큼은 먹어야지요. 원래 먹는 양이 적고, 시원찮은 아이라면 비위를 튼튼히 하고 뱃골을 키워주기 위한 노력이 필요합니다. 원래 잘 먹는 아이였는데 갑자기 먹지 않는다면 식체에 준해서 소화 기능을 풀어주고 잠시 음식을 적게 먹이는 배려가 필요합니다.

보통 생우유는 돌 이후에 먹도록 권장하고 있습니다. 그런데 돌 이후에도 지나치게 많이 먹이는 것은 좋지 않답니다. 특히 소화 기능이 약한 아이라면 더더욱 그렇지요. 우유는 모유와 비교했을 때 철분 결핍이 생길 수 있다고 미국 소아과학회에서 밝혔습니다. 위 안에서 단단한 덩어리가 되어 잘 소화되지 않는다고 해요. 또 우유 안의 단백질은 알레르기 유발성이 강한 걸로 알려져 있습니다. 신생아 초기에 우유 단백질을 섭취하면 자가면역반응을 일으켜 인슐린 의존형 당뇨병이 발생할 수 있다고도 합니다. 돌 이전은 물론 이후에도 너무 많이 먹이지 않도록 하세요.

간혹, 우유를 잘 먹지 않는다고 초코가루를 타서 먹이거나 달콤한 맛이 나는 우유를 먹이는 어머니도 있습니다. 결국 단맛의 유혹에 넘어간 이런 아이들은 흰 우유는 먹지 않고, 초코우유는 먹습니다. 달콤한 요거트도 잘 먹지요. 단맛에 익숙해진 아이들, 밥과 반찬은 잘 먹을까요? 어머니들이 고민해보아야 할 부분입니다.

Q 이유식을 4개월부터 시작해도 될까요?

A 이유식 시작 시기에 대해서는 책마다, 의사마다, 시대마다 다르게 권고되어 왔습니다. 다시 말하면, 아이에 따라 상황에 따라 다르게 적용할 수 있다는 말입니다.

보통의 이유식은 4~6개월 정도부터 권합니다. 이 시기부터 아이들이 혀로 액체가 아닌 다른 음식물을 밀어내는 반사가 사라지고, 장이 성숙되면서 면역체계를 튼튼히 하기 때문입니다.

3~4개월 아이에게는 '텅 푸싱 리플렉스(Tongue Pushing Reflex)'라고 하여, 액체가 아닌 음식물을 넣어주면 자꾸 혀로 밀어내는 반사가 있습니다. 따라서 이 시기에는 이유식 시도 자체에 실패하게 됩니다.

또한 우리 몸은 장의 소화 작용을 통해 음식 속의 단백질을 알레르기가 적게 유발되고 흡수가 잘되는 아미노산으로 분해 흡수함으로써, 알레르기가 생기는 것을 막습니다. 그러나 4~6개월 이전의 아이는 장의 소화 작용이 미숙해 단백질을 아미노산으로 분해하기 힘들고, 분해되지 않은 단백질은 미숙한 장을 통해 그대로 흡수되면서 알레르기를 일으킬 확률이 높습니다. 음식에 의한 아토피가 대표적인 예라 할 수 있습니다. 알레르기 가족력이 있거나, 아기가 아토피성피부염이 있다면, 이유식은 6개월 이후, 혹은 최고 1년까지 미뤄도 좋습니다.

생후 6개월까지는 모유가 충분한 영양 공급원이 됩니다. 절대 조급해하지 마세요. 아이가 어른의 밥그릇에 관심을 가지거나 먹고 싶어 하고, 분유를 먹는 아이라면 4개월 즈음부터 조금씩 시도해도 좋으나, 분유나 모유가 반드시 주식이어야 합니다. 아직은 분유나 모유의 지방질 섭취가 뇌와 신경계 발달에 매우 중요한 시기이기 때문입니다. 그리고 생후 2년까지도 아기가 원할 때는 모유를 주는 것이 좋답니다.

아이가 입과 혀의 근육이 충분히 발달하기 어려운 미숙아이거나 발달이 늦다면, 이유식 시작을 서두르지 마세요. 또한 이유식을 시작하고도 아이가 소화를 못 시키거나, 장염이나 감기에 걸린다면 일시적으로 연기하세요.

Q 아기가 변비예요. 어떻게 해야 변을 볼까요?

A 아기들은 매일 대변을 보다가도 별다른 문제 없이 3~4일씩 대변을 안 보기도 합니다. 그러면서도 잘 먹고 잘 논다면 걱정하지 않아도 됩니다. 대부분

은 정서적인 문제로, 아기가 흥분하거나 긴장된 상태가 지속되면 대변 양상이 달라지는 경우가 많습니다. 대변을 안 본다고 관장을 시키거나 변비약을 먹이기보다는, 복부 마사지를 해주면서 아이의 상태를 지켜보고 걱정된다면 가까운 소아과나 한의원에서 상담을 받아보는 것이 좋습니다.

아이가 잘 먹고 잘 놀고 잘 잔다면 대변 횟수는 크게 걱정하지 않아도 괜찮습니다. 정 마음에 걸린다면 복부 마사지를 신경 써서 해주세요. 엄마의 따뜻한 손바닥으로 배꼽을 중심으로 시계 방향으로 20회씩 다섯 세트, 총 100회 정도 해주면 배변에 도움이 됩니다. 신생아라면 살짝만 자극이 되도록, 좀 큰 아이라면 약간 눌러주면서 하세요. 이때는 따뜻하고 편안한 환경에서, 음악을 듣거나 즐거운 이야기를 하면 더욱 좋겠죠. 또한 아로마오일이나 보습제 등으로 피부 자극이 덜하도록 하는 것도 좋습니다.

어린아이는 대변을 볼 때 온몸이 빨개지도록 힘을 주기도 합니다. 아직 효과적으로 힘을 주는 방법을 알지 못하고, 항문의 크기도 작기 때문에 더욱 힘들어하기도 합니다. 이럴 때는 엄마 손가락에 바세린을 바르거나 면봉을 이용해 항문 주변을 살살 자극하세요. 그러면 대변보기 수월해진답니다.

아이들의 변비는 대부분 기능성 변비이고 기질적 질환은 적지만, 태변이 24시간 후에 나온 경우, 신생아에 생긴 변비, 복부팽만, 구토, 체중이 늘지 않는 경우는 선천성 거대결장증, 갑상선기능저하증 등 기질적 질환을 의심할 수 있으니 유의하세요. 아이들은 모유에서 분유로 바꿀 때, 이유식을 시작할 때, 생우유를 먹기 시작할 때, 대소변을 가리기 시작할 때, 학교에 다니기 시작할 때, 스트레스가 많을 때 변비 증상이 나타납니다. 시기별로 변비 대처법을 알아볼까요?

● **모유 먹는 아기**

분유 먹는 아이보다는 변비가 덜 오지요. 하지만 모유를 먹는 아이도 변비가 있는 경우가 있습니다. 살펴보면 모유량이 부족해서 변비가 되는 경우가 많더군요. 모유량이 부족한 상태라면 자주 젖을 먹이세요. 먹는 양이 부족한 상태가 아니라면 항문 자극을 하거나 5% 함수탄소 용액(당분 용액) 등을 하루 수차례 먹입니다. 함수탄소 용액은 물 50ml에 황설탕이나 엿기름 1작은술을 섞은 것입니다. 이것을 하루에 2~4번 먹이면 됩니다.

● **분유 먹는 아기**

모유 먹는 아기보다 변비가 더 잘 생깁니다. 이것도 먹는 양이 부족해서 생길 수 있으므로, 하루에 먹는 양이 적절한지 잘 살펴서 부족하다면 분유를 더 진하게 타서 먹이세요. 양이 부족한 것이 아니라면 분유의 당분 종류를 바꾸어봐야 합니다. 분유에 황설탕이나 엿기름 1작은술을 넣어서 먹여보세요.

● **이유식을 시작한 아기**

이유식을 시작하면 바로 변비가 오는 아이들이 많습니다. 아직 장운동이 활발하지 못해서인데, 대부분 시간이 지나면 정상적으로 대변을 보게 됩니다. 물론 이 경우도 먹는 양이 적어서 생길 때가 있으니 먹는 양이 적절한지를 봐야 합니다. 일단 변비 경향이 있다면 수분 섭취를 늘리고, 이유식에도 채소를 많이 넣어서 만들어주는 것이 좋습니다. 과일도 자주 먹이면 좋은데, 특히 아침 공복에 사과를 갈아서 주면 변비에 정말 좋답니다.

아이들의 변비는 식체나 속열로 생기기도 하고, 진액이 부족하거나 기력이 부족해서 생기기도 합니다. 우선은 복부 마사지 등으로 관리하세요. 다만 반복되거나 시간이 길어진다면 꼭 상담을 받아야 합니다.

● 돌 지난 아이

변비가 '시원하게 굵은 대변' 이나 '토끼똥' 으로 시작하는 경우가 많습니다.

"우리 아이는 굉장히 시원하게 대변을 봐요. 굵고 길게 가래떡처럼 말예요."

자랑스레 말씀하시는 분도 계시지만, 아이의 항문보다 굵은 대변이라면 결코 시원한 대변이 아닙니다. 오히려 너무 굵어서 아프고 출혈이 있기도 하죠. 또한 동글동글하게 토끼똥을 보거나, 자갈돌처럼 똑 똑 떨어지는 변을 보는 아이들도 있습니다. 대장의 활동이 원활하지 못해서 동강동강 나뉜 경우입니다. 이럴 때는 아이의 속열을 내려주고, 푸른 채소 섭취를 늘리며, 유제품을 줄이는 등의 식이조절이 필요합니다.

토끼똥이 심해지거나, 출혈과 통증이 있어 아이가 고생을 하면, 그 이후 대변을 보지 않으려고 참거나, 서서 대변을 보거나, 혹은 구석에 숨어서 대변을 보기도 합니다. 이럴 때에는 적극적인 치료가 반드시 필요합니다. 우선은 배변의 고통을 줄이고 편하게 해야지요. 동시에 장이 건강하게 운동할 수 있도록 도와야 합니다.

아이들의 변비를 그때그때 잘 치료하지 못하고 오래 지속되면 그로 인해 식욕이 저하되고, 성장에 방해가 되기도 합니다. 치료 기간도 길어져 6개월 이상 치료가 걸리기도 해요. 그러니 변비라는 생각이 들면 우선은 엄마표 마사지와 항문 자극을 시작하세요. 그래도 안 되면 반드시 상담을 받으시길 바랍니다.

Q 아이가 토를 자주 해요.

A 신생아가 먹고 나서 게워내는 것은 생리적인 반응입니다. 위는 물주머니같이 생긴 구조인데 위아래로 잡아주는 근육이 있어 음식물이 들어오면 소화가 될 때까지 위아래로 흐르지 않도록 잡아줍니다. 그런데 신생아는 위의 발달이 덜 되어 위쪽을 잡아주는 근육의 힘이 약해서, 쉽게 토하고 올리게 됩니다. 이때에는 1~2

모금 정도로 주르륵 흐르는 정도입니다. 또한 이러한 반응은 6개월 정도가 되면 저절로 괜찮아지는 것이 일반적입니다.

대부분 아이들이 갑자기 토하는 것은 과식을 한 경우, 분유를 먹을 때 공기를 많이 들이마셨거나, 분유가 진하게 타진 경우, 장염에 걸린 경우(설사를 동반하기도 하고, 구토 증상만 나타나기도 함), 아이가 스트레스를 받았을 때 등입니다. 이를 방지하려면 공기를 덜 마시기 위해 배가 고프도록 굶겼다가 먹지 않도록 신경 씁니다.

모유를 먹일 때는 유륜 부분까지 깊숙이 물리도록 하고, 분유는 우유병을 잘 기울여 공기가 들어가지 않도록 합니다. 수유 후에는 반드시 트림을 시키며, 트림한 이후에도 20분 정도는 세워서 안고 있거나 앉아 있을 수 있도록 하는 것이 좋습니다.

● 잘 토하는 아이, 혹시 이유식이나 밥을 안 먹고 우유만 먹지 않나요?

아이들은 그 나이에 맞는 식사를 해야 합니다. 간혹 이유식을 하지 않거나 밥을 싫어한다고, 돌이 지나서도 우유를 주식처럼 먹는 아이들이 있습니다. 같은 칼로리라도 액체 음식은 부피가 크므로 위에 부담을 줍니다. 그러므로 이러한 경우는 반드시 우유병을 중단하고, 액체 음식의 섭취를 줄여야 합니다. 또한 우유병을 오랫동안 빨면, 다른 음식을 거부하는 습관이 생기기 쉽습니다. 적절한 시기에 우유병 대신 컵을 이용해서 먹도록, 올바른 식습관을 심어주세요.

Q 공갈젖꼭지, 언제까지 써도 될까요?

A 우선 모유 수유를 하는 아이라면, 공갈젖꼭지는 신중하게 사용해야 합니다. 아이가 유두 혼동을 일으키기 쉽기 때문입니다. 4~6주 이전의 신생아에게는 사용하지 않는 것이 좋고, 그 이후라도 주의하지 않으면 모유 수유를 일찍 끊게 될 위험도 있습니다.

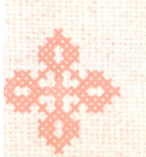

6~12개월까지 공갈젖꼭지를 사용하는 것은 마음 편하게 지켜보아도 좋습니다. 이 시기는 구강기라 불리는데 공갈젖꼭지가 아니더라도, 눈에 보이는 것이나 신기한 것은 무조건 입으로 가져가서 빠는 자극을 느끼는 시기입니다. 빨고자 하는 욕구를 충족시켜주면 손가락을 빠는 것을 줄일 수도 있습니다. 다만, 아이가 빨고자 하는 욕구가 없는데 단지 운다는 이유로 공갈젖꼭지를 물리거나, 재우기 위해서 공갈젖꼭지를 물리는 것은 좋지 않습니다. 아이가 필요 이상으로 공갈젖꼭지에 의지할 수 있습니다.

공갈젖꼭지를 사용하는 엄마들의 고민 두 가지는 위생과 치아 문제입니다.

첫째, 위생 문제는 입에 넣었다 바깥에 두었다 하는 것입니다. 그러나 공갈젖꼭지 뿐만 아니라 무엇이든 입에 넣는 시기에는 아이의 전반 면역력에 영향을 받지, 공갈젖꼭지 하나에 문제가 생기지는 않습니다.

둘째, 치아 문제는 아직도 명확하지 않습니다. 2살 이상인 경우 지나치게 많이 사용한다면 치아에 문제가 생긴다는 의견도 있으나, 적당히 사용한다면 영구치가 나는 만 6살까지 사용하는 것은 의학적으로나 심리적으로 특별히 문제가 되지 않는다고 합니다. 미국이나 영국에서는 4~5살용 공갈젖꼭지도 판매합니다.

12~18개월 이전의 아이가 무엇을 빠는 행위는 심리적 안정감과 관련이 깊습니다. 공갈젖꼭지를 강제로 못 빨게 하면 손을 빨게 되는 경우가 많아지고, 이 경우는 손가락 염증도 생길 수 있지요. 공갈젖꼭지를 빨고, 손가락을 빠는 것은 별다른 문제가 아닙니다. 그냥 그럴 수도 있는 것이지요.

다만 공갈젖꼭지나 손가락을 빠느라 집중해서, 다른 놀이를 하지 못하는 아이들이 간혹 있습니다. 아이가 필요 이상으로 빨고 있다면 반드시 절제시키고, 다른 흥밋거리를 유도해주어야 합니다. 아이의 욕구는 충족시켜주어야 하지만, 약간의 절제는 배워야 합니다. 아이가 다른 곳에 집중할 수 있도록 관심거리를 만들어주고, 더 많이 안아주고 스킨십을 해주세요.

기저귀 발진이 심해요.

기저귀 발진은 젖은 기저귀에 의해 생기는 것으로, 누구나 한번쯤은 경험하게 마련입니다. 소변이나 설사 등으로 기저귀가 젖으면, 그 습기뿐만 아니라 암모니아나 소화효소 등의 자극 물질에 의해 피부가 붉어지고 손상됩니다. 또한 손상받은 피부는 칸디다라는 곰팡이가 자라기 쉬우며, 이는 사타구니·성기·배 쪽으로 잘 생깁니다.

이유식을 처음 시작한 아이들은 음식의 변화에 따라, 혹은 과일 섭취가 많아서 대변의 양상이 바뀌면서 기저귀 발진이 생기기도 합니다. 그러므로 새로운 음식은 소량씩, 일정한 시간을 지켜보면서 추가하는 것이 좋습니다.

기저귀 발진이 심한 경우에는 엉덩이를 잘 씻어주고 말려야 합니다. 헤어드라이어를 이용해서 미지근한 바람이 나오도록 하여 보송보송하게 말리는 것도 좋습니다. 또한 가능하다면 하루에 몇 시간씩 기저귀를 벗겨두는 것이 좋습니다. 물론 아이가 춥지 않도록 따뜻한 방에 얇은 이불을 깔고, 찬 공기에 직접 닿지 않도록 해야겠지요.

또한 기저귀 발진용 연고는 반드시 진료 후 처방받은 연고를 사용해야 합니다. 특히 곰팡이 감염이 원인인 경우라면, 흔히 바르는 연고제로 더욱 심해지고 치료가 어려워질 수도 있으므로, 원인에 따라 적절한 연고를 처방받아야 합니다.

연고를 바르거나, 엉덩이 분을 바를 때에는 꾸덕꾸덕 하도록 발라서는 안 됩니다. 많이 바르면 좋을 것 같아 듬뿍듬뿍 발라주는 엄마도 있는데, 이런 경우는 아이의 피부가 숨을 쉴 수 없어서 낫기는커녕 더욱 증상이 심해집니다. 또한 땀이나 오줌으로 인해 엉덩이 분이 아이의 피부에 달라붙으면 절대 안 됩니다.

가장 중요한 예방법은 기저귀를 바로바로 갈아주는 것입니다. 천기저귀이든 종이기저귀이든 바로 갈아주는 것이 가장 중요합니다. 특히 대소변을 본 후에 필요하다면, 물로 엉덩이를 씻고 보송보송하게 말립니다. 혹시라도 밤에 기저귀를 갈아줄 자신이 없다면 종이기저귀를 쓰는 것이 좋습니다. 외출을 하거나 차를 타야 한다면, 물티슈를 넉넉히 챙기는 것도 좋습니다.

그리고 기저귀를 찬 부위에 통풍이 잘되도록 해주어야 합니다. 오줌이나 대변이 새어 나올까봐 꽁꽁 싸두면, 엉덩이 피부가 숨을 쉴 수가 없습니다.

Q 심하게 울어 병원에 갔더니 영아산통이래요. 이걸 어떻게 해야 하나요?

A 영아산통, 즉 콜릭인 아기들은 넘어갈 듯이 울어댑니다. 보통 오후 6시에서 10시 사이에 많이 울어대며, 간혹 밤새도록 우는 아이도 있습니다. 콜릭으로 우는 경우는 달랠 수도 없고, 잠시 달래진다 하더라도 다시 울어대는 경우가 대부분입니다. 그러니 내 아이이고 안쓰럽지만 나중에는 화가 난다는 엄마도 있고, 아이와 함께 밤새 울고 오는 엄마도 있습니다.

콜릭은 보통은 생후 2~4주경에 시작되어, 6주경부터는 점차 줄어들어 3~4개월경이면 괜찮아집니다.

콜릭의 원인은 아직까지 명확히 밝혀지지 않았습니다. 소화기가 미숙해서, 장 때문이다, 공기를 먹어서이다, 등등의 가설이 있기는 하나, 확실한 원인은 없다고 알려져 있습니다. 또한 무섭게 울어댈 때를 제외하고는 아이는 잘 놀고 잘 먹습니다. 다만 콜릭이 있는 아이들은 외부 자극에 민감한 경우가 있습니다. 그렇다고 아이의 성격에 문제가 있거나, 부모가 아이를 잘못 키워 그런 것은 절대 아닙니다.

영아산통은 한방에서 이야기하는 야제의 원인 중 비한증(脾寒證)으로 볼 수도 있습니다. 야제 증상은 자정 이전은 비한증이 많고, 이후는 심열증이 많다고 기록되어 있습니다. 그 외의 다른 원인도 있지만 말입니다. 아이들이 잠든 후 1시간 정도는 체온이 다소 오르다가 체온이 내려가게 되는데, 기본적 체열이 약하거나 소화기가 찬 아이들은 이때의 찬 기운을 이기지 못하고 울거나 깊이 잠들지 못하고 깬다고 설명되어 있습니다.

대부분의 영아산통은 아이가 울 때 잘 달래주는 정도만 해도 시간이 지나면서 저절로 좋아지는 경우가 많지만, 필요하다면 야제 치료에 준해서 한약 복용, 배수혈 지압법(등에 있는 혈자리를 자극하여 아이에게 안정감을 주는 것) 등을 시행하면 수월하게 잠드는 경우도 많습니다.

● 모유 때문에 콜릭?

모유 수유를 하는 엄마가 커피나 종합감기약 등 카페인이 든 음식을 먹었을 때에는 아이에게 영아산통 증상이 유발되기도 합니다. 또한 양파나 양배추 등으로 인해 유발되기도 합니다. 이를 알아보기 위해서는 의심이 되는 음식을 1주일간 중단하면서 증상을 살펴보는 것이 좋습니다.

Q 한약은 언제부터 먹여도 될까요?

A 한약은 필요할 때부터 먹는 것입니다. 그 시기가 돌 즈음인 아이들이 제일 많습니다. 아토피가 있거나 소화기가 많이 약하거나, 치료와 성장을 위해 한약이 필요하다면 아이가 먹을 수 있는 방법을 고안하여 복용할 수 있습니다.

Q 아이가 열이 나요. 언제까지 지켜봐야만 하나요?

A 정상체온은 37℃라는 것은, 하나의 기준이며 평균입니다. 어른이든 아이든 평상시 체온은 사람마다 다르고, 병에 걸렸을 때의 체온도 개인차가 매우 큽니다. 이것은 형제자매 사이에서도 전혀 다르게 나타납니다. 열이 나면 언제나

40℃ 가까이 오르는 아이도 있고, 38.5℃ 이상 넘지 않는 아이도 있습니다. 또한 대부분의 아이들은 저녁보다는 밤이 될수록 체온이 올라가는 경향이 있습니다.

체온은 뇌에 의해 자동 조절되고 있으며, 이는 병원체(바이러스, 세균 등)로 인한 발열 물질에 의해서도 영향을 받습니다. 똑같은 바이러스 증상이라도 아이와 어른의 발열 양상이 크게 다른데, 어른과 아이의 체온 조절 구조에 큰 차이가 있기 때문입니다. 그래서 아이의 체온은 어른보다 쉽게 오르고, 고열이 나기도 쉽습니다. 발열은 우리 몸이 병을 물리치는 수단의 하나로, 항생제 발명 이전에는 감염증을 물리치는 데 큰 역할을 했을 것입니다.

● 열이 날 때 두려운 2가지 병

1. 수막염 : 열 이외의 수막염에 동반되는 증상을 반드시 확인합니다.

- 두통이 있는가? (아이에게 직접 물어볼 수 있을 정도의 큰 아이)
- 다리를 끌지 않는가? (걸을 수 있는 아이가 걷거나 서지 못하기도 함)
- 턱을 가슴에 붙일 수 있는가? (목이 경직되어 턱을 가슴에 붙일 수 없게 됨)
- 구토가 되풀이되는가? (감기에 구토, 설사가 동반되는 장염과는 다르게, 구토를 반복해서 함)

수막염이라면 이 모든 증상이 동반되는 경우가 대부분입니다. 보통의 아이들은 감기에도 열이 나고 토하며 두통을 일으킵니다. 그러나 미심쩍다면 언제든 상담을 받도록 합니다.

2. 고열이 뇌나 머리에 미치는 영향

아이들이 열이 날 때 엄마들이 가장 걱정하는 부분이기도 합니다.
"열이 높은데 머리에 이상이 생기진 않을까요?"
감기처럼 흔히 보는 병에서는, 열이 꽤 높다 하더라고 뇌세포가 파괴되거나 머리가 나빠지지는 않습니다. 열이 40℃가 넘더라도 말입니다. 뇌에 손상을 주는 병 중에 고열이 나는 병이 있는 것이지, 고열이 난다고 뇌가 손상되는 것은 아닙니다. 열이 높다고 병이 심한 것도 아니고 말입니다.

다만 체온이 41.7℃가 넘으면 뇌에 손상을 줄 수는 있습니다. 열이 그토록 오르기 전에 열을 내리도록 해야겠지요.

●아이가 열이 나면?

- 옷을 완전히 벗기기보다는, 얇은 옷을 입혀서 땀이 날 수 있도록 해줍니다.
- 오한이 없는 아이라면, 미지근한 물을 흥건히 적신 수건으로 닦아주거나, 욕조에 미지근한 물을 받아 스펀지 목욕을 할 수 있도록 해줍니다(35~40분). 그러나 오한이 있다면 시행해서는 안 됩니다. 물론 찬물로 해서도 안 됩니다. 이렇게 해열된 것은 2시간 정도 후에 다시 오를 수 있습니다.
- 충분히 수분을 섭취하도록 합니다.
- 대변을 보지 않거나, 배가 아픈 경우에는 관장도 효과적입니다.
- 손발이 차고, 땀이 나지 않는 경우 족욕을 시키면 땀이 나면서 열이 내립니다.

●열이 좀 나는 거 같은데 해열제를 먹여도 될까요?

열이 오른다고 해열제를 무조건 먹이는 것은 좋은 방법이 아닙니다. 아이의 면역계에 뭔가 경고가 울리니, 그 사태를 해결하기 위한 우리 몸의 반응으로 열이 나는 것입니다. 열이 나면서 내 몸의 면역체계가 더욱 열심히 작동하는 것이지요. 이러한 열을 확 꺼버리면 면역 작용을 '얼음땡'으로 만들어버리는 셈도 됩니다.

한의원을 찾은 엄마들에게 해열제 사용을 권하는 경우는, 체온의 수치보다 아이들의 컨디션에 따라서입니다. 열이 나더라도 잘 놀고, 잘 먹는다면 열을 내리기 위한 방법들을 사용하면서 지켜봐도 괜찮습니다. 그러나 열이 나면서 끙끙 앓고, 아이가 늘어진다면 해열제를 사용해서 아이를 조금 더 편히 해주는 것이 좋겠지요.

해열제는 먹으면 열이 뚝! 떨어지는 약은 아닙니다. 1~1.5℃ 정도 떨어지는데, 일정 시간이 지나면 다시 오르는 경향이 있습니다. 그래서 밤새 5~6번을 먹였다는 분도 있는데, 아이들의 개월 수에 따라, 그리고 아이의 몸 상태에 따라 적절한 해열제를 적당량 복용해야 합니다. 이는 아이의 담당 소아과 선생님과 반드시 상의하세요.

● **한방 해열제도 있는지 궁금합니다.**

네, 한약으로도 아이들의 열을 내릴 수 있습니다. 열이 나는 원인이 무엇인지에 따라 그 원인을 치료하면서 아이의 면역력이 잘 싸워내도록 도와주는 것입니다. 또한 원인이 치료되면서 그 열이 다시 오르지 않아, 한방 해열제를 상비약으로 찾는 엄마들도 많습니다.

Q. 감기만 들면 중이염에 걸려요.

A. 중이는 귀의 고막 안쪽 부분으로, 귀지를 파내는 부분(외이)과는 고막을 경계로 나뉘어 있습니다. 이 부분은 목(인두) 부분과도 유스타키오관으로 연결되어 있습니다. 그래서 감기에 걸리면 그러한 염증 반응이 귀(중이)에까지 파급되어, 중이염에 걸리기 쉬운 것입니다. 특히 어린아이들은 성인에 비해 감기가 잦을 뿐만 아니라, 중이까지 곧고 짧게 연결되어 염증이 전해지기 쉽습니다. 6개월부터 2년까지의 아이들에 흔하며, 커가면서 서서히 줄어들게 됩니다.

중이염은 대개 급성화농성중이염, 만성중이염, 삼출성중이염으로 나뉩니다. 한의원 진료를 많이 찾는 경우는 급성중이염이 반복되거나, 감기만 걸리면 중이염 증상이 동반되는 경우, 만성중이염 혹은 삼출성중이염의 경우입니다. 약물치료나 수술요법으로도 단기 효과를 볼 수는 있으나, 근본적 원인에 대한 치료가 이루어지지 않아 재발하는 사례도 보고되고 있습니다. 한방에서는 수술 없이 증상 개선 및 호흡기 전체를 강화하는 치료를 함께 진행하여 중이염은 물론이고 감기, 비염도 함께 치료하고 있습니다.

가장 중요한 것은 감기, 비염, 축농증 등 코에 염증이 생겼을 때 이를 잘 치료하는 것입니다. 코를 깨끗이 관리하는 것이 중이염 예방의 첫 번째 방법이라 할 수 있지요. 또한 공갈젖꼭지 사용을 줄이고, 코를 풀 때에는 한쪽 콧구멍을 막고 번갈아가며 풀게 하여 귀의 압력을 줄이도록 해줍니다.

●감기에 걸린 아이, 어린이집은 2~3일 쉬도록 해주세요.

아프면 잘 쉬어야 낫습니다. 어른이든 아이든 마찬가지입니다. 아이가 아프면, 2~3일 집에서 쉬도록 해주세요. 그러면 훨씬 더 빨리 낫습니다.

●어린이집을 보내기 전, 우리 아이 면역력 체크!

어린이집을 시작하고는 감기를 하기 시작했다, 감기가 나을 만하면 또 하고 나을 만하면 또 한다, 한번 걸려서는 2~3주씩 낫지 않는다, 라고 호소하는 엄마들이 많습니다.

어린이집을 다니기 시작한 아이들은, 예전에 비해 체력 소모가 굉장히 많습니다. 집에서 엄마와만 생활하던 것과는 비교가 되지 않죠. 게다가 서로서로 옮기고 옮아와서는 감기 증상이 반복되기가 쉽습니다. 이때 당장의 증상을 없애기보다는, 정기적 체력 관리를 통해 건강한 생활을 할 수 있도록 해야 합니다. 감기를 앓더라도 건강하게 이겨낼 수 있도록 체력과 근본 면역력을 길러주는 것이 아이 치료의 기본입니다.

찾아보기

ㄱ

간울	21, 22
결유	140, 186
계류유산	35, 46, 68
고령난임	32, 34, 35
고령임신	28, 29, 35, 51
기혈허약	25, 36, 83, 114, 128, 141, 206

ㄴ

남성 불임	43, 50, 51

ㄷ

다낭성난소증후군	16, 19, 23, 32, 33, 34
달생산	29, 90, 91, 92, 93, 94
둘째 불임	18, 51, 52

ㅁ

모유량 부족	136, 141

ㅂ

배란장애	32, 33, 35
부종	85, 86, 99, 105
불수산	29

ㅅ

산욕기	114, 115, 117, 122, 153, 155, 157, 165, 189, 199, 200
산후 도한	145
산후병	115, 116, 122, 124, 128, 129
산후복통	130
산후부종	121, 122, 126, 128, 132, 135, 154, 162, 189
산후비만	27, 39
산후빈혈	139
산후 설사	132
산후우울증	129, 166, 167, 190, 207
산후 자한	145
산후 출혈	130
산후풍	18, 93, 116, 118, 124, 125, 126, 127, 128, 136, 146, 147, 148, 149, 152, 155, 157, 158

생리주기	40, 44, 204	**ㅈ**	
선천지기	16, 17, 18, 59	자궁내막증	19, 20, 36, 46
소변불리	134	절박유산	69, 103
소양증	108, 109, 136, 159	젖 물리기	180, 181
수유 간격	183		
수유 자세	150, 177, 179, 180, 203	**ㅊ**	
습관성유산	16, 19, 30, 32, 34, 36, 69, 70, 103	착상탕	36, 37, 54, 55
습담	19, 22, 23, 35, 44, 166, 200	초유	172, 213, 215
시험관 시술	32, 37, 38, 54		
신허	19, 36	**ㅋ**	
		콜릭	232, 233
ㅇ			
야제	217, 218, 232, 233	**ㅌ**	
어혈	24, 25, 35, 36, 156, 157, 190	태교신기	59, 60, 61
영아산통	218, 232, 233		
오로	116, 117, 118, 119, 125, 130, 156, 157, 172, 190	**ㅎ**	
유즙과다	197	황달	172, 183, 214, 215
유즙불하	193	황후탕	124, 125, 126, 127
임신성 당뇨	86	후천지기	16
임신중독증	27, 28, 39, 85, 99, 126, 165, 199		
입덧	59, 63, 64, 65, 66, 68, 77, 79, 153		

임신부터 산후조리까지 한 권으로 끝내는 한방백과

1판 1쇄 인쇄 2012년 6월 8일
1판 1쇄 발행 2012년 6월 15일

지은이 인애한의원 정소영

발행인 양원석
총편집인 이헌상
편집장 이희원

책임편집 허슬기
디자인 Design group ALL 02-776-9862
일러스트 홍수정
교정·교열 김미희
해외저작권 정주이
제작 문태일, 김수진
영업 마케팅 김경만, 곽희은, 임충진, 주상우, 장현기, 이수민, 권민혁, 김혜연, 송기현, 우지연

펴낸 곳 (주)알에이치코리아
주소 서울시 금천구 가산동 345-90 한라시그마밸리 20층
편집문의 02-6443-8862 **구입문의** 02-6443-8838
홈페이지 www.randombooks.co.kr
등록 2004년 1월 15일 제2-3726호
ISBN 978-89-255-4710-7 13590

※ 이 책은 알에이치코리아 (주)가 저작권자와의 계약에 따라 발행한 것이므로 본사의 서면 허락 없이는 어떠한 형태나 수단으로도 이 책의 내용을 이용하지 못합니다.
※ 잘못된 책은 구입하신 서점에서 바꾸어 드립니다.
※ 책값은 뒤표지에 있습니다.

RHK 는 랜덤하우스코리아의 새 이름입니다. 더 유익한 콘텐츠로 여러분과 함께하겠습니다.